中国医学装备绿皮书

中国医学装备发展状况与趋势（2024）

中国医学装备协会　编著

中国协和医科大学出版社

北　京

图书在版编目（CIP）数据

中国医学装备发展状况与趋势. 2024 / 中国医学装备协会编著. -- 北京：中国协和医科大学出版社, 2024.10. -- ISBN 978-7-5679-2476-5

Ⅰ. R197.38

中国国家版本馆CIP数据核字第20247SE026号

策划编辑　栾　韬
责任编辑　高淑英　姚佳悦
封面设计　邱晓俐
责任校对　张　麓
责任印制　黄艳霞
出版发行　**中国协和医科大学出版社**
（北京市东城区东单三条9号　邮编100730　电话010-65260431）

网　　址　www.pumcp.com
印　　刷　北京天恒嘉业印刷有限公司
开　　本　787mm×1092mm　　1/16
印　　张　23.25
字　　数　490千字
版　　次　2024年10月第1版
印　　次　2024年10月第1次印刷
定　　价　198.00元

编委会名单

主　　　任　侯　岩

副　主　任　李志勇　　崔泽实

编　　　委（按姓氏笔画排序）

于清明	王　杉	王　皓	王　韬	王玉全	王光毅
王全立	王兴凯	王英伟	王建六	王振常	王彬彬
王静成	卢朝辉	田　源	刘　杰	刘长信	刘亚军
刘学勇	刘殿奎	江　泳	孙晓伟	苏友新	李　方
李　宁	李　杰	李　涛（飞利浦）	李在文	李志新
李时悦	李金明	李树强	吴　军	吴　韬	邱贵兴
何永正	汪东生	沈崇德	张　强（武汉协和）		
张　强（联影医疗）	张　澍	张宏家	张忠涛	张学军
张福泉	陈　明	陈立典	陈育青	武少杰	欧阳劲松
金征宇	周　力	郑民华	郑杰明	赵荣生	赵毅武
贲　慧	郝相森	胡三元	种银保	贾　旺	栗文彬
夏术阶	钱　松	倪　军	徐英春	徐善东	高志强
高剑波	黄　进	曹　珊	崔　勇	崔立刚	葛均波
韩鸿宾	程云章	程金生	蔡　葵	蔡秀军	廖　专
廖志仁	黎檀实	戴玮霆			

编辑工作人员

李鹏伟	张林鹏	孙丽萍	栾淑秋	杨建龙	周少飞
蒋春哲	任　芳	曾　凯	张笑潮	张　颖	成希革
延廷芳	孙伟森	杜小琴	李俊耀	李　涛（东软医疗）
李培勇	李瑞雪	杨　征	杨　霈	谷　田	张丹丹
张正一	陈德伟	周　勇	徐　俊	徐　健	韩利忠

前　言

医学装备是卫生健康事业的重要物质基础，推动医学装备发展应用，事关人民生活品质和健康福祉的提升。发展医学装备既关系着健康中国和制造强国建设目标的实现，又是推动经济社会发展新的增长点。医学装备行业是国家重点支持的战略性新兴产业，是高度集聚创新要素，培育新质生产力的重要力量。

十多年来，我国医学装备与国家发展同频同振，总体规模以超过全球医学装备和我国制造业的平均增长速度持续发展，2021年市场规模突破万亿元人民币，医学装备市场格局发生根本性变化，首次注册获批国产设备占比持续高位，民族自主品牌产品实现市场全覆盖。

2023年，我国医学装备市场规模保持增长态势，达到1.27万亿元人民币，同比增长约10%；医疗器械生产企业达3.2万余家，随着京津冀、长三角、粤港澳大湾区三大城市群在科研院校、医疗资源、专业服务以及产业资本等医学装备产业要素上的优势逐步释放，医学装备产业集聚与带动效应将更加显著。

当前，全球健康产业高速发展，医学装备拥有十分广阔的发展前景。新一轮科技革命和产业变革深入发展，第五代移动通信（5G）网络、人工智能（AI）、前沿生物技术、新材料、新能源等与医学装备跨领域交融发展提速，不断催生新型医学装备、新的医疗服务模式。从国内来看，我国经济已转向高质量发展阶段，同时人口老龄化程度不断加深，人民群众的健康需求不断增长，推动医疗服务由院中诊疗向院前家庭健康管理、院间资源共享、院后康复的连续性服务延伸拓展，给医学装备行业发展提供了新机遇，提出了新要求。

从2010年至今，协会已经连续十三年编写《中国医学装备发展状况与趋势》（中国医学装备绿皮书），从多层面、多维度、多视角全方位展示我国和全球医学装备行业新情况、新政策、行业热点和年度新技术、新产品，成为本领域具有一定影响力的综合性年度报告。

《中国医学装备发展状况与趋势（2024）》全书共分四章，分别阐述全球医学装备市场、医学装备若干子领域市场与发展趋势、政策解读、专题研究等内容，力争以翔实的数据、全面的资料、权威的政策解读，对医学装备行业进行科学、深度的分析，为关心医学装备行业发展的各界人士提供参考。

2024年10月

目 录

第一章 总论

第一节　全球医学装备发展情况

一、市场概述

（一）市场规模

2017—2023年全球医学装备行业市场规模持续扩大，从2017年的4050亿美元增长至2023年的6160亿美元，年复合增长率为7.2%。预计2024—2030年，全球医学装备市场规模复合增长率为5.7%，在2030年突破9000亿美元（图1-1）。

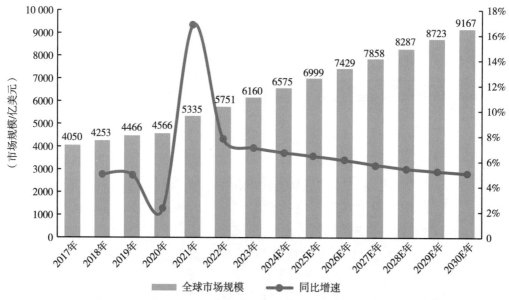

图1-1　2017年—2030E年全球医学装备市场规模及增长趋势

数据来源：Frost & Sullivan。

从细分领域市场规模分析，2023年前五名分别为体外诊断（In Vitro Diagnostic products，IVD）、心血管、诊断影像学、骨科、眼科器械，占总体市场规模52.8%。IVD仍然是最大的细分市场，占总体的15.3%（图1-2）。

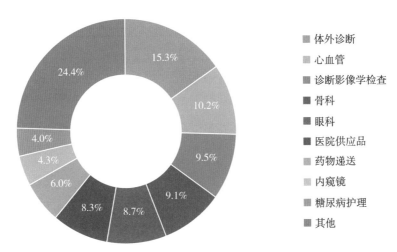

- 体外诊断
- 心血管
- 诊断影像学检查
- 骨科
- 眼科
- 医院供应品
- 药物递送
- 内窥镜
- 糖尿病护理
- 其他

图 1-2　2023 年全球医学装备细分领域市场规模占比情况

数据来源：IQVIA。

根据全球医学装备企业公开财报数据，整理形成《2023 年全球医学装备企业百强榜》（以下简称"2023 年全球百强榜"）。2023 年全球百强榜中，企业总营业收入约为 5237 亿美元，较 2022 年减少约 166 亿美元，营业收入超过 10 亿美元的企业数量有 84 家，较 2022 年减少 8 家。2023 年全球百强榜企业入围门槛为 6.18 亿美元，同比 2022 年下降了 3.40 亿美元。与 2022 年相比，前十名企业中，前三名仍为雅培、美敦力、强生，排名变化波动较大的是雅培反超美敦力成为第一名，史赛克排名进入前十，丹纳赫排名从 2022 年的第四名降至 2023 年的第十一名（表 1-1）。

表 1-1　2023 年全球医学装备企业百强榜

2023 年排名	公司（纳入统计的业务板块）	总部所在地	2023 财年营收/亿美元	2022 年排名
1	雅培（Abbott，医疗设备业务、诊断业务）	美国	312.71	2
2	美敦力（Medtronic）	美国	312.27	1
3	强生（Johnson & Johnson，医疗技术业务）	美国	274.00	3
4	西门子医疗（Siemens Healthineers）	德国	228.00	5
5	麦朗（Medline Industries）	美国	212.00	7
6	罗氏诊断（Roche Diagnostics，诊断业务）	瑞士	194.32	8
7	碧迪（BD，医疗板块、生命科学板块、介入板块）	美国	193.71	9
8	飞利浦（Royal Philips）	荷兰	187.36	6
9	史赛克（Stryker）	美国	184.49	11
10	GE 医疗（GE HealthCare）	美国	183.41	10
11	丹纳赫（Danaher，生命科学业务和诊断业务）	美国	178.85	4

续　表

2023年排名	公司（纳入统计的业务板块）	总部所在地	2023财年营收/亿美元	2022年排名
12	嘉德诺（Cardinal Health，医疗业务）	美国	158.87	12
13	百特（Baxter）	美国	151.13	13
14	波士顿科学（Boston Scientific）	美国	126.82	15
15	汉瑞祥（Henry Schein）	美国	126.47	14
16	欧麦斯－麦能（Owens & Minor）	美国	99.55	16
17	贝朗（B. Braun Melsungen）	德国	89.25	17
18	爱尔康（Alcon）	美国	87.17	27
19	3M公司（3M Co.，医疗保健业务）	美国	84.21	18
20	富士胶片（Fujifilm Holdings，医疗保健业务）	日本	69.82	19
21	捷迈邦美（Zimmer Biomet）	美国	69.40	20
22	奥林巴斯（Olympus，医疗业务）	日本	66.18	21
23	泰尔茂（Terumo）	日本	62.39	22
24	直觉外科（Intuitive Surgical）	美国	62.22	23
25	爱德华兹生命科学（Edwards Lifesciences）	美国	53.82	25
26	施乐辉（Smith & Nephew）	英国	52.15	26
27	迈瑞医疗	中国	49.62	29
28	斯泰瑞（Steris）	英国	49.58	28
29	豪洛捷（Hologic）	美国	48.62	24
30	费森尤斯医疗（Fresenius Medical Care，医疗产品）	德国	41.79	30
31	登士柏西诺德（Dentsply Sirona）	美国	39.22	32
32	索诺瓦（Sonova）	瑞士	39.14	37
33	佳能医疗（Canon Medical）	日本	39.05	31
34	艾利科技（Align Technology）	美国	37.35	34
35	豪雅（Hoya，护理业务）	日本	36.10	36
36	瑞思迈（ResMed）	美国	35.78	38
37	库珀医疗（Cooper Cos.）	美国	33.08	47
38	尼普洛（Nipro，医疗业务）	日本	31.95	39
39	康乐保（Coloplast）	丹麦	31.90	43
40	德康（Dexcom）	美国	29.10	53
41	伯乐（Bio-Rad）	美国	28.02	46
42	洁定（Getinge）	瑞典	27.96	40
43	泰利福（Teleflex）	美国	27.91	49
44	戴蒙特（Demant，听力设备）	丹麦	26.34	44

2023年排名	公司（纳入统计的业务板块）	总部所在地	2023财年营收/亿美元	2022年排名
45	盈纬达（Envista）	美国	25.69	—
46	布鲁克（Bruker）	德国	25.31	55
47	WS Audiology	丹麦	24.69	—
48	保赫曼（Paul Hartmann）	德国	24.27	51
49	艾希优医疗（ICU Medical）	美国	22.80	78
50	安湃声（Amplifon）	意大利	22.25	58
51	士卓曼（Straumann）	瑞士	22.17	59
52	库克医疗（Cook Medical）	美国	22.00	56
53	康维德（ConvaTec）	美国	20.74	60
54	迈心诺（Masimo）	美国	20.36	80
55	蔡司医疗（Carl Zeiss Meditec）	德国	19.98	62
56	HU Group	日本	19.85	52
57	德尔格（Drager，医疗业务）	德国	19.13	54
58	迪安诊断	中国	19.05	42
59	威高股份	中国	18.79	61
60	医科达（Elekta）	瑞典	16.67	66
61	联影医疗	中国	16.21	76
62	日本光电（Nihon Kohden）	日本	15.72	63
63	Enovis	美国	15.63	74
64	英特格拉生命科学（Integra Lifesciences）	美国	15.58	73
65	新华医疗	中国	14.22	75
66	Integer	美国	13.76	82
67	Insulet	美国	13.05	87
68	润达医疗	中国	12.99	72
69	金域医学	中国	12.13	57
70	纽瓦索（NuVasive）	美国	12.02	86
71	美国血液技术（Haemonetics）	美国	11.69	97
72	稳健医疗	中国	11.63	67
73	麦瑞通（Merit Medical Systems）	美国	11.51	88
74	科利耳（Cochlear）	澳大利亚	11.41	81
75	乐普医疗	中国	11.34	70
76	鱼跃医疗	中国	11.32	89
77	英佰达（Embecta）	美国	11.30	—

续　表

2023年排名	公司（纳入统计的业务板块）	总部所在地	2023财年营收/亿美元	2022年排名
78	欧姆龙医疗（Omron healthcare）	日本	10.81	83
79	柯尼卡美能达（Konica Minolta，医疗业务）	日本	10.48	96
80	康美（Conmed）	美国	10.45	95
81	福田电子（Fukuda Denshi）	日本	10.24	84
82	Globus Medical	美国	10.23	100
83	理诺珐（LivaNova）	英国	10.22	92
84	费雪派克医疗保健（Fisher & Paykel Healthcare）	新西兰	10.06	85
85	英科医疗	中国	9.83	98
86	微创医疗	中国	9.56	—
87	ZimVie	美国	9.14	94
88	瑞声达（GN Hearing）	丹麦	8.80	—
89	华熙生物	中国	8.63	—
90	Penumbra	美国	8.47	—
91	爱诺生医疗（Avanos Medical）	美国	8.20	—
92	Applied Medical Resources	美国	8.00	—
93	万泰生物	中国	7.83	68
94	英维康（Invacare）	美国	7.42	—
95	奥索（Ossur）	爱尔兰	7.19	—
96	蓝帆医疗	中国	7.00	—
97	Orthofix	美国	6.98	—
98	安图生物	中国	6.31	—
99	安保（Ambu）	丹麦	6.28	—
100	华大基因	中国	6.18	90

数据来源：企业公开财报，医装数胜整理。

注：中国企业营收和美国等其他国家企业营收统计口径存在差异，中国企业营收统计口径为2023年会计年营收，美国等其他国家企业营收统计口径为2023年财年营收，如美敦力2023财年为2022年4月30日至2023年4月28日。

从营业收入规模来看，2023年全球百强榜中有15家企业突破100亿美元，有11家企业收入在50亿～100亿美元。前二十名企业营业收入总额达3454.4亿美元，较2022年增加24.4亿美元，占全球医学装备市场规模的56.08%。前五十名企业营业收入总额达4618.1亿美元，较2022年减少15.6亿美元，占比74.97%。纵观2020年至2023年，前二十名和前五十名的企业市场集中度均略有下降（图1-3）。

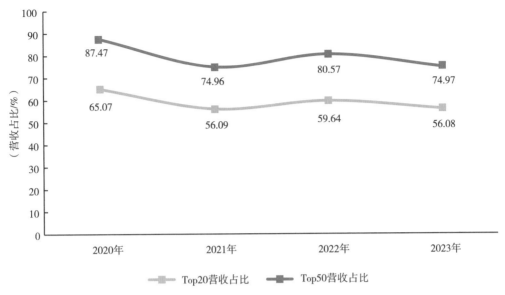

图1-3　2020—2023年全球医学装备市场龙头企业集中度
数据来源：企业公开财报，医装数胜整理。

从地域分布来看，2023年全球百强榜中，美国47家企业上榜，数量最多，其次为中国17家，日本11家，德国7家，丹麦5家，英国和瑞士各3家。前十名企业中美国的企业数量达到7家，占据主导地位（图1-4）。

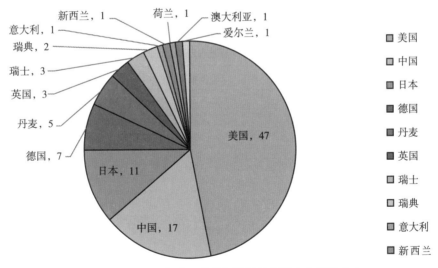

图1-4　2023年全球医学装备百强榜各国企业数量分布
数据来源：企业公开财报，医装数胜整理。

（二）研发创新投入

全球医学装备企业研发投入稳步增长，2023年医学装备企业总研发投入373亿美元，研发强度（研发投入占营收比例）达到6%左右。2011—2023年期间年复合增速将近4%（图1-5）。

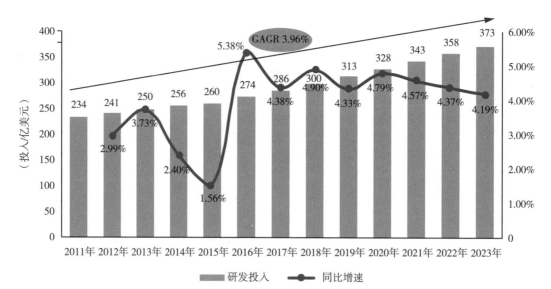

图1-5　2011—2023年全球医学装备企业研发投入及增长趋势

数据来源：Evaluate MedTech。

对2023年全球百强榜中营业收入前十名的医学装备企业研发投入进行分析，数据显示2023年企业平均研发投入占比约为12.8%（表1-2）。

表1-2　2023年全球百强榜TOP10医学装备企业近四年研发投入情况

企业	2020年研发占比/%	2021年研发占比/%	2022年研发占比/%	2023年研发占比/%	2023年研发支出/亿美元
雅培	7.0	6.3	6.6	6.3	27.87
美敦力	8.0	7.7	8.7	8.6	27.42
强生	15.0	15.7	15.4	15.4	148.48
西门子医疗	9.0	8.6	8.2	7.8	60.63
麦朗	—	—	—	—	—
罗氏诊断	12.0	21.8	11.0	22.2	154.74
碧迪	6.0	6.1	6.7	6.4	12.37
飞利浦	10.0	10.5	11.8	—	—
史赛克	6.9	6.5	7.2	7.5	13.88
GE医疗	5.0	3.5	5.6	—	—

注：研发支出为企业所有业务总研发支出，研发占比为企业所有业务总研发支出占企业所有业务总营收的比例，各企业研发支出统计口径存在差异，数据仅供参考。

数据来源：企业公开财报，医装数胜整理。

（三）企业并购交易

2023年，全球医学装备并购交易活动持续活跃，在披露交易金额的并购交易活动中，交易金额较2022年明显下降。2023年并购领域聚焦在骨科、IVD、眼科、心血管介入等细分领域（表1-3）。

表1-3　2023年全球主要医学装备企业收并购情况

收购方（国家）	被收购方（国家）	金额/亿美元	被收购方细分领域
Globus Medical（美国）	NuVasive（美国）	31.00	脊柱医疗技术
赛默飞世尔（美国）	Olink（瑞典）	31.00	下一代蛋白质组学解决方案
赛默飞世尔（美国）	The Binding Site Group（英国）	28.00	诊断测定和仪器
博士伦（加拿大）	诺华（瑞士）	25.00	眼科产品
Thoma Bravo（美国）	NextGen Healthcare（美国）	18.00	医疗软件及服务
康乐保（丹麦）	Kerecis（冰岛）	13.00	创伤护理的生物制品
康蒂思（美国）	MedAlliance（瑞士）	11.35	介入心血管和血管内技术
蔡司医疗（德国）	DORC（荷兰）	10.70	眼科产品
Enovis Coporation（美国）	励玛医疗（意大利）	8.50	骨科重建术解决方案
雅培（美国）	Cardiovascular Systems（美国）	8.90	血管和冠心病领域的创新解决方案
波士顿科学（美国）	Relievant Medsystems（美国）	8.50	脊椎源性腰痛诊断和治疗方案
波士顿科学（美国）	Apollo Endosurgery（美国）	6.15	治疗肥胖症的创新医疗器械
泰利福（美国）	Palette Life Sciences（美国）	6.00	非动物源性稳定透明质酸
Laborie Medical Technologies（美国）	Urotronic（美国）	6.00	微创介入治疗
奎斯特（美国）	Haystack Oncology（美国）	4.50	肿瘤诊断治疗
Inari Medical（美国）	LimFlow（法国）	4.15	介入性器械
强生（美国）	Laminar（美国）	4.00	左心耳闭合装置

数据来源：公开资料整理。

二、区域市场发展情况

美国、欧洲、日本以及中国作为全球医学装备发展最为活跃的四大市场，正持续引领全球医学装备快速发展。

（一）美国市场

1. 市场规模

根据全球统计数据库（Statista）和企业财报数据统计推算，2023年美国医学装备（含医疗设备与体外诊断）市场规模达到2061亿美元，同比增长2.24%，占全球医学装备市场的

33.5%。2016—2023年复合增长率为5.7%（图1-6）。

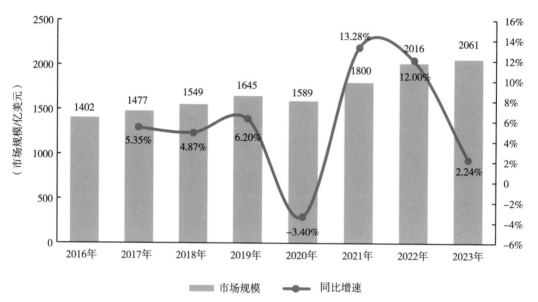

图1-6　2016—2023年美国医学装备市场规模

注：2016—2022年市场规模数据来源为Statista.com，2023年市场规模数据基于进入2023年全球百强榜的美国企业总营收增长率推算。

数据来源：Statista.com、企业公开财报。

2. 生产企业及产品注册

根据FDA[1]上市前通告［510（k）］、上市前批准（PMA）官网信息，统计分析结果显示，截至2023年底，企业类型为"manufacturer（制造商）"的数量为6443家，企业类型为"remanufacturer（再制造商）"的数量为113家[2]。若以此作为美国生产企业的统计规则，则截至2023年底，美国医学装备生产企业总数（二者去重后）为6461家（含IVD生产企业）。

表1-4　美国对医学装备产品的企业类型分类

序号	企业类型名称
1	Complaint File Establishment（投诉档案单位，即制造商指定的投诉接收、处理、评估和存档的单位）
2	contract manufacture（合同制造商）
3	contract sterilizer（合约灭菌方）
4	foreign exporter（出口商）

---

［1］全称为Food and Drug Administration，即美国食品药品管理局。

［2］一家企业可有多个类型，企业类型可同时为"manufacturer（制造商）"和"remanufacturer（再制造商）"类。

序号	企业类型名称
5	foreign private Label Distributor（国外自有品牌经销商）
6	manufacturer（制造商）
7	remanufacturer（再制造商）
8	repackager/relabeler（重新包装商/重新贴牌商）
9	reprocessor of Single Use Devices（一次性器械的再处理商）
10	specification developer（规范开发方，即持有品牌但不参与生产的企业）
11	U.S. Manufacturer of Export Only Devices（美国仅出口设备制造商）
12	initial distributor/importer（初始分销商/进口商）

数据来源：FDA 510（k）、PMA官网。

截至2023年底，美国医学装备产品注册总数量达160 687件，其中电动激光手术器械（GEX）、电子外科切割和凝固设备及配件（GEI）和放射成像处理系统（LLZ）分类的产品注册数量均超过2000件（表1-5）。

表1-5　截至2023年底美国医学装备产品注册数量TOP20细分产品

排名	分类代码	分类名称	产品数量/件
1	GEX	Powered Laser Surgical Instrument（电动激光手术器械）	2640
2	GEI	Electrosurgical，Cutting & Coagulation & Accessories（电子外科切割和凝固设备及配件）	2104
3	LLZ	System，Image Processing，Radiological（放射成像处理系统）	2103
4	LYY	Latex Patient Examination Glove（乳胶检查手套）	1933
5	DZE	Implant，Endosseous，Root-Form（根管重塑牙内－骨内种植体）	1447
6	GCJ	Laparoscope，General & Plastic Surgery（普通外科和整形外科用腹腔镜）	1343
7	ESD	Hearing Aid，Air Conduction（空气传导助听器）	1273
8	HRS	Plate，Fixation，Bone（骨固定钢板）	1153
9	LZA	Polymer Patient Examination Glove（聚合物检查手套）	1098
10	DXN	System，Measurement，Blood-Pressure，Non-Invasive（非侵入式血压测量系统）	1093
11	FPA	Set，Administration，Intravascular（血管内输液器）	1075
12	LNH	System，Nuclear Magnetic Resonance Imaging（磁共振成像系统）	1027
13	IYN	System，Imaging，Pulsed Doppler，Ultrasonic（脉冲多普勒超声成像系统）	1025
14	HWC	Screw，Fixation，Bone（骨螺钉）	1007
15	FRO	Dressing，Wound，Drug（创口药物敷料）	860
16	EBF	Material，Tooth Shade，Resin（树脂义齿）	857

续　表

排名	分类代码	分类名称	产品数量/件
17	JWH	Prosthesis, Knee, Patellofemorotibial, Semi-Constrained, Cemented, Polymer/Metal/Polymer［半限制性膝关节假体（骨水泥，聚合物/金属/聚合物）］	853
18	DQY	Catheter, Percutaneous（经皮导管）	823
19	NKB	Thoracolumbosacral Pedicle Screw System（胸腰椎椎弓根螺钉系统）	810
20	IYO	System, Imaging, Pulsed Echo, Ultrasonic（脉冲反射型超声成像系统）	805

数据来源：FDA 510（k）、PMA官网。

突破性器械计划（Breakthrough Devices Program）旨在通过加快上市前批准、510（k）许可和De Novo上市许可的开发、评估和审查。突破性器械计划取代了医疗器械快速准入途径（Expedited Access Pathway）和优先审查（Priority Review），前期获得快速准入途径指定的医疗器械即被认为是突破性器械计划的一部分。截至2024财年，美国FDA已认定993件"突破性医疗器械"，2015—2021财年间，数量持续增加，在2021财年突破200件，2022财年和2023财年数量回落（图1-7）。

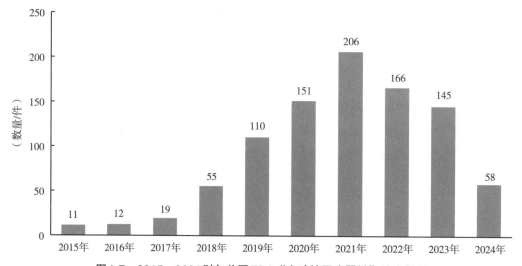

图1-7　2015—2024财年美国FDA"突破性医疗器械"认定数量

注：2024财年为2023年10月1日至2023年12月31日。

数据来源：FDA官网。

3. 龙头企业情况

根据《2023年全球医学装备企业百强榜》，排名前五的美国企业主要情况如下。

（1）雅培（Abbott）：2023年雅培医疗设备业务和诊断业务营业收入为312.71亿美元，

较2022年增加12.6亿美元。诊断业务是雅培最大的业务，营业收入达165.8亿美元，占比38%，同比增长6%。其次为医疗器械业务，营业收入为146.9亿美元，同比增长2.2%。在医疗器械业务子领域中，糖尿病相关产品、血管辅助产品和心率管理产品全年营业收入均突破20亿美元，分别为47.6亿美元、24.8亿美元和21.2亿美元。

（2）美敦力（Medtronic）：2023年美敦力营业收入为312.27亿美元，较2022年减少4.59亿美元，同比下降1.45%；净收入约38亿美元，同比下降25%。考虑美敦力在中国业务的规模和广度，带量采购政策对其2023年营业收入下降产生了一定的影响，目前公司已经调整经营策略。

（3）强生医疗（Johnson & Johnson）：2023年强生（医疗技术业务）营业收入为274.00亿美元，较2022年增加3亿美元。2023年10月，强生医疗高管在与投资者举行的季度财报电话会议上表示，其正在重组DePuy Synthes骨科业务。2023年11月30日，强生医疗宣布以4亿美元的预付款，完成了对左心耳闭合装置公司Laminar的收购。

（4）麦朗（Medline Industries）：2023年麦朗营业收入为212.00亿美元，同比增长5%。麦朗作为一家医疗技术制造商和分销商，目前制造和分销的产品已经超过30万种，包括伤口管理、皮肤管理、麻醉、手套、泌尿外科、失禁管理、造口管理、耐用医疗设备、防感染产品等。

（5）碧迪（BD）：2023年碧迪医疗板块、生命科学板块、介入板块营业收入为193.71亿美元，较2022年增加5亿美元。其中医疗板块营业收入达到95亿美元，同比增长9.1%；介入板块营业收入达到47.4亿美元，同比增长8.1%；生命科学板块营业收入达到51.3亿美元。

4．对外贸易分析

从美国与中国医学装备贸易格局来看，2023年，中美医学装备贸易额达到251.41亿美元，相比2022年减少30.46亿美元。其中，2023年美国出口至中国的医学装备贸易额为117.26亿美元，中国出口至美国的贸易额为134.15亿美元（图1-8）。

从细分领域来看，2023年，美国向中国出口的医学装备产品中，IVD试剂占主体，达40.7亿美元，占比34.7%，较2022年出口贸易额占比减少约1%。中国出口美国则以医用耗材为主，达76.1亿美元，占比56.7%，较2022年出口贸易额占比增加约4%。

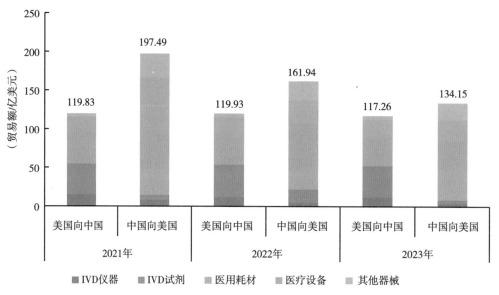

图1-8　2021—2023年美国和中国医学装备贸易构成情况
数据来源：中国海关总署，中国医学装备协会数据归类统计。

（二）欧洲市场

继2022年欧盟新版医疗器械法规（MDR）和体外诊断医疗器械法规（IVDR）正式实施后，2023年7月初，欧盟委员会发起一项针对MDR和IVDR认证和申请的公告机构的调查，要求各NB[1]（notified body）提供截至2023年6月30日的MDR/IVDR认证数据。2023年11月9日，欧盟委员会发布调查结果，数据显示，在MDR调查中，截至2023年6月，共申请MDR认证13 177份，获证3899张，获证比例为29.6%。在IVDR调查中，截至2023年6月，共申请IVDR认证1155份，获证500张，获证比例为43.3%。对照2023年3月欧盟委员会发布的MDR/IVDR认证情况，各公告机构审核速度明显加快，审核产品更广。

1. 市场规模

根据Medtech Europe和企业财报数据推算，2023年欧洲医学装备市场规模预计达到1627亿欧元（约1765亿美元，按2023年平均汇率1欧元=1.0845美元进行计算），占据全球医学装备市场规模的28.7%。其中，德国是欧洲最大的医学装备市场，在欧洲的占比超过1/4，孕育了西门子医疗、贝朗等国际巨头，其次为法国，约占15%，诞生了思塔高、生物梅里埃等龙头企业，英国约占10%，培养了施乐辉、斯泰瑞等优秀企业。在2016—2023年，欧洲的医学装备市场规模年复合增长率为5.3%（图1-9）。

---

[1] 欧盟按照新方法指令实施市场准入管理的重要技术实体。

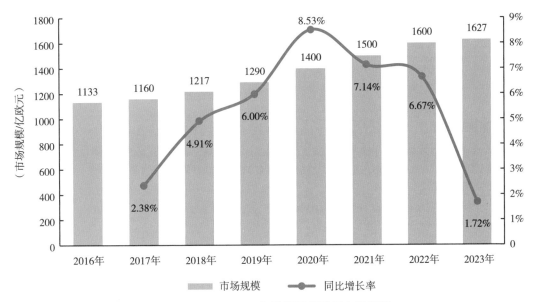

图 1-9　2016—2023 年欧洲医学装备市场规模

注：2016—2022 年市场规模数据来源为 Medtech Europe，2023 年市场规模数据基于进入 2023 年全球百强榜的欧
　　洲企业总营收增长率推算。

数据来源：Medtech Europe、企业公开财报。

2. 生产企业及产品注册

根据欧盟官网信息，欧洲医学装备企业共分为 4 种类型，包括制造商、组合器械生产商、授权代表、进口商，不包括出口商、分销商等类型。其中，截至 2023 年底，"制造商"与"组合器械生产商"两种类型企业数量分别为 5264 家、91 家。若以此作为欧洲生产企业的统计规则，截至 2023 年底，欧洲生产企业总数（二者去重后）为 5355 家（含 IVD）。

截至 2023 年底，欧盟产品注册总数量达 308 258 件，其中牙科、眼科和耳鼻喉科设备，植入式假体和接骨装置，体外诊断医疗器械和不属于其他类别的残疾人用设备分类的产品注册数量均超过 30 000 件（表 1-6）。

表 1-6　截至 2023 年底欧盟各类医学装备产品注册数量

排名	分类名称	产品数量/件
1	DENTAL，OPHTHALMOLOGIC AND ENT DEVICES（牙科、眼科和耳鼻喉科设备）	39 311
2	IMPLANTABLE PROSTHETIC AND OSTEOSYNTHESIS DEVICES（植入式假体和接骨装置）	36 940
3	IN VITRO DIAGNOSTIC MEDICAL DEVICES（体外诊断医疗器械）	36 921
4	DEVICES FOR PERSONS WITH DISABILITIES NOT INCLUDED IN OTHER CATEGORIES（不属于其他类别的残疾人用设备）	32 089
5	REUSABLE SURGICAL INSTRUMENTS（可重复使用的手术器械）	27 976

续　表

排名	分类名称	产品数量/件
6	MEDICAL EQUIPMENT AND RELATED ACCESSORIES, SOFTWARE AND CONSUMABLES（医用设备及相关配件、软件和耗材）	27 380
7	VARIOUS MEDICAL DEVICES（各种医疗器械）	23 017
8	CARDIOCIRCULATORY SYSTEM DEVICES（心脏循环系统设备）	19 240
9	PATIENT PROTECTIVE EQUIPMENT AND INCONTINENCE AIDS (EXCLUDING PERSONAL PROTECTIVE EQUIPMENT-PPE)［患者防护设备和失禁辅助设备（不包括个人防护设备-PPE）］	14 546
10	DEVICES FOR ADMINISTRATION, WITHDRAWAL AND COLLECTION（输液、提取和收集设备）	12 960
11	DEVICES FOR GENERAL AND SPECIALIST DRESSINGS（用于一般和特殊敷料的设备）	12 817
12	STERILISATION DEVICES (EXCLUDING CAT. D-Z)［灭菌设备（不包括D值-Z值类）］	4703
13	GASTROINTESTINAL DEVICES（胃肠设备）	4453
14	RESPIRATORY AND ANAESTHESIA DEVICES（呼吸和麻醉设备）	4087
15	SUTURE DEVICES（缝合装置）	3724
16	DEVICES FOR UROGENITAL SYSTEM（泌尿生殖系统设备）	3373
17	ENDOTHERAPY AND ELECTROSURGICAL DEVICES（内治疗和电外科设备）	2443
18	NERVOUS AND MEDULLARY SYSTEMS DEVICES（神经和髓质系统设备）	1487
19	DIALYSIS DEVICES（透析设备）	855
20	DISINFECTANTS, ANTISEPTICS, STERILISING AGENTS AND DETERGENTS FOR MEDICAL DEVICES（医疗器械消毒剂、防腐剂、灭菌剂和洗涤剂）	381
21	HAEMATOLOGY AND HAEMOTRANSFUSION DEVICES（血液学和输血设备）	230
22	ACTIVE-IMPLANTABLE DEVICES（有源植入设备）	82

数据来源：欧盟医疗器械数据库（部分产品编码对应多个产品大类）。

3. 龙头企业情况

根据《2023年全球医学装备企业百强榜》，前十名中欧洲企业有3家，主要情况如下。

（1）西门子医疗（Siemens Healthcare）：2023年西门子医疗营业收入达到228.00亿美元，较2022年增加22.8亿美元。从西门子医疗关键业务表现来看，影像诊断业务营业收入较2022年显著增长10.9%；临床治疗业务营业收入同比增长7.8%；鉴于新冠病毒抗原快速检测业务的终止，实验室诊断业务营业收入下降24.2%；瓦里安医疗营业收入同比增长14.8%。

（2）罗氏诊断（Roche Diagnostics）：2023年罗氏诊断营业收入达到194.32亿美元，较2022年减少0.5亿美元。基础业务以7%的增速持续强劲增长，主要由免疫诊断产品推动，弥补了下半年新冠检测需求的持续下降。

（3）飞利浦医疗（Philips Healthcare）：2023年飞利浦医疗营业收入达到187.36亿美元，

同比下降7.7%，2021年开始的呼吸设备（用于治疗睡眠呼吸暂停）召回事件带来的负面影响仍在继续，截至2023年第二季度，飞利浦已拨出约10亿欧元（11亿美元）用于召回约550万台呼吸设备，并预留了5.8亿欧元的额外拨备，作为在美国与患者达成和解的一部分。关于呼吸机召回事件带来负面影响的持续时间还有很大的不确定性。

4. 对外贸易分析

从欧洲与中国医学装备贸易格局来看，2023年，欧洲和中国医学装备贸易额达到369.18亿美元，相比2022年减少46.38亿美元。其中，2023年欧洲出口至中国的医学装备贸易额为237.27亿美元，中国出口至欧洲的贸易额为131.91亿美元（图1-10）。

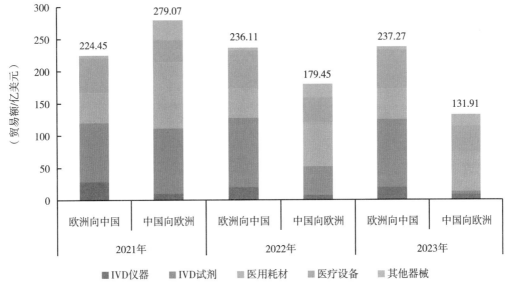

图1-10　2021—2023年欧洲和中国医学装备贸易构成情况
数据来源：中国海关总署，中国医学装备协会数据归类统计。

从细分领域来看，2023年，欧洲向中国出口的医学装备产品以IVD试剂为主，达105.5亿美元，占比44.5%，较2022年出口贸易额占比减少1%左右。中国向欧洲出口的医学装备产品以医用耗材为主，达60.8亿美元，占比46.1%，较2022年出口贸易额占比增加8%左右。

（三）日本市场

日本是全球老龄化最严重的国家，也是医学装备最发达的国家之一，数次在世界卫生组织发表的全球医疗评估报告中被评为世界第一。在肿瘤治疗领域国际领先，日本是国际上率先批准使用免疫疗法的国家之一，也研发了很多世界前沿的免疫治疗手段，比如树突细胞疫苗、融合细胞疗法等，给癌症患者更多的治疗选择。根据日本国立癌症研究中心2023年3月公布的数据显示，日本癌症5年后生存率高达66.2%。日本在再生医学领域实力强大，是唯一将再生医疗立法的国家，被日本厚生劳动省认可，在日本政府的激励下，涌现出很多细胞治疗诊所。

1. 市场规模

根据厚生劳动省药事工业生产动态统计年报和企业财报数据推算，2023年日本医学装备市场规模预计达到37 765亿日元（约270亿美元，按2023年平均汇率100日元=0.714 52美元进行计算），同比下降6.06%，约占全球4.4%的市场份额。在2016—2023年，日本医学装备市场规模年复合增长率为8.3%（图1-11）。

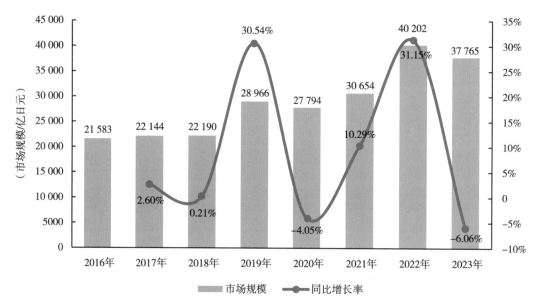

图1-11 2016—2023年日本医学装备市场规模

注：2016—2021年市场规模数据来源为厚生劳动省官网，2022—2023年市场规模数据基于进入2023年全球百强榜的日本企业总营收增长率推算。

数据来源：日本厚生劳动省官网、企业公开财报。

2. 生产企业及产品注册

根据日本药品和医疗器械局（PMDA）官网信息统计，分析结果显示，截至2022年5月，日本医疗器械制造商数量为2334家，日本医疗器械产品注册总数量达76 114件。其中，整形用器械（注）产品注册数量超10 000件，其次为整形用品、医用镜、医用喉管和导液管，注册数量均超过3000件（表1-7）。

表1-7　截至2022年5月日本医学装备产品注册数量TOP20细分产品

产品数量排名	分类名称	产品数量/件
1	整形用器械（注）	13 049
2	整形用品	5426
3	医用镜	3330
4	医用喙管和导液管	3296
5	物理医疗设备	2879
6	内脏功能测试设备	2611
7	打开或打开孔的仪器	2229
8	牙科研磨材料	2210
9	医用钳子	2143
10	医用X射线设备及医用X射线设备用X射线管	2112
11	免疫学检测试剂	1592
12	验光设备	1509
13	医用镊子	1380
14	结扎器和缝合器	1153
15	内置函数替代	1123
16	验血设备	1095
17	呼吸辅助	1088
18	医用穿刺器、穿削器、穿孔器（注）	1070
19	手术台和治疗台	996
20	医疗挂钩	982

数据来源：日本药品和医疗器械局（PMDA）普通医疗器械数据库。

3 龙头企业情况

根据《2023年全球医学装备企业百强榜》，排名前五的日本企业主要情况如下。

（1）富士胶片（Fujifilm Holdings）：2023年富士胶片（医疗保健业务）营业收入为69.82亿美元，同比下降4.3%。2023年8月，富士胶片宣布将重组日本的医疗系统集团公司，以加强其医疗系统业务结构，重组将侧重于巩固集团公司内部的职能角色，以加强业务战略、研发（R&D）以及销售和维护服务，预计于2024年夏季完成重组。

（2）奥林巴斯（Olympus）：2023年奥林巴斯营业收入为66.18亿美元，同比下降1.4%。自2023年以来，奥林巴斯发生多次大规模召回事件，作为全球内窥镜巨头，其频繁发生产品故障与品控问题，引发了行业的特别关注。

（3）泰尔茂（Terumo）：2023年泰尔茂营业收入为62.39亿美元，同比下降2.6%。2023年，泰尔茂旗下血液和细胞科技部门研发的Reveos自动全血处理系统获得美国食品药品管理局（FDA）的批准，这是美国首个可以在单个离心循环中将全血处理成血小板和其他成分的

19

全血自动化设备。

（4）佳能医疗（Canon Medical）：2023年佳能营业收入为39.05亿美元，同比下降10.7%。2023年，佳能医疗在加速本土化进程的同时，继续引进跨产品人工智能平台、更高诊断精度超声等一系列前沿科技成果，更有力地支撑医疗产业的快速发展和创新。

（5）豪雅（Hoya）：2023年豪雅（生命护理部门）营业收入为36.10亿美元，同比下降2.7%。在2023年第六届中国国际进口博览会期间，豪雅外科光学展出"四合一"全预装人工晶状体Vivinex multiSert，以全球独创的专利技术，将预装人工晶状体推向新的高度。

4. 对外贸易分析

从日本与中国医学装备贸易格局来看，2023年，日本和中国医学装备贸易额达到77.62亿美元，相比2022年减少11.56亿美元。其中，2023年日本出口至中国的贸易额为44.37亿美元，中国出口至日本的贸易额为33.25亿美元。

从细分领域来看，2023年，日本向中国出口的医学装备产品中，医疗设备占主体，达到17.2亿美元，占比38.7%，较2022年出口贸易额占比减少3%左右。中国向日本出口的医学装备产品以医用耗材为主，达17.6亿美元，占比52.9%，较2022年出口贸易额占比增加1%左右（图1-12）。

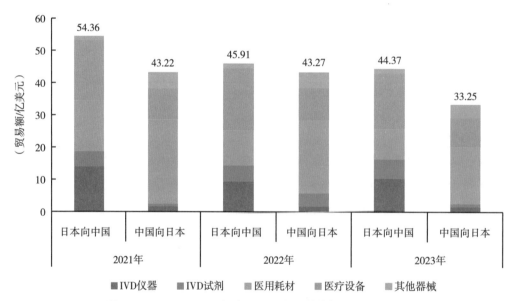

图1-12　2021—2023年中国和日本医学装备贸易构成情况
数据来源：中国海关总署，中国医学装备协会数据归类统计。

第二节　中国医学装备发展情况

一、市场概述

（一）市场规模

继2021年我国医学装备市场规模突破万亿元后，2023年我国医学装备市场规模保持增长态势，达到1.27万亿元人民币，同比增长10%，占全球医学装备市场的29.2%。近十年，我国医学装备市场规模持续增长，年复合增长率高达13%，远高于我国制造业6%的年复合增长率（图1-13）。

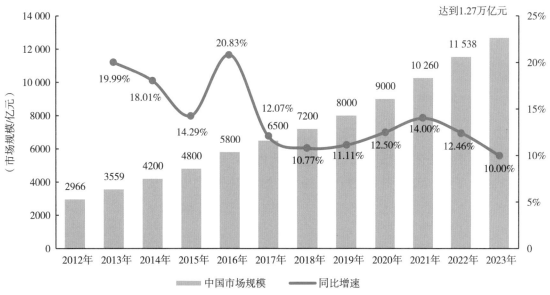

图1-13　2012—2023年中国医学装备市场规模及增速

数据来源：中国医学装备协会。

2023年，中国医学装备细分领域[1]中高值耗材市场规模占比最高，达到16.2%，其次为医学影像设备，占比10.8%，低值耗材占比10.7%，其中高值耗材和低值耗材市场规模占比

---

[1]　对照国家药监局《医疗器械分类目录》（2017），部分细分领域对映产品分类说明如下：①低值耗材主要对映"注输、护理和防护器械"产品大类；②IVD主要对映"临床检验器械""体外诊断试剂"产品大类；③生命支持设备主要对映"呼吸、麻醉和急救器械"产品大类（不含家用医疗设备），以及"输血、透析和体外循环器械-03血液净化及腹膜透析设备""医用诊察和监护器械-03生理参数分析测量设备-01心电测量、分析设备"产品分类，不含家用场景产品。此外，其他医学装备细分领域包括手术机器人、中医器械、康复器械、手术器械/器具等。

较2022年均有所下降，医学影像设备占比较2022年增加0.5%。此外，IVD市场规模占比较2022年减少约8.5%，生命支持设备、放射治疗设备市场规模占比较2022年均有所增长，在高值耗材细分子领域中，眼科耗材、电生理与起搏器、口腔耗材、神经外科耗材等市场规模占比较2022年也略有增加（图1-14）。

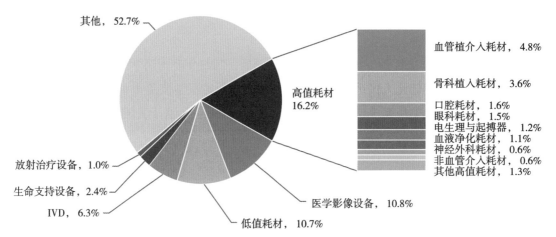

图1-14　2023年国内医学装备细分领域市场规模占比情况

数据来源：医装数胜基于公开招投标数据、上市企业及细分领域营收等数据推算。

2023年，生命支持设备、医学影像设备、放射治疗设备细分领域以及神经外科耗材、电生理与起搏器、眼科耗材、口腔耗材、血管植介入耗材等高值耗材细分子领域市场规模均呈现不同程度的增长态势。2023年抗击疫情相关医疗产品需求回落，IVD市场规模大幅下降（图1-15）。

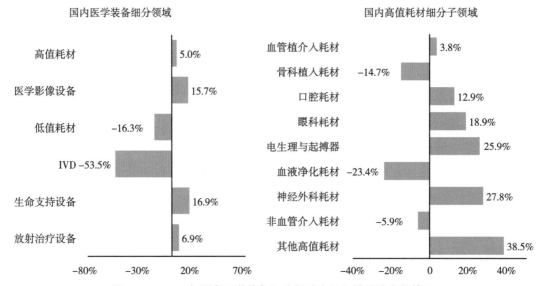

图1-15　2023年国内医学装备细分领域市场规模增速变化情况

数据来源：医装数胜基于公开招投标数据、上市企业及细分领域营收等数据推算。

2023年我国医学装备市场规模主要影响因素如下。

一是阶段性鼓励政策带来增量市场。2022年9月，国务院常务会议提出"对部分领域设备更新改造贷款阶段性财政贴息和加大社会服务业信贷支持"，明确提到对医疗机构在"设备购置和更新改造新增贷款，实施阶段性鼓励政策"的支持。国家卫生健康委员会（以下简称国家卫健委）也发布通知，明确使用财政贴息贷款更新改造医疗设备在对所有公立和非公立医疗机构全面放开，每家医疗机构贷款金额不低于2000万元。2022年12月，疫情防控取得重大决定性胜利，释放就诊需求。在这些因素影响下，2023年上半年医疗机构采购和改造医疗设备的需求明显上升，一季度增速尤其显著。

二是国家加大对医疗卫生事业的投入。2023年支持国家医学中心、国家区域医疗中心、省级区域医疗中心等226个项目建设，中央预算内投资总额达260.33亿元。

三是县级公立医院的设备配置及采购需求提速。近年来随着"千县工程"、《县级综合医院设备配置标准》《"十四五"大型医用设备配置规划》等政策举措逐步落地，县域公立医院医疗设备采购规模增速和占比预计进一步提高。根据公开招投标数据统计，2023年我国县级医院医学装备采购金额约为430亿元，占全部公立医疗机构医学装备招投标采购规模比例约为14.9%，较2022年（14.5%）略有提高。

四是全国在2023年7月开展医药领域整治整顿工作，医疗机构招投标活动进度延迟。

五是各级地方政府财政资金紧张，医疗机构支出收紧，导致一些原定采购停滞或延期。

（二）主要企业分析

1. 中国医学装备上市企业达到172家

截至2023年底，中国医学装备上市企业（含A股、港股以及美股）达到172家，主要分布在广东、上海、北京、江苏以及浙江等地，数量合计占比约67%。自2011年起，医学装备企业上市活跃度逐渐上升，2020—2022年国内医学装备行业迎来上市热潮，三年间上市企业合计数量占总数的比例超过一半，2023年新IPO企业数量同比下降76.9%（图1-16）。

2. 中国医学装备企业进入全球百强榜仍以IVD细分领域为主

近四年，中国医学装备企业进入全球医学装备企业百强榜的数量变化不大，持续稳定在18家左右（图1-17）。

从细分领域[1]来看，近四年，进入全球医学装备百强榜的中国企业以IVD细分领域的企业数量居多，其次为医疗设备细分领域的企业（图1-18）。

---

[1] 一家企业可能布局多个细分领域。

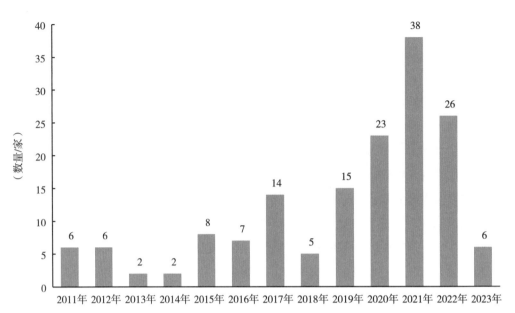

图 1-16　2012—2023年中国医学装备IPO企业数量

数据来源：医装数胜整理。

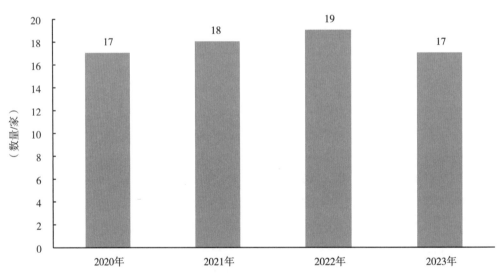

图 1-17　2020—2023年全球医学装备百强榜中国企业数量

数据来源：企业公开财报，医装数胜整理。

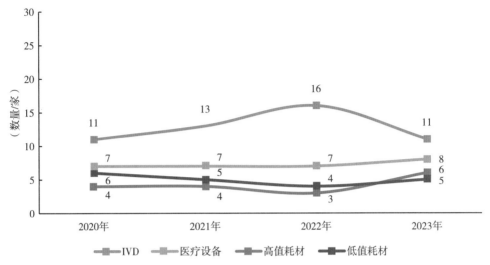

图1-18　2020—2023年全球医学装备百强榜中国企业细分领域分布情况

数据来源：企业公开财报，医装数胜整理。

3. 中国医学装备市场5家企业营业收入突破百亿元

根据中国医学装备协会会员与上市企业公开数据，统计我国医学装备生产企业2023年主营业务收入情况，梳理形成我国医学装备市场主营业务收入前100名企业名单，其中主营业务收入超过百亿元的企业共5家（表1-8）。

表1-8　2023年我国医学装备市场主营业务收入前100企业名单

序号	企业名称	2023年营收/亿元
1	迈瑞医疗	349.32
2	迪安诊断	134.08
3	威高股份	132.29
4	联影医疗	114.11
5	新华医疗	100.12
6	润达医疗	91.47
7	金域医学	85.40
8	稳健医疗	81.85
9	乐普医疗	79.80
10	鱼跃医疗	79.72
11	英科医疗	69.19
12	微创医疗	67.34
13	华熙生物	60.76
14	万泰生物	55.11

续　表

序号	企业名称	2023年营收/亿元
15	蓝帆医疗	49.27
16	安图生物	44.44
17	华大基因	43.50
18	振德医疗	41.27
19	三诺生物	40.59
20	东软医疗	［30，40）
21	新产业	39.30
22	巨子生物	35.24
23	威高血净	［30，35）
24	艾迪康控股	32.98
25	九安医疗	32.31
26	华检医疗	30.88
27	巨星医疗控股	29.13
28	华大智造	29.11
29	迈克生物	28.96
30	现代牙科	28.75
31	爱美客	28.69
32	可孚医疗	28.54
33	万孚生物	27.65
34	奥美医疗	27.57
35	昊海生科	26.54
36	复锐医疗科技	25.45
37	康德莱	24.53
38	科华生物	24.28
39	美亚光电	24.25
40	南微医学	24.11
41	海尔生物	22.81
42	开立医疗	21.20
43	中红医疗	21.05
44	亚辉龙	20.53
45	塞力医疗	20.06
46	诺禾致源	20.02
47	理邦仪器	19.38
48	敷尔佳	19.34

序号	企业名称	2023年营收/亿元
49	健帆生物	19.22
50	美康生物	18.86
51	奕瑞科技	18.64
52	九强生物	17.42
53	欧普康视	17.37
54	兰卫医学	16.74
55	惠泰医疗	16.50
56	大博医疗	15.33
57	时代天使	14.76
58	高视医疗	14.06
59	维力医疗	13.88
60	迪瑞医疗	13.78
61	基蛋生物	13.69
62	美好医疗	13.38
63	三鑫医疗	13.00
64	诺唯赞	12.86
65	威高骨科	12.84
66	先健科技	12.67
67	万东医疗	12.37
68	春立医疗	12.09
69	宝莱特	11.94
70	尚荣医疗	11.93
71	心脉医疗	11.87
72	达安基因	11.81
73	贝瑞基因	11.51
74	普门科技	11.46
75	怡和嘉业	11.22
76	凯普生物	11.04
77	爱康医疗	10.94
78	业聚医疗	10.90
79	博晖创新	10.45
80	艾德生物	10.44
81	圣湘生物	10.07
82	洪达医疗	﹝10，20）

续　表

序号	企业名称	2023年营收/亿元
83	驼人医疗	[10, 20)
84	鑫贝西生物	[10, 20)
85	博科生物	[10, 20)
86	海普洛斯生物	[10, 20)
87	美好创亿	[10, 20)
88	亚能生物	[10, 20)
89	锦瑞生物	[10, 20)
90	麦瑞科林	[10, 20)
91	科曼医疗	[10, 20)
92	微策生物	[10, 20)
93	金山科技	[10, 20)
94	拱东医疗	9.75
95	凯利泰	9.56
96	爱博医疗	9.51
97	康基医疗	9.26
98	济民医疗	8.95
99	乐心医疗	8.84
100	港通医疗	8.42

注：序号供参考，不代表排名。

数据来源：企业公开财报，医装数胜整理。

我国医学装备市场部分龙头企业主要情况如下。

（1）迈瑞医疗：根据迈瑞医疗2023年年度报告，报告期内实现营业收入349.3亿元，同比增长15.0%，在迈瑞医疗三大主营业务中，生命信息与支持业务实现营业收入152.5亿元，同比增长13.8%；体外诊断业务实现营业收入124.2亿元，同比增长21.1%；医学影像业务实现营业收入70.3亿元，同比增长8.8%。在境外布局方面，迈瑞医疗境外高端客户群持续取得突破，截至2023年6月30日，在境外约40个国家和地区拥有子公司，产品销往190多个国家和地区，已成为美国、英国、意大利、西班牙、德国、法国等国家和地区的领先医疗机构的长期合作伙伴。

（2）联影医疗：根据联影医疗2023年年度报告，报告期内实现营业收入114.1亿元，同比增长23.5%，CT、MR、MI、XR、RT五大业务线分别实现营收40.7亿元、32.8亿元、15.5亿元、

7.6亿元、2.7亿元，其中MR业务营收同比增长58.5%，是增长幅度最大的一条业务线。此外，联影医疗从境外产品注册、团队和网络建设、生产基地和供应链布局等多方面入手，积极推进境外业务发展，业务已覆盖亚洲、美洲、欧洲、大洋洲、非洲超65个国家和地区，为全球医疗服务贡献力量。

（3）新华医疗：根据新华医疗2023年年度报告，报告期内实现营业收入100.1亿元，同比增长7.9%，借力"一带一路"政策，国际业务取得新突破，报告期内实现国际业务收入（自营）2.4亿元，比上年同期增长55.4%。新华医疗实施腔镜器械、柯尔曼高端器械、内窥镜摄像系统等新产品专项市场开拓，腔镜器械销售增长40%，内窥镜摄像系统实现上市销售，为销售上量奠定基础。

（4）乐普医疗：根据乐普医疗2023年年度报告，报告期内实现营业收入79.8亿元，同比下降24.8%，下降的主要原因是，上年同期应急快速检测试剂盒及PCR仪器设备对同期营收及经营活动净现金流贡献较大，体外诊断业务营业收入同比下降77.8%。结构性心脏病、外科麻醉、冠脉植介入业务营业收入分别同比增长29.1%、9.4%、2.9%。

（5）鱼跃医疗：根据鱼跃医疗2023年年度报告，报告期内实现营业收入79.7亿元，同比增长12.3%，呼吸治疗解决方案、家用类电子检测及体外诊断、康复及临床器械、感染控制解决方案、糖尿病护理解决方案、急救业务线分别实现营收33.7亿元、16.7亿元、12.3亿元、7.6亿元、7.3亿元、1.6亿元，其中呼吸治疗解决方案板块业务凭借优秀产品力及高效的生产力，伴随市场需求的扩大，实现同比50.6%的显著增长。

（三）研发创新投入

近年来，我国医学装备企业持续开展研发项目，2018—2022年我国医学装备上市企业研发费用占营业收入比重[1]基本维持在6%左右，2023年增长至9%以上。考虑我国医学装备生产企业多数为中小微企业，且绝大多数未上市，研发投入明显低于上市企业，由此分析我国医学装备企业的整体研发强度与全球整体水平还存在一定差距（图1-19）。

分析进入2023年全球百强榜的17家中国企业研发数据，2023年企业平均研发费用占比约9.2%，与2023年全球百强榜中营业收入前十名医学装备企业平均研发投入占比（12.8%）尚存在较大差距（表1-9）。

---

[1]　仅统计A股上市企业。

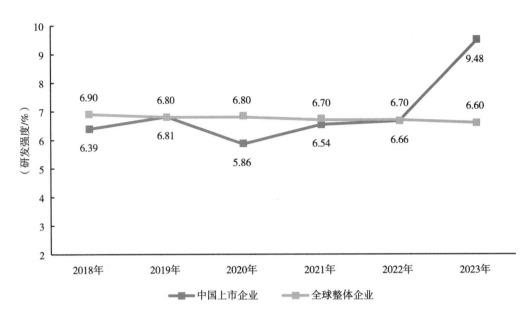

图1-19　2017—2023年中国医学装备上市企业研发强度及全球对比

数据来源：Evaluate MedTech、企业公开财报。

表1-9　2023年进入全球百强榜的中国企业近四年研发费用占比情况

企业	2020年研发费用占比/%	2021年研发费用占比/%	2022年研发费用占比/%	2023年研发费用占比/%	2023年研发费用/亿元
迈瑞医疗	8.90	10.00	9.60	9.80	34.30
迪安诊断	3.00	3.30	3.10	3.20	4.30
威高股份	3.60	3.70	4.00	4.50	5.90
联影医疗	13.10	13.40	14.10	15.10	17.30
新华医疗	2.20	3.10	4.30	4.40	4.40
润达医疗	1.20	1.40	1.40	1.60	1.50
金域医学	4.80	4.30	4.10	5.50	4.70
稳健医疗	3.30	3.70	4.30	3.90	3.20
乐普医疗	9.20	8.50	9.00	11.00	8.80
鱼跃医疗	6.00	6.20	7.00	6.30	5.00
英科医疗	2.10	2.30	3.80	4.10	2.80
微创医疗	29.70	38.20	49.90	39.90	26.90
华熙生物	5.40	5.80	6.10	7.30	4.50
万泰生物	13.40	11.90	9.80	21.70	12.00
蓝帆医疗	3.70	5.40	7.20	5.90	2.90
安图生物	11.50	12.80	12.80	14.80	6.60
华大基因	7.40	7.20	7.60	12.20	5.30

数据来源：企业公开财报，医装数胜整理。

（四）进出口情况

1. **整体规模**

根据中国海关总署官网，统计整理142个类别，分析我国医学装备进出口贸易情况。2023年，我国医学装备进口贸易总额为3476.09亿元，同比增长3.6%，出口贸易额为3765.33亿元，同比下降16.5%（图1-20）。

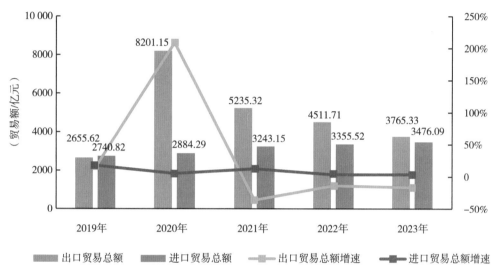

图1-20 2019—2023年中国医学装备进出口贸易总额
数据来源：中国海关总署，中国医学装备协会数据归类统计。

2. **进口来源地、出口目的地区域分析**

在进口来源地方面，2023年，美国、德国、日本、瑞士和爱尔兰等为我国医学装备产品主要输入地区。从进口金额分析，美国进口额最高（824.31亿元），占比为23.7%，其次为德国（653.81亿元）、日本（312.41亿元）。从增长幅度分析，在2023年我国医学装备进口金额前十名来源地中，韩国、瑞士进口医学装备的金额增幅较高，均在30%左右，仅有爱尔兰增速下降16.82%（表1-10）。

表1-10 2023年我国医学装备主要进口市场情况（TOP10）

来源地	进口金额/亿元	同比增速/%	占比/%
全球境外	3476.09	↑ 3.59	100.0
美国	824.31	↑ 2.72	23.7
德国	653.81	↑ 6.33	18.8
日本	312.41	↑ 1.72	9.0
瑞士	261.07	↑ 27.38	7.5

续　表

来源地	进口金额/亿元	同比增速/%	占比/%
爱尔兰	231.54	↓ 16.82	6.7
墨西哥	156.11	↑ 0.88	4.5
韩国	97.27	↑ 30.92	2.8
法国	96.30	↑ 8.79	2.8
英国	82.47	↑ 8.88	2.4
荷兰	70.48	↑ 16.02	2.0

数据来源：中国海关总署，中国医学装备协会数据归类统计。

在出口目的地方面，2023年我国医学装备产品主要出口地区为美国、日本、德国、俄罗斯等。从出口金额分析，美国出口额最高（943.22亿元），占比为25.1%，其次为日本（233.76亿元）、德国（190.92亿元）。从增长幅度分析，在2023年我国医学装备出口金额前十名目的地中，仅有俄罗斯、印度两个地区增速呈增长趋势，分别增长31.40%、6.60%，澳大利亚、中国香港增速下降明显，均下降40%左右（表1-11）。

表1-11　2023年我国医学装备主要出口市场情况（TOP10）

目的地	出口金额/亿元	同比增速/%	占比/%
全球境外	3765.33	↓ 16.54	100.0
美国	943.22	↓ 12.10	25.1
日本	233.76	↓ 18.79	6.2
德国	190.92	↓ 34.54	5.1
俄罗斯	137.87	↑ 31.40	3.7
中国香港	123.86	↓ 39.80	3.3
荷兰	111.76	↓ 10.09	3.0
英国	108.24	↓ 35.04	2.9
韩国	108.14	↓ 10.51	2.9
印度	104.35	↑ 6.60	2.8
澳大利亚	97.14	↓ 40.22	2.6

数据来源：中国海关总署，中国医学装备协会数据归类统计。

3．进出口产品分析

从进口细分产品分布情况分析，2023年我国体外诊断试剂进口额最高，达1109.3亿元，占总进口额的32%，同比增长2.4%；其次为医用耗材，进口额为1010.3亿元，占比29%，同比下降3%；医疗设备和体外诊断仪器的进口额分别为879.8亿元和361.9亿元，分别占

25%、10%，医疗设备进口额同比增长4%，体外诊断仪器进口额同比增长7.1%（图1-21、图1-22）。

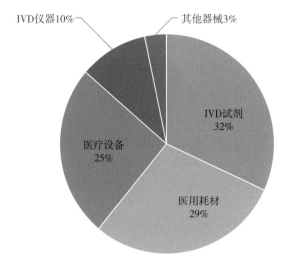

图1-21 2023年我国医学装备进口贸易额细分产品构成图

数据来源：中国海关总署，中国医学装备协会数据归类统计。

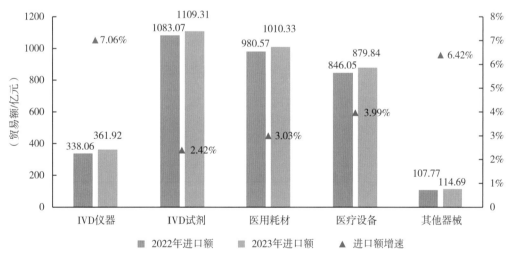

图1-22 2022年与2023年我国医学装备进口贸易额细分品种分布

数据来源：中国海关总署，中国医学装备协会数据归类统计。

从出口细分产品分布情况分析，2023年我国医用耗材出口额最高，达1893.7亿元，占总出口额的一半，同比下降8%；其次为医疗设备，出口额为933.8亿元，占比25%，同比增长5.4%；体外诊断仪器和体外诊断试剂出口额分别为205.2亿元、148.2亿元，分别占5%、

4%，体外诊断仪器出口额同比下降2.5%，体外诊断试剂出口额同比下降80.7%（图1-23、图1-24）。

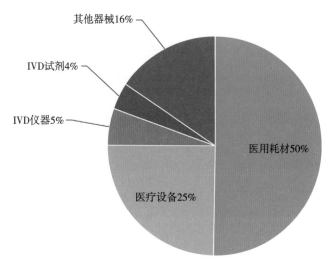

图1-23　2023年我国医学装备出口贸易额细分产品构成

数据来源：中国海关总署，中国医学装备协会数据归类统计。

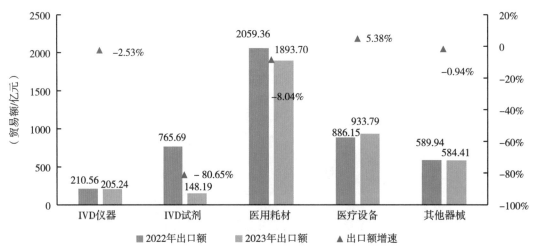

图1-24　2022年与2023年我国医学装备出口贸易额细分品种分布

数据来源：中国海关总署，中国医学装备协会数据归类统计。

二、注册审批

（一）生产企业

2018—2022年，我国医疗器械生产企业总数持续增长，2023年略有下降，截至2023年底达到3.2万余家，同比下降1.0%。其中仅生产Ⅰ类、可生产Ⅲ类医疗器械企业数量均较

2022年有所增长，分别同比增长0.1%、13.1%，仅生产Ⅱ类医疗器械企业数量呈下降趋势，同比下滑0.6%（图1-25）。

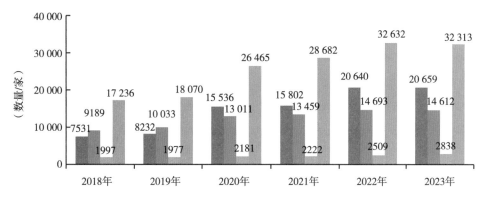

图1-25　2018—2023年我国医疗器械生产企业数量

数据来源：国家药监局。

从省份分布来看，我国医疗器械生产企业主要集中在广东省、江苏省和山东省，数量均超过4000家，其中广东省突破5000家，以上3个省份生产企业数量总和占全国的41.4%（表1-12）。

表1-12　截至2023年底全国各省（自治区、直辖市）医疗器械生产企业数量

省（自治区、直辖市）	Ⅰ类备案凭证数量	仅Ⅱ类许可证数量	仅Ⅲ类许可证数量	同时生产Ⅱ、Ⅲ类许可证数量	生产企业总数	总数全国占比/%	总数同比增速/%
广东省	3103	2653	146	218	5060	15.7	1.9
江苏省	2773	1792	210	387	4214	13.0	−12.5
山东省	3531	984	46	125	4093	12.7	0.9
浙江省	1682	1113	48	176	2482	7.7	5.0
河北省	1411	594	21	24	1794	5.6	−7.4
河南省	1037	771	15	51	1488	4.6	6.8
湖北省	1090	611	29	60	1483	4.6	5.9
湖南省	652	858	9	33	1253	3.9	15.5
上海市	517	357	176	141	1097	3.4	3.2
江西省	539	466	11	33	1040	3.2	−14.6
安徽省	544	412	16	34	1003	3.1	−2.6
北京市	451	476	147	182	1000	3.1	4.3

续 表

省（自治区、直辖市）	Ⅰ类备案凭证数量	仅Ⅱ类许可证数量	仅Ⅲ类许可证数量	同时生产Ⅱ、Ⅲ类许可证数量	生产企业总数	总数全国占比/%	总数同比增速/%
辽宁省	271	391	16	20	698	2.2	−10.7
天津市	416	337	30	101	691	2.1	−18.2
四川省	316	419	30	45	666	2.1	7.4
陕西省	315	303	16	39	653	2.0	0.2
吉林省	476	291	12	14	608	1.9	10.1
福建省	335	322	5	50	560	1.7	−2.9
广西壮族自治区	249	235	0	28	421	1.3	8.8
山西省	140	245	3	8	396	1.2	15.8
重庆市	180	250	20	25	375	1.2	3.9
黑龙江省	114	236	4	6	360	1.1	−5.5
云南省	79	140	1	3	223	0.7	3.7
贵州省	126	103	1	3	197	0.6	13.2
内蒙古自治区	27	62	2	3	94	0.3	9.3
甘肃省	159	45	3	5	92	0.3	−17.1
新疆维吾尔自治区	36	39	0	0	75	0.2	1.4
海南省	28	41	1	4	70	0.2	7.7
青海省	14	21	1	0	36	0.1	5.9
宁夏回族自治区	10	25	0	0	35	0.1	0
新疆生产建设兵团	26	9	0	0	32	0.1	−15.8
西藏自治区	12	11	1	0	24	0.1	140.0
合计	20 659	14 612	1020	1818	32 313	100.0	−1.0

数据来源：国家药监局。

在国家实施区域发展战略背景下，京津冀地区、粤港澳大湾区、长三角三大城市群逐渐成为医学装备产业高质量发展重要动力源，以上城市群医学装备生产企业总数在2023年上升至2018年的2倍以上，2023年增速由2022年的11.75%放缓至6.49%。随着三大城市群在科研院校、医疗资源、专业服务以及产业资本等医学装备产业要素上的优势逐步释放，医学装备产业集聚与带动效应将更加显著（图1-26）。

在我国医学装备产业集群中，截至2023年底，深圳市高新技术产业园区入驻的生产企业数量最高，达到415家，可生产Ⅱ类和可生产Ⅲ类医疗器械的企业数量占87%左右，生产企业数同比下降2.8%。此外，在2023年国内医疗器械生产企业数前二十的集聚区中，武汉东湖新技术开发区、长沙高新技术产业开发区、郑州高新技术产业开发区、广州高新技术产业开发区内生产企业数量增长较为显著，增速均超过2%（图1-27、图1-28）。

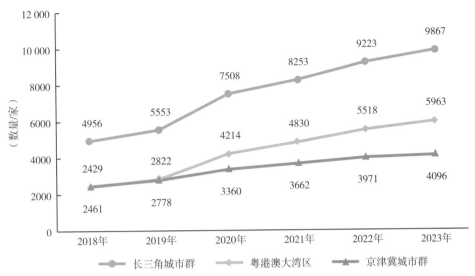

图1-26　2018—2023年重点城市群医学装备生产企业数量（有效存量）

数据来源：国家及省（自治区、直辖市）药监局，医装数胜整理。

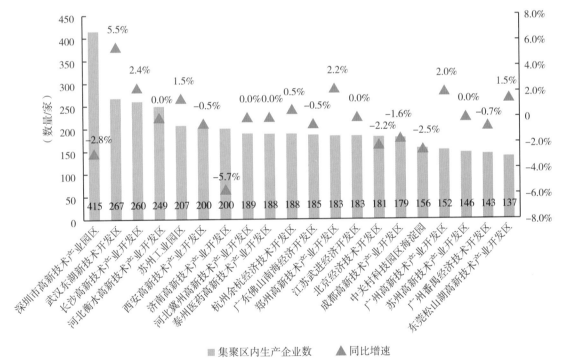

图1-27　2023年国内医疗器械生产企业集聚区TOP20（有效存量）

数据来源：国家及省（自治区、直辖市）药监局，医装数胜整理。

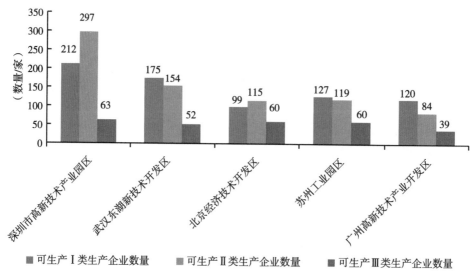

图1-28　2023年重点集聚区各类医疗器械生产企业数量（有效存量）
数据来源：国家及省（自治区、直辖市）药监局，医装数胜整理。

（二）产品情况

1. 注册审批

2023年，国家药品监督管理局（以下简称国家药监局）共批准医疗器械首次注册、延续注册和变更注册12 213项，与2022年相比注册批准总数量增长2.3%（图1-29）。其中，首次注册2728项，与2022年相比增加9.1%。延续注册4788项，与2022年相比减少8.2%，连续两年减少。变更注册4697项，与2022年相比增加11.2%。

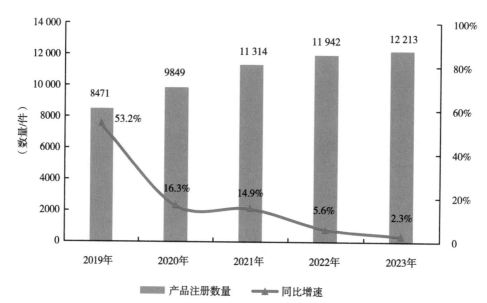

图1-29　近五年国家药监局医疗器械注册情况
数据来源：国家药监局。

按照注册品种区分，医疗器械9130项，占全部医疗器械注册数量的74.8%；体外诊断试剂3083项，占全部医疗器械注册数量的25.2%。

按照注册形式区分，首次注册2728项，占全部医疗器械注册数量的22.3%；延续注册4788项，占全部医疗器械注册数量的39.2%；变更注册4697项，占全部医疗器械注册数量的38.5%。

从医疗器械首次注册构成来看，境内医疗器械获批数量稳中增长。近年来，境内Ⅲ类器械获批总数平均占比近82%，境内Ⅱ类器械获批总数平均占比超97%，远大于进口Ⅲ类、Ⅱ类获批数量（图1-30）。

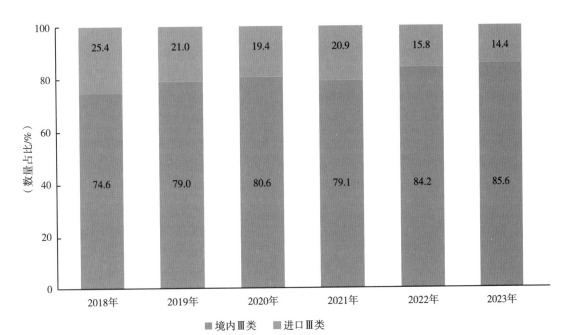

图1-30　2018—2023年Ⅲ类医疗器械首次注册获批数量占比

数据来源：国家药监局。

2. 创新审批

2023年，国家药监局共批准创新医疗器械61件，优先审批医疗器械12件，创新医疗器械批准数量再创新高，比2022年增加6件。在数量增加的同时，创新医疗器械"含金量"不断提升，在全球率先批准通过破坏交感神经治疗肺动脉高压的一次性使用环形肺动脉射频消融导管上市，单光子发射及X射线计算机断层成像系统、腹腔内窥镜单孔手术系统、颅内取栓支架等产品技术达到国际领先水平，更好地满足了公众使用高端医疗器械的需求（表1-13）。

表1-13 2023年获国家药监局批准创新医疗器械产品名单

序号	产品名称	注册人
1	病人监护仪	深圳市科曼医疗设备有限公司
2	混合闭环胰岛素输注系统	Medtronic MiniMed
3	血液透析尿素清除率计算软件	北京英福美信息科技股份有限公司
4	胶原蛋白软骨修复支架	Ubiosis Co.，Ltd.
5	磁共振监测半导体激光治疗设备	华科精准（北京）医疗科技有限公司
6	冠状动脉CT血流储备分数计算软件	上海博动医疗科技股份有限公司
7	一次性使用激光光纤套件	华科精准（北京）医疗科技有限公司
8	人工晶状体	Alcon Laboratories，Incorporated
9	冠状动脉功能测量系统	苏州润迈德医疗科技有限公司
10	金属增材制造胸腰椎融合匹配式假体系统	北京爱康宜诚医疗器材有限公司
11	自膨式可载粒子胆道支架	南京融晟医疗科技有限公司
12	肠息肉电子下消化道内窥镜图像辅助检测软件	武汉楚精灵医疗科技有限公司
13	血管内成像设备	Conavi Medical Inc.
14	放射治疗计划软件	上海联影医疗科技股份有限公司
15	结肠息肉电子内窥镜图像辅助检测软件	腾讯医疗健康（深圳）有限公司
16	一次性使用冠状动脉介入手术控制系统附件	Corindus Inc.
17	冠状动脉介入手术控制系统	Corindus Inc.
18	碳离子治疗系统	兰州科近泰基新技术有限责任公司
19	植入式左心室辅助系统	深圳核心医疗科技有限公司
20	多模态肿瘤治疗系统	上海美杰医疗科技有限公司
21	植入式骶神经刺激器	杭州承诺医疗科技有限公司
22	植入式骶神经刺激延伸导线	杭州承诺医疗科技有限公司
23	植入式骶神经刺激电极	杭州承诺医疗科技有限公司
24	穿刺手术导航定位系统	真健康（北京）医疗科技有限公司
25	锆铌合金股骨头	苏州微创关节医疗科技有限公司
26	冲击波治疗仪	深圳市慧康精密仪器有限公司
27	腹腔内窥镜单孔手术系统	北京术锐机器人股份有限公司
28	头颈部X射线立体定向放射外科治疗系统	睿谱外科系统股份有限公司
29	膝关节置换手术导航定位系统	北京天智航医疗科技股份有限公司
30	人工晶状体	Alcon Laboratories，Incorporated
31	静脉支架系统	苏州茵络医疗器械有限公司
32	医用电子直线加速器	西安大医集团股份有限公司
33	一次性使用血管内成像导管	Conavi Medical Inc.
34	硬性巩膜接触镜	上海艾康特医疗科技有限公司

序号	产品名称	注册人
35	髋关节置换手术导航定位系统	杭州柳叶刀机器人有限公司
36	磁共振成像系统	武汉中科极化医疗科技有限公司
37	颅内取栓支架	Rapid Medical Ltd.
38	球囊型冷冻消融导管	上海微创电生理医疗科技股份有限公司
39	冷冻消融设备	上海微创电生理医疗科技股份有限公司
40	注射用重组Ⅲ型人源化胶原蛋白溶液	山西锦波生物医药股份有限公司
41	二尖瓣夹系统	上海捍宇医疗科技股份有限公司
42	非小细胞肺癌组织TMB检测试剂盒（可逆末端终止测序法）	南京世和医疗器械有限公司
43	X射线计算机体层摄影设备	西门子医疗有限公司 Siemens Healthcare GmbH
44	关节置换手术模拟软件	北京长木谷医疗科技有限公司
45	质子治疗系统	瓦里安医疗系统粒子治疗有限公司
46	单光子发射及X射线计算机断层成像系统	北京永新医疗设备有限公司
47	增材制造聚醚醚酮颅骨缺损修复假体	西安康拓医疗技术股份有限公司
48	增材制造匹配式人工膝关节假体	纳通生物科技（北京）有限公司
49	腹腔内窥镜单孔手术系统	深圳市精锋医疗科技股份有限公司
50	一次性使用心腔内超声诊断导管	江苏霆升科技有限公司
51	明胶－聚己内酯分层牙龈修复膜	诺一迈尔（苏州）医学科技有限公司
52	经导管二尖瓣夹系统	杭州德晋医疗科技有限公司
53	冷冻消融设备	康沣生物科技（上海）股份有限公司
54	球囊型冷冻消融导管	康沣生物科技（上海）股份有限公司
55	骨盆骨折复位手术导航定位系统	北京罗森博特科技有限公司
56	可降解镁金属闭合夹	苏州奥芮济医疗科技有限公司
57	人乳腺癌分子分型检测试剂盒（PCR-荧光探针法）	百欧恩泰诊断有限责任公司
58	一次性使用环形肺动脉射频消融导管	无锡帕母医疗技术有限公司
59	一次性使用心脏脉冲电场消融导管	四川锦江电子医疗器械科技股份有限公司
60	心脏脉冲电场消融仪	四川锦江电子医疗器械科技股份有限公司
61	质子治疗系统	瓦里安医疗系统粒子治疗有限公司

数据来源：国家药监局。

2014—2023年，国家药监局共批准250件创新医疗器械（境内226件，进口24件）。其中，境内创新医疗器械涉及16个省（自治区、直辖市）的167家企业，进口创新医疗器械涉及5个国家的18个企业。北京市、上海市、广东省、江苏省和浙江省的创新医疗器械获批产品数量和相应企业数量最多，约占全部已批准的250件创新医疗器械的78.4%，但与2022年相比有所下降（图1-31）。

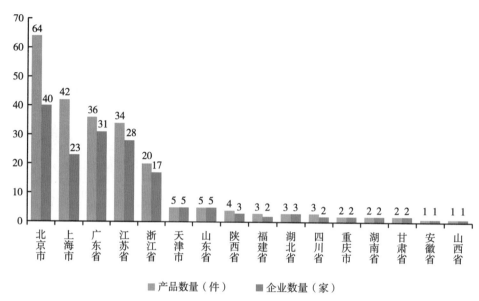

图1-31 截至2023年底我国境内创新医疗器械产品注册审批数量分布情况
数据来源：国家药监局。

（李鹏伟 杨 雳）

第二章　细分市场领域情况与发展趋势

第一节　医学影像领域

一、市场概述

（一）整体情况

依据国家药监局《医疗器械分类目录》，医学影像领域根据成像原理划分为18个一级产品类别，93个二级产品类别。本书中涵盖的医学影像设备主要包括X射线计算机体层摄影设备（CT）、磁共振成像设备（MR）、数字减影血管造影设备（DSA）、数字化摄影X射线机（DR）、正电子发射型磁共振成像系统（PET/MR）、X线正电子发射断层扫描仪（PET/CT）、超声影像诊断设备、医用内窥镜等（图2-1）。

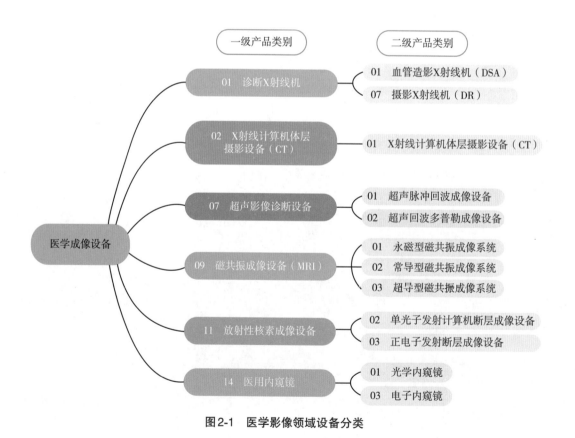

图2-1　医学影像领域设备分类

2023年国内医学影像领域设备（本书中涵盖的医学影像设备，下同）市场规模达1451亿元，较2022年增加260亿元左右，增长率为22.10%。2019—2023年国内医学影像领域设备市场规模复合增长率达到24.6%（图2-2）。

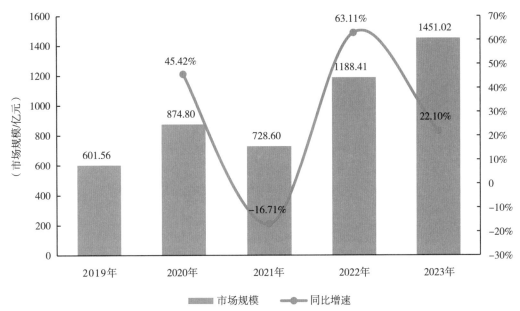

图2-2　2019—2023年国内医学影像领域设备市场规模及同比增速
数据来源：医装数胜基于公开招投标数据、上市企业及细分领域境内营收等数据推算。

从注册人企业来看，截至2023年底，国内医学影像领域设备注册人企业数量585家，其中民族自主品牌注册人企业487家，占83.3%。2019—2023年国内民族自主品牌注册人企业数量复合增速为11.6%（图2-3）。在民族自主品牌中，代表性企业主要有联影医疗、东软医疗、迈瑞医疗、乐普医疗、万东医疗、开立医疗；主要代表性外资品牌包括通用电气、西门子、飞利浦、奥林巴斯等。

从首次注册来看，2023年，国内医学影像领域设备首次注册的Ⅱ类和Ⅲ类产品数量为375件。根据医疗器械注册证，2023年"准"字（境内生产的医疗器械）产品数量为345件，占比92%。相比2022年，首次注册的Ⅱ类和Ⅲ类产品数量（454件）同比下降17.4%，"准"字产品数量同比下降17.7%（图2-4）。

从出口情况来看，根据海关总署相关数据不完全统计，2023年国内医学影像领域设备出口金额（含零部件）约为206亿元人民币，其中CT出口金额为44.7亿元人民币，MRI出口金额为52.9亿元人民币。

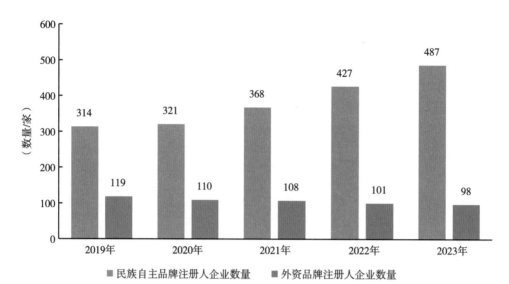

图2-3　2019—2023年国内医学影像领域注册人企业数量（有效存量）
数据来源：国家及省（自治区、直辖市）药监局，医装数胜整理。

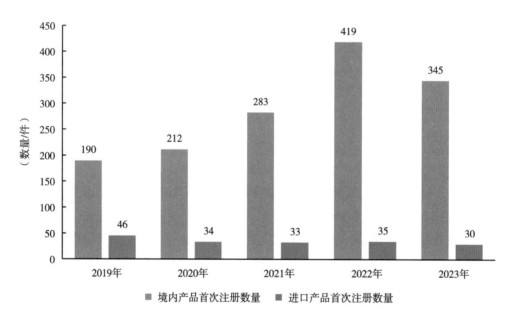

图2-4　2019—2023年国内医学影像领域产品首次注册数量
数据来源：国家及省（自治区、直辖市）药监局，医装数胜整理。

（二）细分市场

从医学影像领域细分产品来看，2023年，国内超声影像诊断设备、医用内窥镜和CT市场规模占比均超过20%，其中超声影像诊断设备和医用内窥镜市场规模占比较2022年略有增加，CT市场规模占比下降4%。此外，近几年国内MRI市场规模占比维持在15%以上，DSA、DR市场规模占比分别稳定在10%、4%左右（图2-5）。

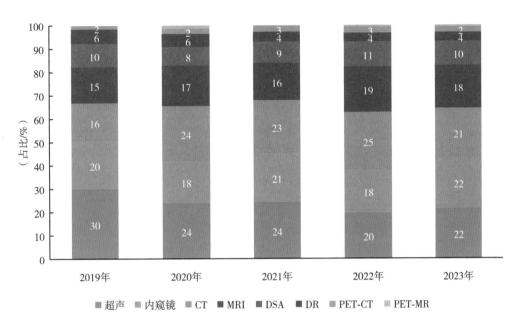

图2-5　2019—2023年国内医学影像领域细分产品市场规模占比分布

数据来源：公开招投标数据，医装数胜整理。

1. X射线计算机体层摄影设备（CT）

根据最新数据统计，2019—2023年有销售记录的CT品牌中，国内民族自主品牌84个，外资品牌47个（图2-6）。

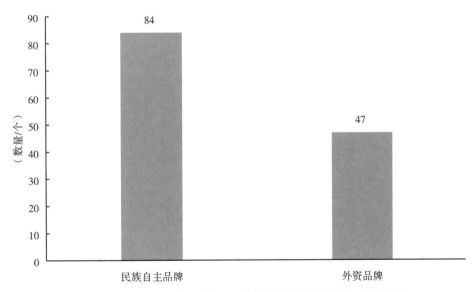

图2-6　2019—2023年国内民族自主品牌和外资品牌CT销售数量

数据来源：医装数胜整理。

2023年，国内民族自主品牌CT市场占有率达到35.83%，较2022年增加4.33%，外资品牌CT市场占有率为64.17%（图2-7）。

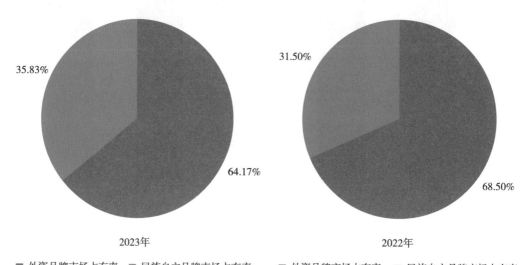

图2-7　2023年和2022年国内民族自主品牌和外资品牌CT市场占有率
数据来源：公开招投标数据，医装数胜整理。

从国内各品牌CT销售金额市场占有率来看，2023年销售金额前三名分别为GE医疗、联影医疗和西门子医疗，市场占有率均超过19%，其中联影医疗市场占有率较2022年增加2.17%，西门子医疗、GE医疗市场占有率分别减少4.59%、1.76%。此外，东软医疗和飞利浦市场占有率均增加2%左右（表2-1）。

表2-1　2023年国内CT市场占有率TOP10品牌及变化情况（按销售金额）

2023年排名	品牌	2022年占比/%	2023年占比/%	占比变化情况/%
1	通用电气 GE	29.16	27.40	↓ 1.76
2	联影 UNITED IMAGING	20.08	22.25	↑ 2.17
3	西门子医疗 SIEMENS	24.30	19.71	↓ 4.59
4	飞利浦 PHILIPS	12.54	14.19	↑ 1.65
5	东软医疗 Neusoft	6.53	8.84	↑ 2.31
6	佳能 CANON	1.79	2.35	↑ 0.56
7	安科 ANKE	1.11	1.37	↑ 0.26
8	万东 WDM	0.44	0.98	↑ 0.54
9	明峰 MinFound	0.81	0.75	↓ 0.06
10	赛诺威盛 SINO VISION	0.45	0.34	↓ 0.11

数据来源：公开招投标数据，医装数胜整理。

从国内各品牌CT销售数量市场占有率来看，2023年销售数量前三名分别为联影医疗、GE医疗和西门子医疗，市场占有率均超过15%，其中联影医疗、GE医疗市场占有率较2022年均有所增加，西门子医疗市场占有率减少2.74%。此外，东软医疗、万东医疗和安科市场占有率均增加1%左右（表2-2）。

表2-2　2023年国内CT市场占有率TOP10品牌及变化情况（按销售数量）

2023年排名	品牌	2022年占比/%	2023年占比/%	占比变化情况/%
1	联影 UNITED IMAGING	25.38	26.06	↑ 0.69
2	通用电气 GE	22.19	22.34	↑ 0.15
3	西门子医疗 SIEMENS	18.27	15.53	↓ 2.74
4	东软医疗 Neusoft	10.76	12.07	↑ 1.31
5	飞利浦 PHILIPS	9.89	10.23	↑ 0.34
6	安科 ANKE	2.06	3.05	↑ 0.99
7	万东 WDM	1.22	2.22	↑ 1.00
8	明峰 MinFound	1.86	1.77	↓ 0.09
9	佳能 CANON	1.36	1.35	↓ 0.01
10	赛诺威盛 SINO VISION	1.19	0.79	↓ 0.40

数据来源：公开招投标数据，医装数胜整理。

2. 医用磁共振成像设备（MRI）

根据最新数据统计，2019—2023年有销售记录的MRI品牌中，国内民族自主品牌数量达到88个，外资品牌数量达到29个（图2-8）。

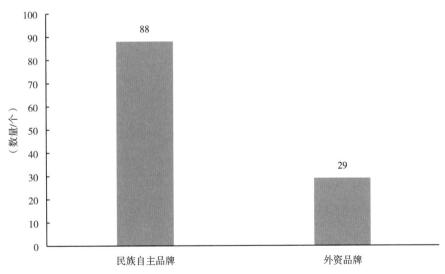

图2-8　2019—2023年国内民族自主品牌和外资品牌MRI数量
数据来源：医装数胜整理。

2023年，国内民族自主品牌MRI市场占有率达到23.30%，较2022年减少3.03%，外资品牌MRI市场占有率达到76.70%（图2-9）。

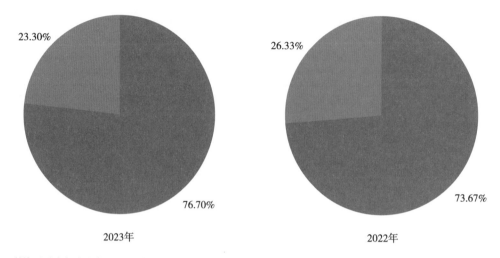

图2-9 2023年和2022年国内民族自主品牌和外资品牌MRI市场占有率

数据来源：公开招投标数据，医装数胜整理。

从国内各品牌MRI销售金额市场占有率来看，2023年销售金额前三名分别为西门子医疗、GE医疗和联影医疗，市场占有率均超过18%，其中西门子医疗和GE医疗市场占有率较2022年分别增加3.52%、1.16%，联影医疗市场占有率减少4.35%。此外，东软医疗市场占有率增加1.28%，飞利浦市场占有率减少2.21%（表2-3）。

表2-3 2023年国内MRI市场占有率TOP10品牌及变化情况（按销售金额）

2023年排名	品牌	2022年占比/%	2023年占比/%	占比变化情况/%
1	西门子医疗 SIEMENS	30.45	33.97	↑3.52
2	通用电气 GE	27.55	28.71	↑1.16
3	联影 UNITED IMAGING	22.95	18.60	↓4.35
4	飞利浦 PHILIPS	15.33	13.12	↓2.21
5	东软医疗 Neusoft	0.89	2.17	↑1.28
6	佳能 CANON	0.24	0.58	↑0.34
7	朗润医疗 LONWIN	0.08	0.41	↑0.33
8	鑫高益	0.07	0.28	↑0.21
9	万东 WDM	0.57	0.22	↓0.35
10	康达洲际	0.14	0.18	↑0.04

数据来源：公开招投标数据，医装数胜整理。

从国内各品牌MRI销售数量市场占有率来看，2023年销售数量前三名分别为西门子医疗、GE医疗和联影医疗，市场占有率均超过18%，其中西门子医疗市场占有率较2022年增加2.98%，联影医疗、GE医疗市场占有率分别减少3.74%、1.60%。此外，东软医疗市场占有率增加2.21%，飞利浦市场占有率减少2.50%（表2-4）。

表2-4　2023年国内MRI市场占有率TOP10品牌及变化情况（按销售数量）

2023年排名	品牌	2022年占比/%	2023年占比/%	占比变化情况/%
1	西门子医疗 SIEMENS	24.71	27.69	↑ 2.98
2	通用电气 GE	25.19	23.59	↓ 1.60
3	联影 UNITED IMAGING	22.37	18.63	↓ 3.74
4	飞利浦 PHILIPS	14.04	11.54	↓ 2.50
5	东软医疗 Neusoft	1.72	3.93	↑ 2.21
6	纽迈仪器 NIUMAG	0.96	1.45	↑ 0.49
7	朗润医疗 LONWIN	0.14	1.03	↑ 0.89
8	辰光医疗	0.62	1.03	↑ 0.41
9	佳能 CANON	0.28	0.77	↑ 0.49
10	鑫高益	0.21	0.77	↑ 0.56

数据来源：公开招投标数据，医装数胜整理。

3. 数字减影血管造影X射线成像设备（DSA）

根据最新数据统计，2019—2023年有销售记录的DSA品牌中，国内民族自主品牌数量达到29个，外资品牌数量达到23个（图2-10）。

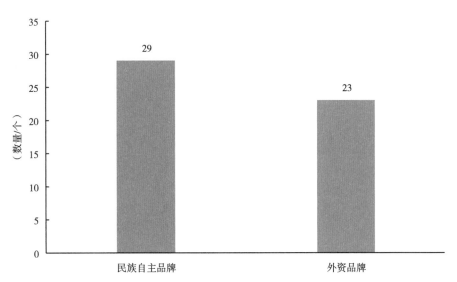

图2-10　2019—2023年国内民族自主品牌和外资品牌DSA数量
数据来源：医装数胜整理。

在2023年，国内民族自主品牌DSA市场占有率为6.48%，较2022年增加1.12%，外资品牌DSA市场占有率达到93.52%（图2-11）。

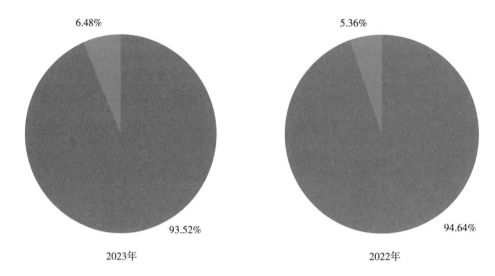

图2-11　2023年和2022年国内民族自主品牌和外资品牌DSA市场占有率

数据来源：公开招投标数据，医装数胜整理。

从国内各品牌DSA销售金额市场占有率来看，2023年前三名分别为飞利浦、西门子医疗和GE医疗，市场占有率均超过14%，其中西门子医疗市场占有率较2022年增加3.13%，GE医疗、飞利浦市场占有率分别减少3.78%、0.40%（表2-5）。

表2-5　2023年国内DSA市场占有率TOP10品牌及变化情况（按销售金额）

2023年排名	品牌	2022年占比/%	2023年占比/%	占比变化情况/%
1	飞利浦 PHILIPS	45.10	44.70	↓ 0.40
2	西门子医疗 SIEMENS	29.00	32.13	↑ 3.13
3	通用电气 GE	18.34	14.56	↓ 3.78
4	东软医疗 Neusoft	3.07	2.93	↓ 0.14
5	万东 WDM	1.84	1.76	↓ 0.08
6	佳能 CANON	1.25	1.41	↑ 0.16
7	岛津 SHIMADZU	0.59	0.70	↑ 0.11
8	苏瑞达	0.00	0.67	↑ 0.67
9	联影 UNITED IMAGING	0.07	0.37	↑ 0.30
10	康达凯能	0	0.25	↑ 0.25

数据来源：公开招投标数据，医装数胜整理。

从国内各品牌DSA销售数量市场占有率来看，2023年飞利浦市场占有率最高，达到42.98%，较2022年市场占有率增加0.32%。其次为西门子医疗和GE医疗，市场占有率均超过15%，其中西门子医疗市场占有率增加2.09%，GE医疗市场占有率减少3.26%（表2-6）。

表2-6 2023年国内DSA市场占有率TOP10品牌及变化情况（按销售数量）

2023年排名	品牌	2022年占比/%	2023年占比/%	占比变化情况/%
1	飞利浦 PHILIPS	42.66	42.98	↑ 0.32
2	西门子医疗 SIEMENS	27.82	29.91	↑ 2.09
3	通用电气 GE	18.70	15.44	↓ 3.26
4	东软医疗 Neusoft	4.40	4.00	↓ 0.41
5	万东 WDM	2.78	2.48	↓ 0.30
6	佳能 CANON	1.00	1.19	↑ 0.18
7	岛津 SHIMADZU	0.77	1.08	↑ 0.31
8	苏瑞达	0	0.54	↑ 0.54
9	联影 UNITED IMAGING	0.08	0.43	↑ 0.35
10	凯影 KAING	0	0.43	↑ 0.43

数据来源：公开招投标数据，医装数胜整理。

4. 数字X射线成像设备（DR）

根据最新数据统计，2019—2023年有销售记录的DR品牌中，国内民族自主品牌数量达到125个，外资品牌数量达到46个（图2-12）。

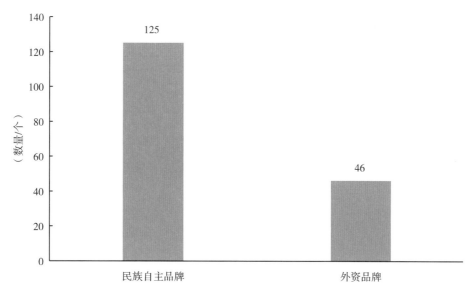

图2-12 2019—2023年国内民族自主品牌和外资品牌DR品牌数量

数据来源：医装数胜整理。

在2023年，国内民族自主品牌DR市场占有率达到64.70%，较2022年增加3.55%，外资品牌DR市场占有率为35.30%（图2-13）。

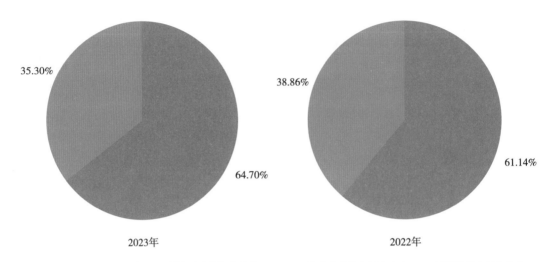

35.30%　64.70%　2023年

38.86%　61.14%　2022年

■ 民族自主品牌市场占有率　■ 外资品牌市场占有率　　■ 民族自主品牌市场占有率　■ 外资品牌市场占有率

图2-13　2023年和2022年国内民族自主品牌和外资品牌DR市场占有率
数据来源：公开招投标数据，医装数胜整理。

从国内各品牌DR销售金额市场占有率来看，2023年前三名分别为联影医疗、万东医疗和迈瑞医疗，市场占有率均超过8%，较2022年分别增加0.99%、0.34%、0.95%。此外，普爱医疗市场占有率增加2.07%，安健科技和GE医疗市场占有率分别减少3.27%、2.33%（表2-7）。

表2-7　2023年国内DR市场占有率TOP10品牌及变化情况（按销售金额）

2023年排名	品牌	2022年占比/%	2023年占比/%	占比变化情况/%
1	联影 UNITED IMAGING	14.21	15.20	↑0.99
2	万东 WDM	12.33	12.67	↑0.34
3	迈瑞 Mindray	7.35	8.30	↑0.95
4	岛津 SHIMADZU	6.73	7.62	↑0.89
5	西门子医疗 SIEMENS	7.85	7.35	↓0.50
6	锐珂 Carestream	7.31	7.27	↓0.04
7	安健科技 ANGELL	9.27	6.00	↓3.27
8	普爱医疗 PERLOVE	3.69	5.76	↑2.07
9	飞利浦 PHILIPS	6.45	5.34	↓1.11
10	通用电气 GE	7.32	4.99	↓2.33

数据来源：公开招投标数据，医装数胜整理。

从国内各品牌DR销售数量市场占有率来看，2023年销售数量前三名分别为万东医疗、迈瑞医疗和联影医疗，市场占有率均超过12%，其中迈瑞医疗、联影医疗市场占有率较2022年分别增加2.62%、0.66%，万东医疗市场占有率减少1.52%。此外，普爱医疗、蓝影医疗市场占有率均增加1%以上，安健科技市场占有率减少3.22%（表2-8）。

表2-8　2023年国内DR市场占有率TOP10品牌及变化情况（按销售数量）

2023年排名	品牌	2022年占比/%	2023年占比/%	占比变化情况/%
1	万东 WDM	17.64	16.11	↓ 1.52
2	迈瑞 Mindray	10.32	12.94	↑ 2.62
3	联影 UNITED IMAGING	11.62	12.28	↑ 0.66
4	普爱医疗 PERLOVE	5.11	7.56	↑ 2.45
5	蓝影医疗	5.31	6.82	↑ 1.51
6	安健科技 ANGELL	9.85	6.64	↓ 3.22
7	锐珂 Carestream	5.44	5.01	↓ 0.43
8	岛津 SHIMADZU	3.41	4.06	↑ 0.65
9	东软医疗 Neusoft	4.58	3.91	↓ 0.67
10	深图 SOUTU	4.14	3.65	↓ 0.49

数据来源：公开招投标数据，医装数胜整理。

5. 正电子发射及X射线计算机断层成像系统（PET-CT）

根据最新数据统计，2019—2023年有销售记录的PET-CT品牌中，国内民族自主品牌数量为9个，外资品牌数量为8个（图2-14）。

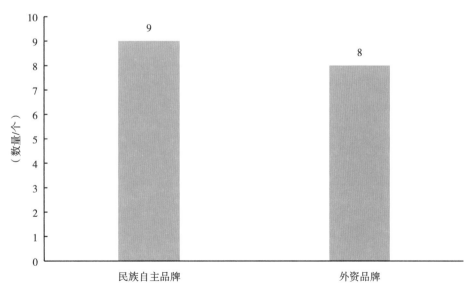

图2-14　2019—2023年国内民族自主品牌和外资品牌PET-CT数量
数据来源：医装数胜整理。

2023年，国内民族自主品牌PET-CT市场占有率达到44.71%，较2022年增加8.93%，外资品牌PET-CT市场占有率为55.29%（图2-15）。

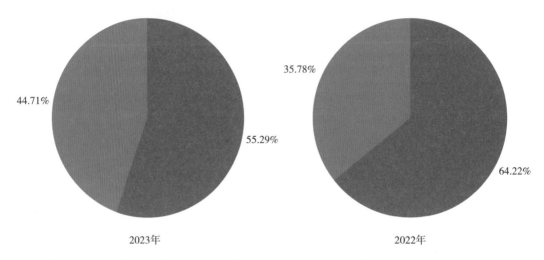

图 2-15　2023 年和 2022 年国内民族自主品牌和外资品牌 PET-CT 市场占有率
数据来源：公开招投标数据，医装数胜整理。

从国内各品牌PET-CT销售金额市场占有率来看，2023年前三名分别为联影医疗、GE医疗和飞利浦，市场占有率均超过12%，其中联影医疗和飞利浦市场占有率较2022年分别增加13.34%、7.34%，GE医疗市场占有率减少8.12%。此外，西门子医疗市场占有率减少5.55%（表2-9）。

表2-9　2023年国内PET-CT市场占有率TOP5品牌及变化情况（按销售金额）

2023年排名	品牌	2022年占比/%	2023年占比/%	占比变化情况/%
1	联影 UNITED IMAGING	30.44	43.78	↑ 13.34
2	通用电气 GE	39.61	31.49	↓ 8.12
3	飞利浦 PHILIPS	4.93	12.27	↑ 7.34
4	西门子医疗 SIEMENS	15.92	10.37	↓ 5.55
5	SEDECAL	0	1.13	↑ 1.13

数据来源：公开招投标数据，医装数胜整理。

从国内各品牌PET-CT销售数量市场占有率来看，2023年销售数量前三名分别为联影医疗、GE医疗和西门子医疗，市场占有率均超过13%，其中联影医疗市场占有率较2022年增加12.58%，GE医疗、西门子医疗市场占有率均减少4.49%。此外，飞利浦市场占有率增加4.57%（表2-10）。

表2-10 2023年国内PET-CT市场占有率TOP5品牌及变化情况（按销售数量）

2023年排名	品牌	2022年占比/%	2023年占比/%	占比变化情况/%
1	联影 UNITED IMAGING	32.54	45.12	↑12.58
2	通用电气 GE	32.54	28.05	↓4.49
3	西门子医疗 SIEMENS	18.25	13.41	↓4.84
4	飞利浦 PHILIPS	3.97	8.54	↑4.57
5	SEDECAL	0	1.22	↑1.22

数据来源：公开招投标数据，医装数胜整理。

6. 正电子发射及磁共振成像系统（PET-MR）

根据最新数据统计，2019—2023年有销售记录的PET-MR品牌中，国内民族自主品牌数量仅有1个，为联影医疗，外资品牌数量为2个，分别为西门子医疗和GE医疗（图2-16）。

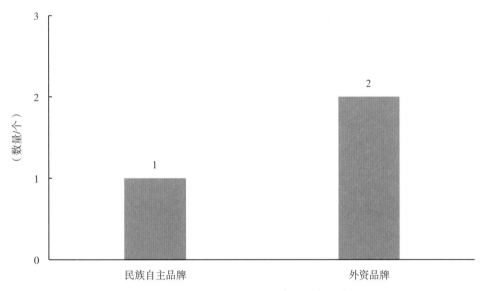

图2-16 2019—2023年国内民族自主品牌和外资品牌PET-MR数量
数据来源：医装数胜整理。

2023年，国内民族自主品牌PET-MR市场占有率达到18.93%，较2022年减少47.74%，外资品牌PET-MR市场占有率达到81.07%（图2-17）。

从国内各品牌PET-MR销售金额市场占有率来看，2023年西门子医疗市场占有率最高，达到57.51%。其次为GE医疗和联影医疗，市场占有率均在20%左右，较2022年分别减少9.78%、47.74%（表2-11）。

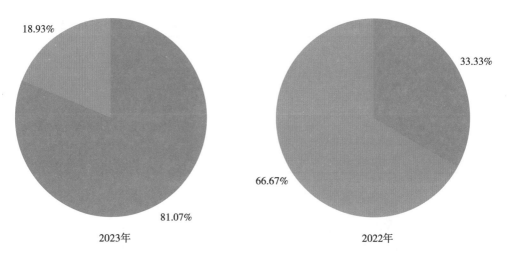

图 2-17　2023 年和 2022 年国内民族自主品牌和外资品牌 PET-MR 市场占有率

数据来源：公开招投标数据，医装数胜整理。

表 2-11　2023 年国内 PET-MR TOP3 品牌市场占有率 TOP3 品牌及变化情况（按销售金额）

2023 年排名	品牌	2022 年占比 /%	2023 年占比 /%	占比变化情况 /%
1	西门子医疗 SIEMENS	0	57.51	↑ 57.51
2	通用电气 GE	33.33	23.55	↓ 9.78
3	联影 UNITED IMAGING	66.66	18.92	↓ 47.74

数据来源：公开招投标数据，医装数胜整理。

从国内各品牌 PET-MR 销售数量市场占有率来看，2023 年西门子医疗市场占有率最高，达到 60.87%。其次为 GE 医疗和联影医疗，市场占有率均在 20% 左右，较 2022 年分别减少 11.59%、49.28%（表 2-12）。

表 2-12　2023 年国内 PET-MR TOP3 品牌市场占有率 TOP3 品牌及变化情况（按销售数量）

2023 年排名	品牌	2022 年占比 /%	2023 年占比 /%	占比变化情况 /%
1	西门子医疗 SIEMENS	0	60.87	↑ 60.87
2	通用电气 GE	33.33	21.74	↓ 11.59
3	联影 UNITED IMAGING	66.67	17.39	↓ 49.28

数据来源：公开招投标数据，医装数胜整理。

7. 超声影像诊断设备

根据最新数据统计，2019—2023 年有销售记录的超声影像诊断设备品牌中，国内民族自主品牌数量达到 188 个，外资品牌数量为 60 个（图 2-18）。

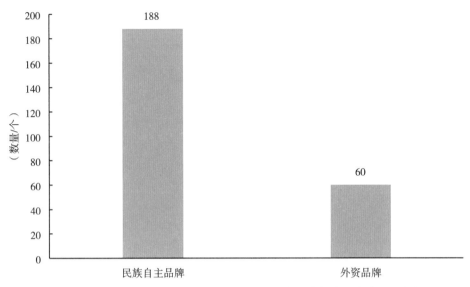

图2-18　2019—2023年国内民族自主品牌和外资品牌超声影像诊断设备数量

数据来源：医装数胜整理。

2023年，国内民族自主品牌超声影像诊断设备市场占有率达到36.44%，较2022年增加1.18%，外资品牌超声影像诊断设备市场占有率达到63.56%（图2-19）。

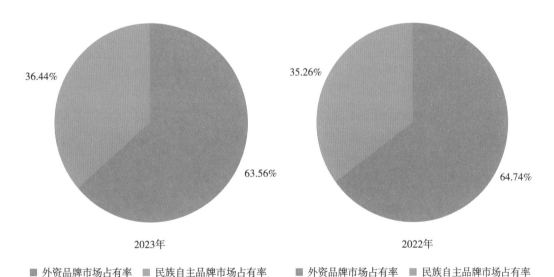

图2-19　2023年和2022年国内民族自主品牌和外资品牌超声影像诊断设备市场占有率

数据来源：公开招投标数据，医装数胜整理。

从国内各品牌超声影像诊断设备销售金额市场占有率来看，2023年前三名分别为GE医疗、迈瑞医疗和飞利浦，市场占有率均超过23%，其中GE医疗市场占有率较2022年增加1.10%，迈瑞医疗、飞利浦市场占有率分别减少0.25%、0.19%（表2-13）。

表2-13　2023年国内超声影像诊断设备市场占有率TOP10品牌及变化情况（按销售金额）

2023年排名	品牌	2022年占比/%	2023年占比/%	占比变化情况/%
1	通用电气 GE	24.92	26.02	↑ 1.10
2	迈瑞 Mindray	24.89	24.64	↓ 0.25
3	飞利浦 PHILIPS	23.59	23.40	↓ 0.19
4	开立 SonoScape	4.17	4.32	↑ 0.15
5	西门子医疗 SIEMENS	5.24	4.23	↓ 1.01
6	三星麦迪逊 SAMSUNG	2.74	2.64	↓ 0.10
7	富士 FUJIFILM	3.09	2.56	↓ 0.53
8	佳能 CANON	2.68	1.73	↓ 0.95
9	飞依诺 VINNO	0.98	1.29	↑ 0.31
10	百胜 ESAOTE	0.89	1.26	↑ 0.37

数据来源：公开招投标数据，医装数胜整理。

从国内各品牌超声影像诊断设备销售数量市场占有率来看，2023年前三名分别为迈瑞医疗、GE医疗和飞利浦，市场占有率均超过14%（表2-14）。

表2-14　2023年国内超声影像诊断设备市场占有率TOP10品牌及变化情况（按销售数量）

2023年排名	品牌	2022年占比/%	2023年占比/%	占比变化情况/%
1	迈瑞 Mindray	32.27	32.11	↓ 0.16
2	通用电气 GE	18.10	17.93	↓ 0.17
3	飞利浦 PHILIPS	14.96	14.49	↓ 0.47
4	开立 SonoScape	7.00	6.96	↓ 0.05
5	西门子医疗 SIEMENS	3.26	2.63	↓ 0.63
6	富士 FUJIFILM	2.95	2.61	↓ 0.34
7	汕头超声 SIUI	2.32	2.36	↑ 0.04
8	飞依诺 VINNO	2.28	2.35	↑ 0.08
9	华声 Wisonic	1.49	2.31	↑ 0.83
10	理邦 EDAN	1.51	1.74	↑ 0.23

数据来源：公开招投标数据，医装数胜整理。

8. 医用内窥镜

根据最新数据统计，2019—2023年有销售记录的医用内窥镜品牌中，国内民族自主品牌数量达到510个，外资品牌数量达到147个（图2-20）。

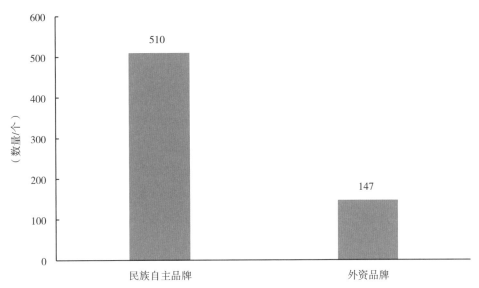

图 2-20　2019—2023 年国内民族自主品牌和外资品牌医用内窥镜品牌数量
数据来源：医装数胜整理。

2023 年，国内民族自主品牌医用内窥镜市场占有率达到 32.68%，较 2022 年增加 7.34%，外资品牌医用内窥镜市场占有率达到 67.32%（图 2-21）。

从国内各品牌医用内窥镜销售金额市场占有率来看，2023 年奥林巴斯市场占有率最高，达到 29.97% 左右，较 2022 年减少 4.66%。其次为富士和卡尔史托斯，市场占有率均为 10% 左右，其中富士市场较 2022 年增加 0.48%，卡尔史托斯较 2022 年减少 1.27%（表 2-15）。

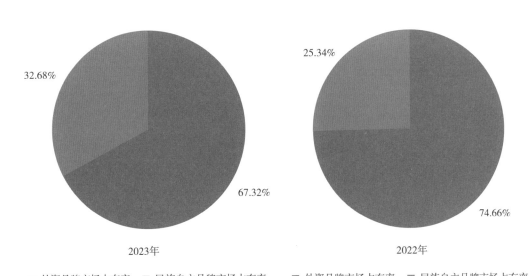

图 2-21　2023 年和 2022 年国内民族自主品牌和外资品牌医用内窥镜市场占有率
数据来源：公开招投标数据，医装数胜整理。

表2-15　2023年国内医用内窥镜市场占有率TOP10品牌及变化情况（按销售金额）

2023年排名	品牌	2022年占比/%	2023年占比/%	占比变化情况/%
1	奥林巴斯 OLYMPUS	34.63	29.97	↓ 4.66
2	富士 FUJIFILM	11.96	12.44	↑ 0.48
3	卡尔史托斯 KARL STORZ	11.15	9.88	↓ 1.27
4	开立 SonoScape	4.84	5.46	↑ 0.62
5	迈瑞 Mindray	4.54	4.65	↑ 0.11
6	澳华 AOHUA	2.19	3.23	↑ 1.04
7	豪雅 HOYA	3.50	2.69	↓ 0.81
8	欧谱曼迪 OPTOMEDIC	1.62	2.26	↑ 0.64
9	史赛克 Stryker	2.47	2.25	↓ 0.22
10	施乐辉 Smith & Nephew	1.82	1.61	↓ 0.21

数据来源：公开招投标数据，医装数胜整理。

从国内各品牌医用内窥镜销售数量市场占有率来看，2023年奥林巴斯市场占有率最高，达到18.95%，较2022年减少2.96%。其次为富士、优亿和卡尔史托斯，市场占有率均超过5%，其中优亿较2022年增加0.55%，卡尔史托斯、富士较2022年分别减少2.11%、0.02%。此外，辉春医疗市场占有率较2022年增加2.73%（表2-16）。

表2-16　2023年国内医用内窥镜市场占有率TOP10品牌及变化情况（按销售数量）

2023年排名	品牌	2022年占比/%	2023年占比/%	占比变化情况/%
1	奥林巴斯 OLYMPUS	21.91	18.95	↓ 2.96
2	富士 FUJIFILM	6.20	6.19	↓ 0.02
3	优亿	5.31	5.87	↑ 0.55
4	卡尔史托斯 KARL STORZ	7.26	5.14	↓ 2.11
5	开立 SonoScape	3.47	3.59	↑ 0.12
6	沈大 ShenDa	3.28	3.29	↑ 0.01
7	澳华 AOHUA	2.24	3.17	↑ 0.93
8	辉春医疗	0.13	2.87	↑ 2.73
9	迈瑞 Mindray	2.77	2.71	↓ 0.06
10	视新 SEESHEEN	2.11	2.34	↑ 0.23

数据来源：公开招投标数据，医装数胜整理。

二、年度新产品、新技术

（一）X射线计算机体层摄影设备（CT）

1. 联影医疗

新产品新技术一：uCT 968（图2-22）

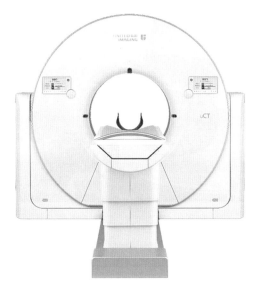

图2-22　联影医疗uCT 968

联影医疗研发的uCT 968是为解决CT心、脑功能学检查，以及低辐射剂量下的高质量图像，依托上一代超高端CT成功研发的创新理念与领先平台，充分融合迅猛发展的深度学习AI技术，而重点研发的新一代320排640层CT。联影医疗于2023年携该产品在第87届中国国际医疗器械博览会（以下简称CMEF）亮相。

uCT 968具备业内领先的硬件平台，包括16厘米宽体探测器、0.25秒/圈机架转速、82厘米超大机架孔径。同时还搭载了创新的uSense Technology主动感知技术平台，利用深度学习AI技术，解决了目前在超低剂量下实现高质量成像，通过单次检查进行心脏形态学与功能学的全维诊断，急诊卒中检查中头部运动伪影与脑灌注辐射剂量高等超高端CT面临的挑战性困境及难题。

uCT 968创新的高级临床与科研解决方案，可概括为以下几个领域。

（1）业内首款搭载第5代CT图像重建技术的超高端CT：业内领先的第5代图像重建AIIR技术（图2-23），聚合深度学习和全模型迭代（MBIR）的优势，利用深度学习获得噪声低、低对比度可探测性高（low-contrast detectability，LCD）、纹理自然的图像；利用全模型迭代获得空间分辨率高、条状与锥束伪影少的高质量图像。联影医疗创新的AIIR技术，引领

CT图像重建进入精准AI时代，让CT检查更绿色、更安全，高品质图像为疾病的防、诊、治起到精准指导作用。

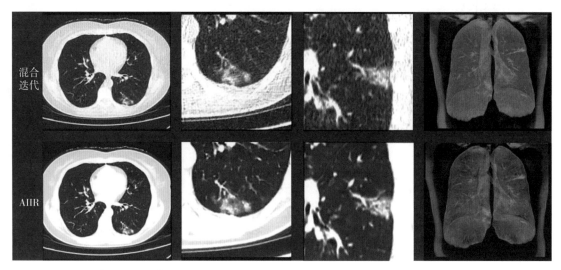

图2-23　80kV超低剂量扫描，有效剂量仅0.12mSv；AIIR技术显著降低肺内噪声，肺内结构显示清晰

（2）一站式全维心脏诊疗解决方案

1）16cm全心覆盖：uCT 968利用16cm宽体探测器优势，无须动床即可扫描整个心脏，克服窄体CT不能全心覆盖之限制，实现全心同期相成像。

2）一站式CTA+CTP多模态成像：只需一次增强即可获得多维数据，将冠脉的形态学分析与心肌的微循环功能学评估融为一体，从而获得心脏形态与功能的全维诊断信息（图2-24）。

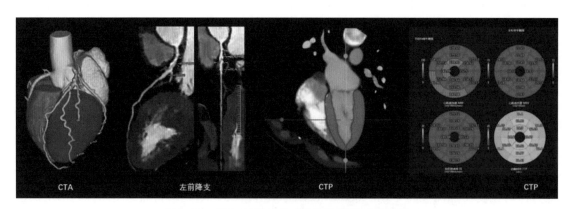

图2-24　CTA+CTP一站式心脏多模态成像案例

3）全栈AI：业内领先的智能化分析评估系统，实现冠脉CTA、心肌灌注CTP评估的智能化、标准化与规范化，提升结果的可重复性，并将后处理时间缩短80%~90%。

（3）领先的急诊卒中解决方案：AIIR技术与深度学习头部运动伪影抑制技术的联合应用，实现了1分钟多模态扫描、1mSv超低辐射剂量、2分钟AI后处理（图2-25），以及解决了患者躁动产生的头部运动伪影，避免再次扫描，提高诊疗效率。使得全脑动态灌注的检查剂量更低、图像配准更好，从而实现灌注评估的精准高效。

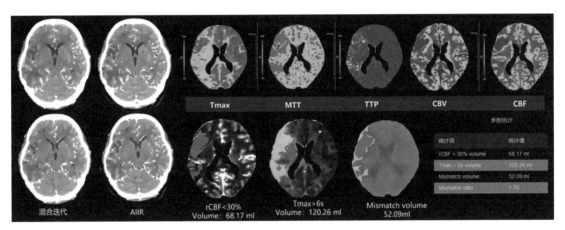

图2-25　一站式全脑灌注检查，有效剂量仅1.15mSv，超低剂量超高清成像，助力脑卒中灌注检查

新产品新技术二：uCT 788

作为市场上最新一代的80排160层高端CT，uCT 788搭载了联影医疗最新一代uSense Technology主动感知技术平台，实现了业内领先的全流程AI应用，深度融合到CT从检查到重建的全流程中，其以高性能硬件系统和突破性深度学习图像重建技术，实现超低辐射剂量和高清图像质量的完美平衡，开辟了临床实用型64排CT功能学成像和全身低剂量成像新纪元。

（1）高端硬件性能于一身——80排160层核心影像链系统

1）TSV超低噪声：uCT 788从影像链采集源头出发，搭载80排时空探测器系统，基于高度集成化设计，直接输出数字信号，实现降噪，低辐射剂量与高图像质量兼而得之。

2）7.4万密集系统：uCT 788搭载超过7.4万个密集阵采集单元，超高密度体素，可实现海量原始数据采集，从数据源头提升成像质量，精微显示细小结构，相比传统64排探测器提升约74%采集单元数。

3）160层大数据采集：80排时空探测器，单圈最大采集层数达到了160层，提供更加真实的人体解剖形态成像信息。

4）0.5mm探测器层厚：0.5mm超薄探测器尺寸，极低的电子学噪声表现，更薄的图像采集层厚，可提供更高的空间分辨率，展示图像微小细节信息，帮助临床诊断。

5）4800view超高采样：时空探测器支持最高4800view/圈采样率，相对于传统64排CT提升250%，可有效保证CT图像数据采集基础。

（2）全身低剂量成像——业内领先Deep Recon深度学习重建技术：深度学习图像重建算法的出现，充分利用了近年来AI技术迅猛发展的优势，终于将提高图像质量、降低扫描剂量及快速重建三者完美协调。其图像呈现的自然纹理相比MBIR及HIR图像更易为放射医师所接受和认可。

uCT 788首次在临床实用型CT上搭载Deep Recon深度学习重建技术，基于神经网络深度学习算法，实现全身部位低剂量成像（图2-26）。该网络以百万级别的高质量CT图像数据作为训练集，覆盖不同的解剖结构和临床应用场景。在实际应用中，依托三维学习模型和密集连接式网络架构的算法优势，解决了图像精度和重建速度的平衡问题，在降低辐射剂量时也可快速获得高对比度和丰富解剖细节的CT图像。

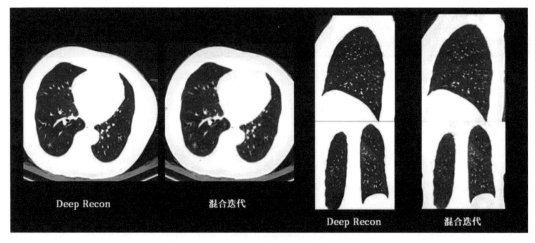

图2-26　0.1mSv低剂量胸部平扫病例

（3）0.3s心脏自由寻心解决方案——ePhase自由寻心精益算法：uCT 788搭载超高机架系统转速，支持最高30ms时间分辨率，专为心脏扫查设计，更快的扫描机架旋转速度从根本上提升较高心率下的成像质量。心脏高级临床应用配备冠脉一键提取功能，使得心脏图像的后期处理简单而智能（图2-27）。

在心脏成像领域，面对时时刻刻跳动的心脏及烦琐检查流程，uCT 788通过天眼全智能扫描导航系统、ePhase自由寻心精益算法、Deep Recon深度学习重建技术、智能冠脉分析平台等，为用户提供全流程智慧解决方案，让冠脉检查化繁为简。

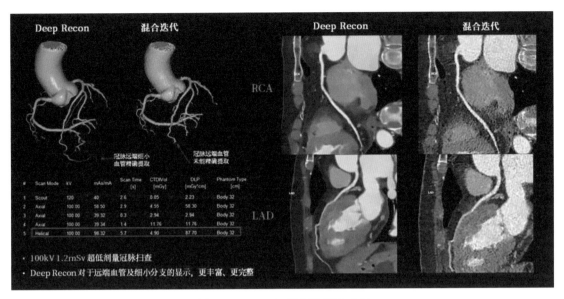

图2-27 1.2mSv低剂量冠脉成像

其中ePhase自由寻心精益算法拥有业内领先的三大特点：基于数据域优化，避免了伪影或夸大病变，保证了结果的真实性和高可靠性；可根据冠状动脉生理运动差异，自适应对焦，智能优化重建期相，保证了心脏检查的图像质量；一次设置，全智能重建，极大地提升了检查效率。同时得益于Deep Recon深度学习技术的加持，使其可以在低剂量下获得高清成像效果，助力临床诊断。

针对心脏后处理方面，uCT 788搭载最新一代uWS-CT平台，提供全新uCardiac智能冠脉定量分析软件，摆脱了传统CT后处理工作站在进行心脏检查时手动重建处理耗时耗力的工作场景，uCadiac可实现零键处理，打开即得到结果，一次扫描即可进行冠脉提取、心脏房室分割提取、斑块性质分析、心功能分析等高级心血管后处理应用。快速、准确、高效。使冠脉后处理更加轻松，无须等待时间，大幅提高了后处理的速度和易用性，解决用户扫描完成后对于复杂的后处理步骤的担忧。

（4）全面卒中解决方案——从形态学到功能学一站式成像：uCT 788搭载业内领先一站式卒中解决方案，开辟了64排CT从形态学到功能学一站式成像的先河：一次成像获得全脑平扫、4D CTA和灌注CTP，实现高清形态解剖学和功能学成像，给予临床更充分佐证依据（图2-28）。另外结合联影高级卒中定量分析平台，可实现4D动静脉评估及脑组织缺血定量分析，不仅可以应用于脑血管畸形、脑动脉瘤等其他脑血管病的结构和功能评估，还可应用于急诊缺血性脑卒中的影像评估，全面助力卒中高效精准诊断，为患者后续治疗赢得宝贵的救治黄金期。

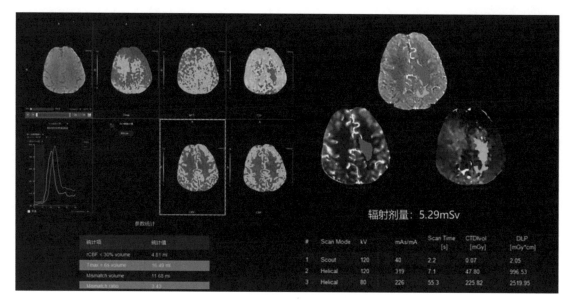

图2-28　5.29mSv低剂量亚急性脑卒中灌注成像

　　传统临床实用型CT受探测器宽度的限制，无法获得全脑灌注成像，uCT 788配备了动态摇篮床技术，在2秒间隔时间内实现17厘米动态灌注，获得全脑功能学成像。对急性卒中及慢性脑血管狭窄患者的病情控制具有深远意义，能够让更多缺血性脑血管病患者得到早期诊断与治疗，后处理分析平台根据2019年《脑血管病影像规范化应用中国指南》中推荐的权威标准进行低灌注区及核心梗死区的划分，与指南匹配度100%。uCT 788不仅提供了全脑功能学成像，为脑卒中的诊断和治疗提供全面形态和功能学信息，同时依托Deep Recon深度学习重建技术，为临床带来低剂量全脑灌注成像新体验。

　　（5）功能学成像方案

　　联影搭载uCT 788搭载动态CTA成像技术，可支持全脏器的动态灌注成像，例如对全脑、肾脏和肿瘤等组织进行多期相的动态灌注成像。用户可根据需求灵活设定准直宽度、采样间隔和剂量。通过一次造影剂注射和扫描，可采集平扫及造影剂流入流出的多时间点数据，结合高级后处理功能，可获得平扫、动静脉造影、血流动态和灌注功能评估结果。

　　同时支持能谱技术，可根据不同物质在不同能量下的衰减差异，对高低能数据进行分析，获得组织中物质成分和能谱特征的定性及定量分析结果。

　　2．东软医疗

　　新产品新技术：NeuViz Epoch+CT（图2-29）

　　作为东软医疗最新推出的业内首台0.235s超高速16cm螺旋CT产品，NeuViz Epoch+CT凝结了众多创新技术，以0.235s的极限转速和业内唯一的16cm探测器全覆盖螺旋扫描重新定义了超高端CT的标准。该产品于2023年在第87届CMEF亮相。

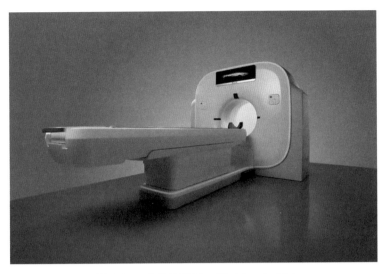

图2-29　东软医疗NeuViz Epoch+CT

（1）弧面等焦探测器：在硬件方面，采用自主研发的弧面等焦探测器，解决了投影位置偏差的问题，最大限度地保证投影位置的准确。

（2）宽体专属优化迭代重建算法：在软件方面，通过宽体专属优化迭代重建算法，有效抑制16cm大切片下的锥形束伪影，从而实现了业内唯一的16cm探测器全覆盖螺旋扫描。这一技术的突破带来了显著的临床优势，16cm螺旋扫描，能够在1秒内完成全肺扫描，有效抑制呼吸伪影，提高图像质量，降低对患者要求。

（3）ECG心电门控：搭配ECG心电门控，可以采用16cm螺旋扫描模式完成搭桥患者的大范围冠脉扫描，避免了轴扫过程中的错层及对比剂分布不均匀等问题的发生。

（4）国内首款深度学习重建算法ClearInfinity：NeuViz Epoch+CT在0.235s转速以及16cm螺旋扫描的基础上，搭配了国内首款深度学习重建算法ClearInfinity，能够重建出噪声最低、对比度最佳的高质量图像，实现了32lp/cm的超高空间分辨率，并且最大限度地保留了原始的纹理信息，避免了传统迭代算法因为过度迭代而产生的蜡像感，能够提供更符合医生感官的高质量图像。

3. 万东医疗

新产品新技术一：TurboTom 3系列32排（64层）CT（图2-30）

万东医疗TurboTom 3系列CT全面配备76cm大孔径、0.5mm薄层扫描成像、0.49s/360°转速、Image Clarity双域迭代降噪技术、机架侧双触摸大屏、3D摄像头智能摆位等中高端机型才有的技术和功能（图2-31），以强降噪、高性价比、高稳定性、低维护成本、高工作流效率为产品核心能力，满足医院门急诊常规检查需求。该产品于2023年4月获国家药监局批准上市。

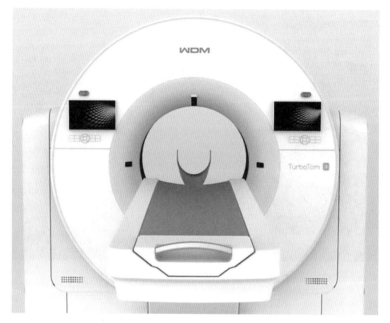

图2-30 万东医疗TurboTom 3系列32排（64层）CT

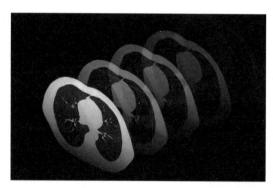 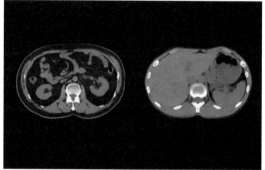

图2-31 TurboTom 3系列CT影像

TurboTom 3系列CT首次在临床应用型CT上搭载了目前最先进的5MHU大热容量液态金属轴承球管（图2-32），颠覆了"大热容量液态金属球管是高端CT专属"的传统认知，将高配做成标配，以强劲性能为临床赋能。目前球管最高技术水平的液态金属轴承球管，在转子和轴承之间填充液态金属以取代钢珠，由滚动轴承变为滑动轴承，运行过程中几乎不产生摩擦，与机械滚珠轴承球管相比，性能优势突出，也使CT更具临床价值。

（1）强散热、大通量：具有更高的热传导和冷却能力，实现360度全方位散热，保障连续超高通量扫描，轻松实现每日数百例患者检查。

（2）高寿命、低成本：几乎无磨损与打火故障，使用寿命明显延长，大幅降低医院运营成本。

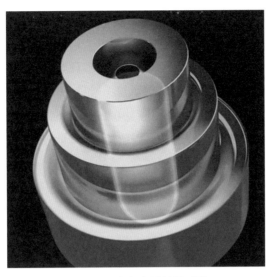

图 2-32　液态金属轴承球管

（3）高热容、大功率：具有超高的热容量和大功率稳定输出，可提供0.49s/360°+0.5mm薄层优质图像，7秒内即可完成全肺扫描。

（4）无起转、快流程：阳极在运行期间始终保持连续、高速旋转，无须等待阳极达到规定转速，提高患者周转量。

（5）无噪声、优体验：运行过程中无摩擦，几乎不产生噪声和震动，给予患者舒适的检查体验。

新产品新技术二：TurboTom 5S 系列 128 层 CT（图 2-33）

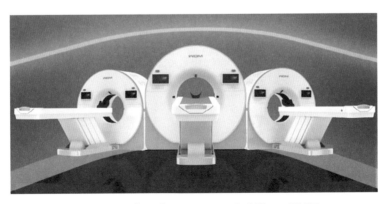

图 2-33　万东医疗 TurboTom 5S 系列 128 层 CT

万东医疗 TurboTom 5S 是一系列 64 排 128 层高端 CT，拥有 64 排 CT 探测器，机器扫描一圈能获得 128 层图像，在单位时间内能获得更多的患者影像数据，能提高检查效率，助力精准诊疗。该产品于 2023 年 12 月获得国家药监局批准上市。

4. 昆山医源

新产品新技术：6.3MHU 液态金属轴承球管

昆山医源正在研发的 6.3MHU 液态金属轴承球管（图 2-34），可应用于 GE Lightspeed、Optima 系列整机。该产品将应用液态金属轴承这一顶级球管设计技术，其特点是静音、长寿命、体积小、散热好、扫描能力强，可以支持 0.25 秒的机架转速，这是滚珠轴承无法比拟的。产品开发成功，将实现进口球管的国产替代，大幅降低球管采购成本，从而降低医院营运成本，为广大患者提供低价优质的医疗服务。同时通过该球管的研发，为中国整机厂提供更多的球管解决方案，帮助中国整机向多元化和高质量水平发展。2023 年底，昆山医源"6.3MHU 滚珠及液态金属轴承 CT 球管研发项目"获批科技部国家重点研发计划"诊疗装备与生物医用材料"重点专项。

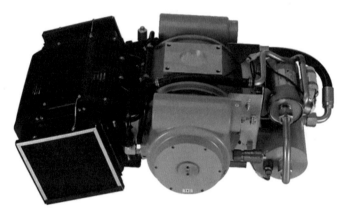

（a）昆山医源自主研发的 6.3MHU 球管组件

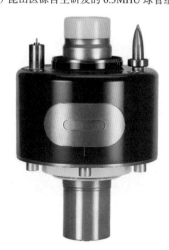

（b）昆山医源自主研发的 6.3MHU 球管管芯

图 2-34　昆山医源自主研发的 6.3MHU 球管

5．GE医疗

新产品新技术：全新一代Apex量子平台（图2-35）

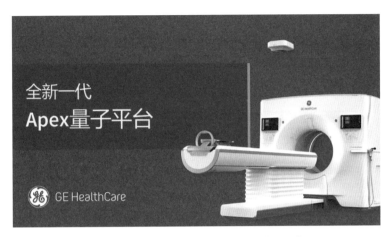

图2-35　GE医疗全新一代Apex量子平台

全新一代Apex量子平台搭载了GE医疗专利的Quantix Platform，Quantix Platform集合了GE医疗在CT领域的最前沿技术，主要在量子极速、深度影像、智能视界三大维度中有所体现。GE医疗于2023年携该产品在第六届中国国际进口博览会（CIIE）亮相。

（1）量子极速

1）0.23s高能宽体影像链：全新一代Apex量子平台具备业内最快的0.23s转速，与上一代超高端CT相比提升了近20%（图2-36）。

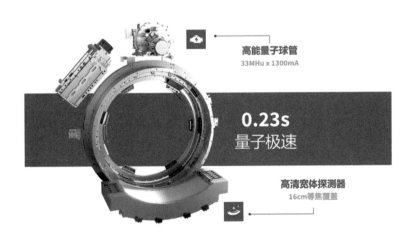

图2-36　0.23s高能宽体影像链

2）Quantix 160高能量子球管：高能量子球管Quantix 160实现了强大功率和精细控制的完美结合，主要依托于双平板阴极、数字化电磁精控和数字化广角阳极三大技术（图2-37）。双平板阴极可使电子发射面积提升4倍，出射电子分布更均匀，射线更稳定可靠，在低电压下产生最大1300mA的高能输出；数字化磁场控制技术则可以实现电流高低view-by-view的即时更改，是GE独有双瞬切能谱的重要基础；数字化广角阳极设计，均匀的超广角范围覆盖，是业内唯一一款能实现1300mA×160mm覆盖的高能宽体CT球管。

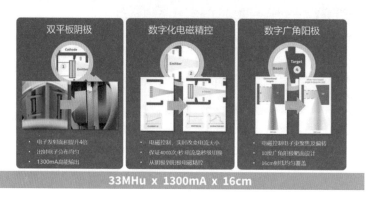

图2-37　高能量子球管——Quantix 160 Tube技术优势

3）19.5ms ECG-less无门控全心冻结：0.23s的转速结合GE医疗独有的全心冻结技术，量子平台具备业内最快的19.5ms时间分辨率，通过独有的运动伪影矫正算法，将心脏冻结能力提高了6倍（图2-38），同时也显著提升了冠脉、瓣膜、心肌心腔各结构的图像质量，实现了任意条件的全心极速冻结。搭载在业内最快的极速高能宽体影像链之上，全新一代Apex量子平台实现了业内首个无心电门控的心脏检查（图2-39），真正突破了检查条件的限制。

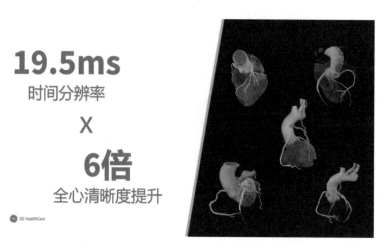

图2-38　19.5ms ECG-less无门控全心冻结

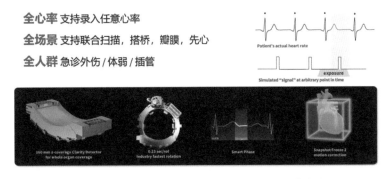

图2-39　业内首个支持无心电门控的CT心脏检查

（2）深度影像：TrueFidelity DL深度学习重建引擎（图2-40），率先将深度学习重建从常规图像拓展至能谱图像，将深度学习重建从常规图像扩展至能谱图像，全面提升图像质量，也是在业内首次实现了深度学习重建的全域覆盖。

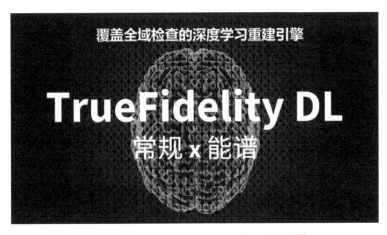

图2-40　TrueFidelity DL深度学习重建引擎

TrueFidelity DL全域深度学习重建引擎源于GE医疗几十年图像技术的积累，TrueFidelity DL成为全球率先获得美国食品药品管理局（FDA）批准的，基于深度神经网络的CT图像重建引擎。针对常规数据，TrueFidelity DL深度学习重建引擎能够还原图像真实纹理、最高降低96%的辐射剂量，应用于冠脉、神经、体部等全部位、全人群的影像检查；针对能谱数据，TrueFidelity DL for GSI深度学习能谱重建引擎则基于GE独有的双瞬切精准能谱成像，进一步提升了单能量的图像质量和碘定量的分析精度，为临床应用和科学研究拓展了无限可能（图2-41）。

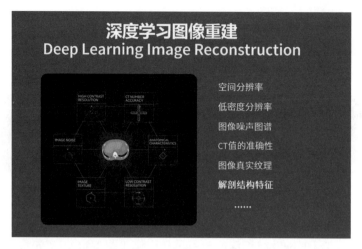

（a）

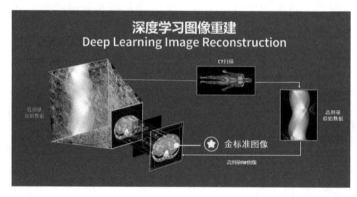

（b）

图2-41　TrueFidelity DL深度学习图像重建

1）基于深度学习的图像重建引擎：深度学习设计和训练基于GE医疗的科学家团队对于CT系统的专业知识和经验以及过去几十年中所积累的大量优质图像和数据。通过对大量真实病例的自主学习，直接对原始数据进行监督训练，输出训练好的深度学习重建引擎。

2）金标准训练目标：金标准数据集是由最佳数据采集和重建条件下的FBP图像构成，可真实地反映被扫描的对象，该数据涵盖了基于实验室模体和临床患者的图像，并且涵盖了不同的体型、解剖部位、扫描条件和临床指征。

3）有监督训练：与同一扫描数据生成的FBP图像相比，TrueFidelity DL的图像不仅需要成功去除噪声，还需要保留噪声纹理以及解剖和病理学细节，这需要引擎要通过严苛的验证和海量的测试。

（3）智能视界：基于Effortless Workflow极智工作流的赋能，全新一代Apex量子平台具备贯穿整个扫描流程的智能影像。

1）扫描前：深度天眼人体感知系统（图2-42）具备基于深度学习算法的人体3D信息采

集，实现了安全精准的自动等中心摆位；双触屏人机交互系统（图2-43），通过双15.6英寸超大显示屏，实现了机架旁的患者信息、扫描协议可视化，节省操作时间、提升检查效率。

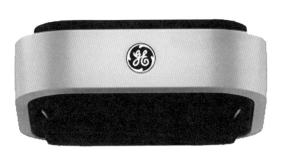
图2-42　深度天眼人体感知系统

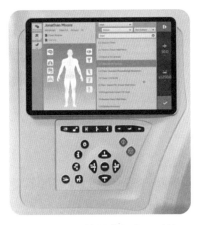
图2-43　双触屏人机交互系统

2）扫描中：SmartSuite智能扫描套件可以为每位患者定制扫描参数，实现了个性化的精准影像。

3）扫描后：AI级智能后处理，集成深度学习算法模型，涵盖神经、体部、骨科等多部位的临床应用，实现了智能结果的自动分析（图2-44）。

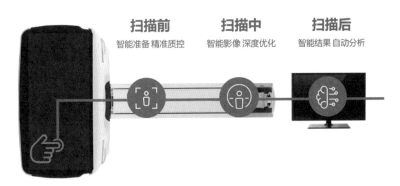
图2-44　Effortless Workflow极智工作流

6. 飞利浦医疗

新产品新技术：皓克Spectral CT 7500（图2-45）

皓克Spectral CT 7500采用全新光谱成像方式，基于256排立体双层球面探测器的独特设计，对X射线进行高低能量分离，将常规CT的单一测量维度扩展到16大类，在大幅提升影像参数与信息量的基础上，诊断准确性、可靠性以及临床诊疗效率也显著提升，在心血管、肿瘤、急诊神经等疾病精准诊断与治疗方面独具价值、全程赋能。飞利浦于2023年在欧洲放射学协会年会（European Congress of Radiology，ECR）展示了该产品。

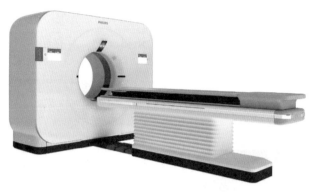

图2-45　飞利浦皓克Spectral CT 7500

飞利浦皓克Spectral CT 7500具备以下5方面独有优势。

（1）卓越硬件优势（图2-46）：立体双层球面探测器，搭配双重感光材料（纳米钇合金、超高速稀土陶瓷），分别接收高低能量X射线光子，实现对同一束X射线的不同能量进行分离，做到"同源、同时、同相、同向"四同成像，实现光谱数据的精准解析。

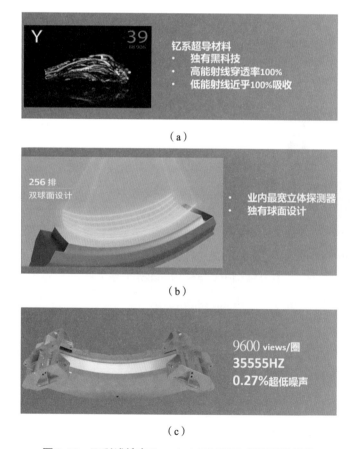

图2-46　飞利浦皓克Spectral CT 7500卓越硬件优势

（2）创新工作流程（图2-47）：皓克Spectral CT 7500光谱诊断再提速，无须任何特殊扫描模式即可完成能量扫描，同时获取常规CT解剖信息和精准多参数的光谱信息，并可进行回顾性光谱分析。

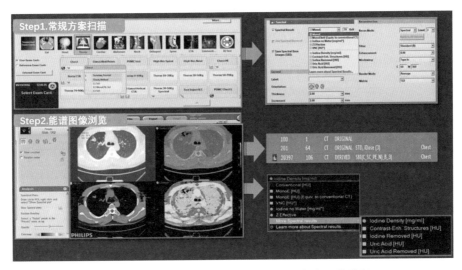

图2-47　飞利浦皓克Spectral CT 7500创新工作流程

（3）安全光谱平台

1）绿色低辐射剂量：皓克Spectral CT 7500一切扫描皆光谱，在业内第一次实现了常规扫描的同时进行光谱数据的获得（图2-48），使得低剂量的光谱扫描成为可能。同时结合飞利浦专利的DoseWise剂量管理及智能光谱重建技术，使多参数功能CT的辐射剂量降低了80%以上。

2）安全低造影剂用量：借助单能40KeV优化图像显像，可将增强或CTA患者所需造影剂注射剂量降至更低，极大限度地减轻患者增强造影剂过敏的危险性及肾脏代谢压力。

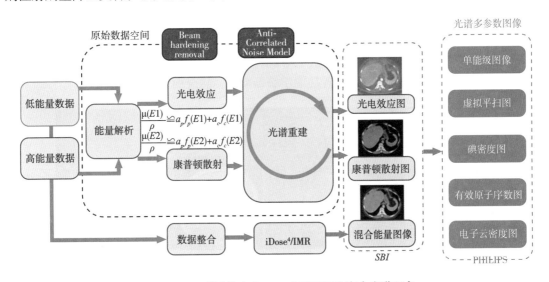

图2-48　飞利浦皓克Spectral CT 7500安全光谱平台

（4）跨学科临床应用

1）心脏疾病（图2-49）：打破影像和治疗边界，实现诊疗一体化。低辐射剂量、低造影剂用量且高成功率冠脉CTA扫描，精准斑块及管腔狭窄度评估；全心功能评估，心肌低灌注精准评估，心肌细胞外容积精准测定；通过碘密度信息的细微变化指导、预判PCI支架手术成功率；通过ISP星云工作站，实现CT图像和DSA实时透视图像实时融合，有效辅助临床医生进行手术路径的优化及选择，提高手术成功率。

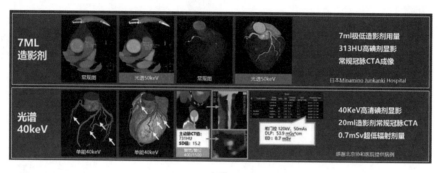

（a）

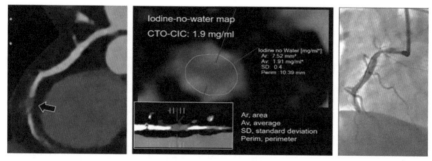

（b）

图2-49　在心脏疾病中的应用

2）神经系统（图2-50）：平扫发现超早期脑梗死，平扫鉴别脑卒中，一次灌注扫描进行全脑功能学评估，心脑联合扫描并对各功能学脏器灌注信息全面评估。

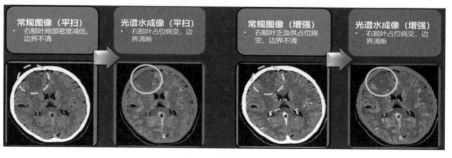

（a）

图2-50　在神经系统中的应用

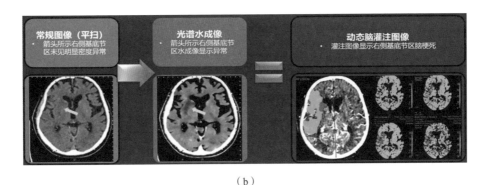

（b）

（c）

图2-50 （续）

3）肿瘤疾病（图2-51）：皓克Spectral CT 7500可通过有效原子序数、能谱曲线、碘含量等多种参数进行分析，对肿瘤的原发灶、同源性等进行准确分析，辅助肿瘤的准确分期、分级，还可通过碘含量测定等数据来准确评估肿瘤活性、判断治疗效果，从而进行个性化、精准治疗。

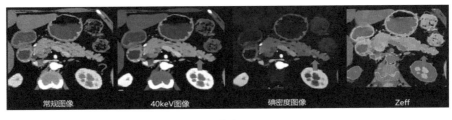

（a）

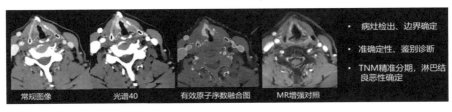

（b）

图2-51 在肿瘤疾病中的应用

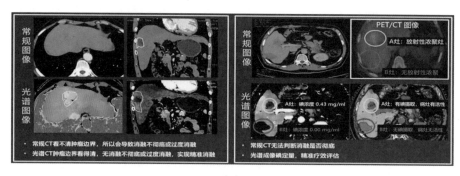

（c）

图2-51 （续）

（5）权威专家共识

光谱CT一经面世即受到国内顶级医院认可，积累了一大批临床应用实例和科研成果，为了更好地指导能量技术的临床落地和应用，在北京协和医院、上海瑞金医院、盛京医院等多方的努力下，于2020年发布《双层探测器光谱CT临床应用中国专家共识》，在2022年发布《能量CT临床应用中国专家共识》，为皓克Spectral CT 7500的临床操作标准和诊断流程提供了权威指导。

7．西门子医疗

新产品新技术：新型双源CT系统SOMATOM Pro.Pulse

西门子医疗新型双源CT系统SOMATOM Pro.Pulse配备了两套球管和探测器，并搭载全新算法，突破了机架转速和探测器宽度的限制，可实现高时间分辨率心脏成像的同时，极大限制由呼吸或心脏运动引起的图像伪影，以应对如高心率、复杂心律、不能屏住呼吸或不能保持静止，以及难以遵循医生指示的患者，从而助力精准诊疗。并且该产品由于改进的冷却系统和更高效的功耗，生命周期成本低于其他双源系统。该产品是西门子医疗在2023年推出的，更适合小型医疗机构以及门诊中心。

（1）全新双源架构设计（图2-52）：SOMATOM Pro.Pulse采用全新双源架构设计，相比于常规单源CT，双源CT最大的优势就在于可实现小于100毫秒的图像采集时间分辨率，实现心脏收缩期成像。双源CT可以实现无限制心率成像，具有显著降低患者呼吸运动伪影，在卓越的高心率复杂心率和有限屏息下的心血管成像能力。在快速扫描的帮助下，可以有效降低扫描剂量和造影剂用量。除此之外，双源CT具有两套X射线源，可以实现高低能谱分离，提升物质定性和定量的精准度，拓展了临床诊断应用的领域。

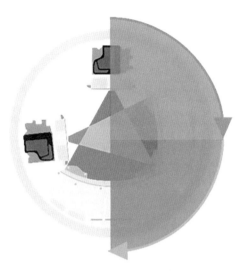

图2-52　双源架构示意图

（2）全新的数据传输方案：SOMATOM Pro.Pulse采用了西门子医疗全新的数据传输方案，以满足双源大数据带宽的需求。主要核心技术包括二合一的数据通信处理单元，高速耦合式同轴电缆以及有效的数据重发机制。机架上采用公共的通信处理单元，同时处理双探测器数据，高速耦合式同轴电缆结构提供了高速数据通道传输探测器数据，数据传输协议建立在TCP/IP协议上，保证了完整的数据可以实时有效地传输到数据重建终端，传输的可靠性和抗干扰性能显著提升，为高清图像质量提供保障。

（3）智能化软件平台：本产品的智能化软件平台显著简化了扫描和重建过程中的操作，同时提供了可以用户自定义的扫描方案决策树，以及标准化的自动重建功能。这不仅大大减少了手动操作，而且令指定场景下的诊断图像质量得以统一，使得当前诊断图像质量的标准化、涉及大量耗时低效手动操作的困难被有效解决。

（4）创新采用模块化设计：针对双源CT的高转速、大功率的散热要求，本产品创新采用模块化设计，通过理论计算结合数字化设计，实现了小轴承结构替代大轴承结构，高度集成实现结构紧凑的同时满足系统的机械承载及传动性能要求（图2-53）。此外，该设计形成高效稳定的CT冷却系统可以极大地提高系统冷却的效率，改善系统的整体噪声水平。高度集成化的新双源架构设计降低了对医院机房的场地要求，将有助于进一步提升双源CT的普及性。

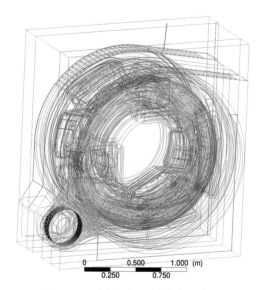

图2-53 全新双源系统冷却示意图

（二）医用磁共振成像设备（MRI）

1. 联影医疗

新产品新技术一：1.5T磁共振成像系统uMR 585e（图2-54）

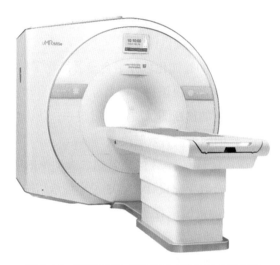

图2-54 联影医疗uMR 585e磁共振成像系统

联影医疗全新自主研发原厂1.5T磁共振成像系统uMR 585e，打破传统同类型设备技术瓶颈，成为国内首款实现全影像链AI赋能的医用1.5T磁共振产品。

自磁共振成像设备诞生以来，更高的分辨率、更高的信噪比以及更快的扫描速度一直是业界持续追求的目标。联影医疗凭借多年磁共振软硬件自主研发与积累，在业界首次将人工智能技术完整融入磁共振从临床扫描、信号采集到图像重建的完整流程，使得uMR 585e不仅实现了扫描速度、图像分辨率与信噪比的全面提升，并且通过更加全面的形态学+功能学高级应用，为临床诊断提供了更加丰富精准的影像依据。

1.5 T磁共振成像系统uMR 585e产品优势如下。

（1）业内首创全AI赋能影像链：uMR 585e搭载了国内首个获得国家药监局认证的智能深度重建技术DeepRecon，它基于最新的多层卷积神经网络模型（convolutional neural network，CNN）与海量数据集训练，突破了传统磁共振扫描时间、图像分辨率和信噪比三者相互制约的固有局限（图2-55），能够在不增加扫描时间的前提下，显著改善图像信噪比和细节；通过联合全身压缩感知uCS光梭成像平台，完成了图像质量+扫描时间的双重进化。与此同时，uMR 585e在扫描端搭载了EasyScan智能定位技术，实现一键式智能扫描流，大大简化扫描步骤，显著提升检查效率。

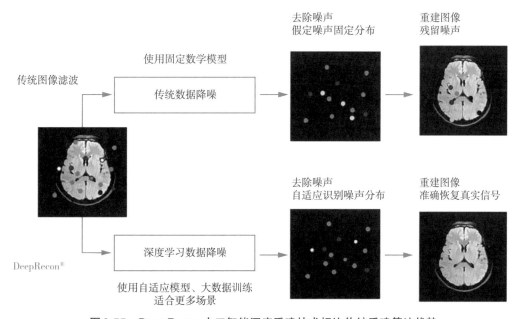

图2-55　DeepRecon人工智能深度重建技术相比传统重建算法优势

（2）硬件性能全面提升：uMR 585e配备了联影医疗全新研发的1.5T核心硬件平台，从磁场、梯度到射频多方面提升设备硬件性能：在磁体方面，实现了1.5T磁共振更高的磁场均匀度，让大范围扫描更加精准（图2-56）；全新设计的梯度系统提升20%效能（图2-57），实现了更快速、高分辨率的成像效果，为临床诊断和科研提供充分支持；全新自研数字化射频系统搭配高密度一体化线圈（图2-58），能够更加精准地捕捉图像细节，提升微小病灶检出能力。

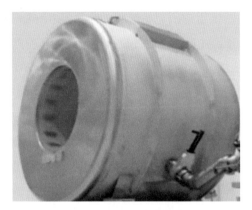

图2-56　高均匀性磁体

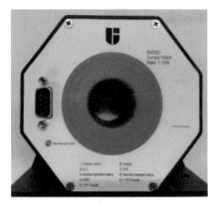

图2-57　高精度梯度电流传感器

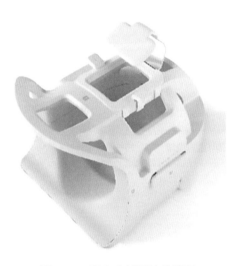

图2-58　高密度射频接收线圈

（3）全面高级临床应用：基于全新的AI赋能影像链与硬件系统，uMR 585e搭载了联影医疗最新的MR全身高级临床解决方案，包括联影MR脑卒中一站式扫描方案、FACT腹部多对比度定量技术（图2-59）、MAPS骨关节定量成像技术（图2-60）等，提供丰富的形态+功能影像依据，定量化助力各大疾病诊断，帮助临床提升诊疗效率与准确性、优化危险分层及指导临床决策。

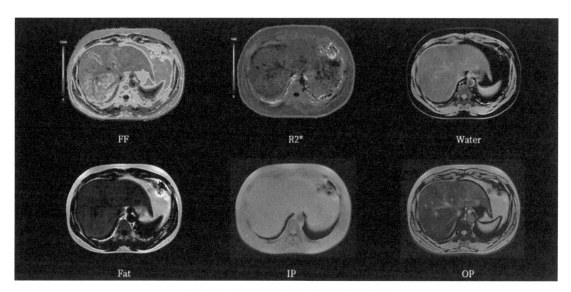

图2-59　FACT腹部多对比度定量技术

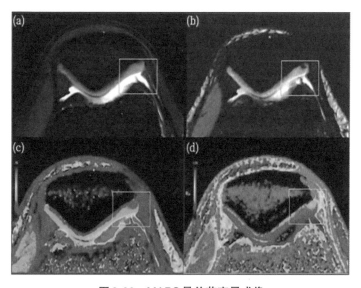

图2-60　MAPS骨关节定量成像

新产品新技术二：科研型3T磁共振成像系统uMR NX（图2-61）

联影医疗全新自主研发科研型3.0T磁共振成像系统uMR NX，打破传统同类型设备技术"瓶颈"从针对神经科研领域的实际需求出发，从硬件性能、线圈开发、科研应用三个方面，均取得了重大突破，有效助力科研探索。此外，uMR NX还实现了AI的全面赋能，从摆位到扫描到数据质控到后处理，具备uAIFI类脑平台全身高分辨成像解决方案及精准定量成像功能。

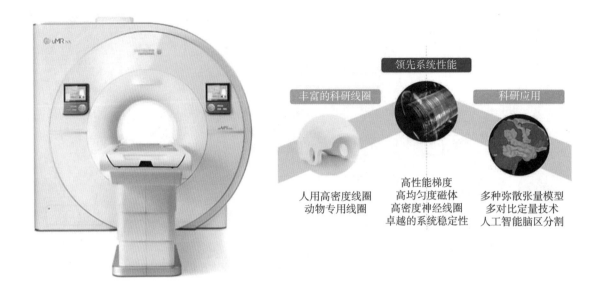

图2-61   联影医疗科研型3T磁共振成像系统uMR NX

科研型3T磁共振成像系统uMR NX产品优势如下。

（1）搭载超高性能梯度系统：uMR NX采用专利的高密度水冷散热技术和全数字智控技术，搭载业界最强的3.5MW全数字化高保真高精度梯度功率放大器，获得优于当前主流科研型3.0T和7.0T磁共振系统的梯度配置，实现最大120mT/m的梯度强度以及最高200T/（m·s）的梯度切换率。结合60cm磁体优势（@10cm DSV为0.0003ppm）和64通道科研头线圈，高性能梯度可在BOLD脑功能成像上实现更短的TR（260 ms），从而将BOLD成像信噪比、分辨率推到一个全新的高度（图2-62）。

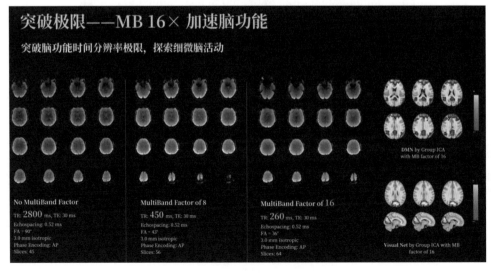

图2-62   uMR NX高分辨BOLD成像

（2）提供全身高密度射频接收线圈，实现单FOV单次进床96通道：uMR NX作为全新一代的顶级科研3T，实现单FOV单次进床96通道成像（图2-63）。为助力神经科研，uMR NX配备了业内最高密度64通道科研头线圈和96通道全神经成像方案（48通道头颈联合线圈和48通道脊柱线圈联用），可实现分辨率的有效提升。体部成像方面，uMR NX配备了3套高密度超柔线圈，其中超柔体部线圈实现30%线圈密度提升，单元密度高达103单元/m^2，实现48单元心脏高清成像和60单元腹盆大范围高清成像，为隐匿性疾病的检出、大范围观察复杂病变等提供了精准影像信息。

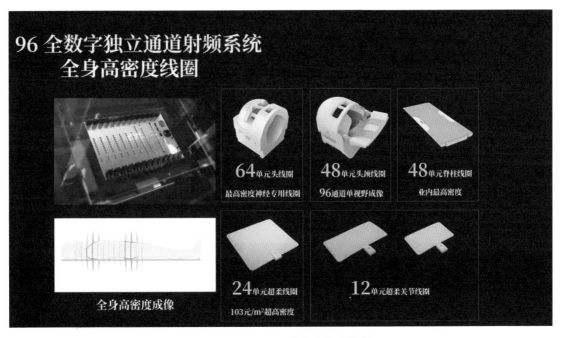

图2-63　uMR NX全身高密度线圈

（3）丰富的临床和科研应用：在uAIFI类脑平台加持下，uMR NX提供高信噪比、高分辨率、快速成像和丰富高级应用。检查准备阶段，全身智能定位技术，实现一键标准化定位，为数据收集保证了扫描一致性。数据采集阶段，从原始数据到图像重建，全面AI赋能：基于ACS智能光梭成像技术，实现了全身2D/3D序列的快速成像；基于DeepRecon智能深度重建技术，实现了全身2D/3D序列降噪保真，带来高分辨图像。数据质控方面，联影独家推出了基于K空间和图像域的智能运动监控技术和智能图像质控技术，提高了特殊患者检查成功率及科研扫描数据准确性（图2-64）。

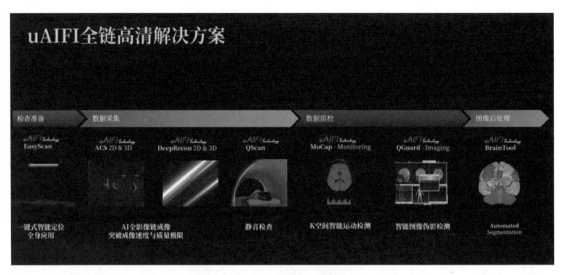

图2-64 uAIFI全链高清解决方案

联影基于深度学习的AI多模态脑分析技术为研究神经疾病所引起的脑功能活动异常提供了全新框架——全脑分割能够获取脑组织中的体积信息，分割信息进行多模态融合可以观察不同脑区在不同模态下表现，通过脑功能区的变化推测疾病在功能层面的生理病理机制，为疾病诊断、治疗的影像学评价指标探索带来了新契机（图2-65）。

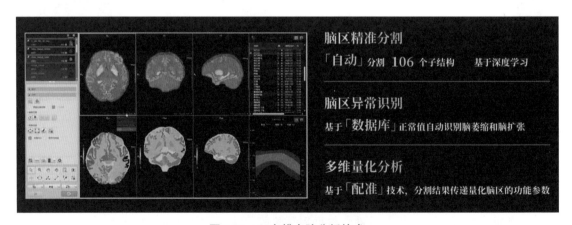

图2-65 AI多模态脑分析技术

对于神经系统的研究而言，单次扫描多对比度定量技术是近年来的行业研究热点，联影医疗的Mulitplex（MTP）3D多对比度定量成像技术可以在一次扫描时间之内，提供包含QSM在内的多种定量图与对比度。成像特点包括16种成像对比度+9组定量图+任意自定义对比度；3D高分辨成像，支持全身多部位；联影独创多维度重建（MDI2）专利技术，确保高信噪比及高精度定量（图2-66）。

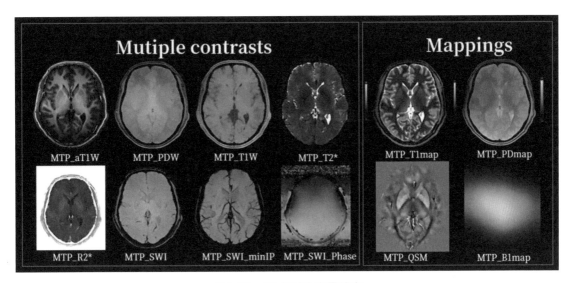

图2-66　3D多对比定量技术

2．东软医疗

新产品新技术：双能3.0T磁共振NeuMR Universal（图2-67）

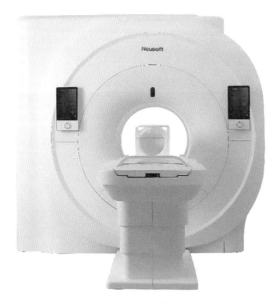

图2-67　东软医疗双能3.0T磁共振NeuMR Universal

双能3.0T磁共振NeuMR Universal是东软医疗首款顶级3.0T磁共振成像系统，也是近20年磁共振领域的里程碑产品。东软医疗于2023年12月通过线上正式发布该产品。

全新打造的3.0T磁共振具备强大的硬件基础以及卓越的临床功能，其主要特点如下。

（1）Unicorn双能梯度：Unicorn双能梯度系统，打破传统梯度放大器设计，首创N+1储能模块和超强聚能模块架构，在确保梯度超强爆发力的同时兼具持久力；同时在双能梯度系统的梯度控制中枢引入线性时不变算法，实现梯度同步零延时，大幅提升图像质量，为超高b值弥散成像等高级功能成像提供强大的梯度保障（图2-68）。

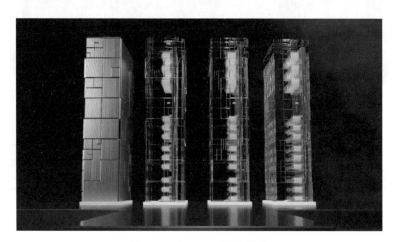

图2-68　Unicorn双能梯度

（2）多极射频平台：智慧岛多源发射方案，智能化监测射频线圈工作中产生的电流，并隔断逆向回传到射频放大器的电流，确保射频放大器输出信号的精准度和稳定性。射频接收端可以根据临床需要进行接收通道的扩展，为每一单元提供专属转换传输处理路径，全面提升图像信噪比，为高级临床和科研提供无限可能（图2-69）。

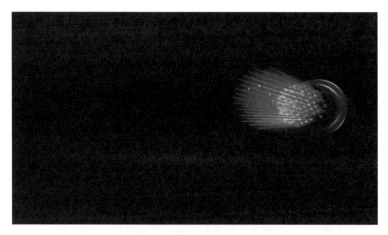

图2-69　多极射频平台

（3）天眼智能定位系统：业界首创天眼智能定位系统，全自动识别人体影像、景深信息和三维轮廓。工作人员只需完成线圈摆位，即可将患者一键送至磁场中心；相较于仅仅依靠解剖部位识别定位的方式，这种基于人体、线圈、解剖部位的综合识别模式不仅快速，且大大提升了定位准确性（图2-70）。

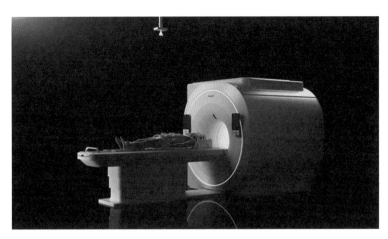

图2-70　天眼智能定位系统

（4）Deep NeuCS加速平台：Deep NeuCS加速平台致力磁共振快速成像的同时保证图像质量，实现快速更快速，高清更高清的成像。该平台主要包含双域压缩感知和金字塔人工智能两大核心技术。

1）双域压缩感知：在快速扫描上，东软医疗基于全新整合算法，打造出双域压缩感知技术，采用更优的重建算法，获得压缩感知最优解，在提升扫描速度的同时，确保更优的图像质量（图2-71）。

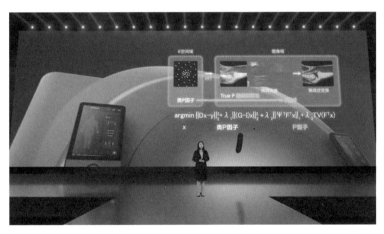

图2-71　双域压缩感知

2）金字塔人工智能技术：打破传统人工智能算法只能去除高斯噪声的限制，通过对原始图像做金字塔变换，识别出低频、中频和高频图像，进而去除加速技术等不同重建算法带来的非高斯噪声，实现快速成像无伪影。金字塔人工智能技术在去除Gibbs伪影上率先采用小样本、多特征、大数据识别算法，形成了金字塔AI高效训练模型，有效去除Gibbs伪影，为临床提供高质量图像（图2-72）。

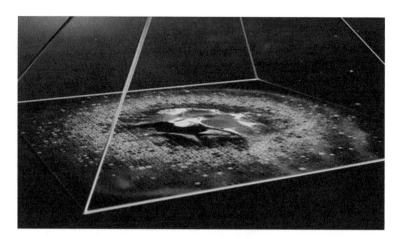

图2-72 金字塔人工智能技术

（5）GRAB自由角成像：基于优化的黄金角技术（小黄金角技术68.75°），创新推出GRAB自由角成像技术，不仅实现了自由呼吸下的动态增强扫描，还可获得更高的时间分辨率（图2-73）。在梯度同步0延时技术加持下，有效消除图像伪影，确保图像质量。

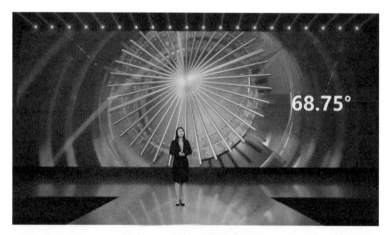

图2-73 GRAB自由角成像

（6）快速定量一键脑2.0：Fast BrainQuant 2.0（快速定量一键脑2.0），一次采集可同时获得包括常规解剖、定量及血管等多达13种对比度的图像（图2-74）。结合BrainART功能，可以自由调节TR、TE、FA时间，为未知疾病的诊断提供更优参数和诊断信息。

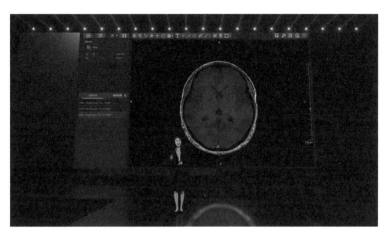

图2-74　快速定量一键脑2.0

3．奥新医疗

新产品新技术：3.0T四肢关节磁共振成像系统（图2-75）

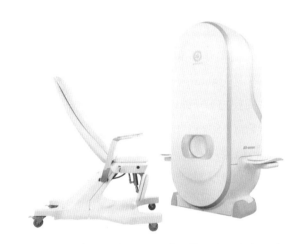

图2-75　奥新医疗3.0T四肢关节磁共振成像系统

奥新医疗3.0T四肢关节磁共振成像系统是一款专门针对手足外科、四肢关节、骨科和运动医学领域的专科化高端医学影像装备，可对人体四肢关节、软骨、骨骼、韧带、神经、血管等组织进行微米级别成像，具有高清、快速、静音、舒适、无幽闭感、占地面积小、液氦用量少等突出优势。符合国家卫健委发布的《"十四五"国家临床专科能力建设规划》中"重点支持各省份针对性加强心血管外科、产科、骨科（含手外科、脊柱外科）、麻醉、儿科、精神科及病理科、检验科、医学影像科等平台专科建设"发展规划方向。2023年底，奥新医疗3.0T四肢关节磁共振入选了山东省工业和信息化厅发布的《2023年度山东省首台（套）技术装备及关键核心零部件生产企业及产品名单》。

（1）临床诊疗重大意义

1）四肢部位病灶实现精准诊断：3.0T四肢关节磁共振具有较高的磁场强度和高图像信噪比，分辨率可达100μm，成像更清晰；能够更准确地显示关节软骨、韧带、肌肉等结构的病变，尤其是可对跗骨窦、膝关节软骨分层、半月板、骨小梁、腕关节组织、正中神经束、手指关节的软骨等关键部位高清成像，为四肢部位临床诊断提供更加精准的诊疗依据。

2）快速扫描成像：通过高性能梯度系统，缩短梯度脉冲持续时间，进而缩短序列的回波时间和重复时间；通过小范围射频激发技术，抑制卷折伪影的产生，减小过采样步数，进一步缩短成像时间；通过加入部分傅里叶、并行成像和压缩感知技术，实现欠采样，缩短成像时间。最终可实现高分辨率关节扫描单个序列1分钟以内，极大节省了医患的影像诊断时间。

（2）代表的技术方向和技术先进性：3.0T四肢关节磁共振体积小、重量轻、扫描速度快、成像分辨率高，可远程预警，切合《"十四五"医疗装备产业发展规划》中重点发展领域中提出的"要发展新一代医学影像装备，推进智能化、远程化、小型化、快速化、精准化、多模态融合、诊疗一体化发展"的技术发展规划方向。

1）磁体中心场强可达到3.0T，磁场均匀度＜0.5ppm。

2）梯度场强110mT/m、梯度爬升率500T/（m·s）。

3）成像清晰度高，分辨率达100μm。

4）扫描速度快，单个序列扫描1分钟以内。

5）少液氦（80L）、重量轻（750kg，任意楼层安装）、占地空间小（约30m²）。

6）静音（＜70分贝），扫描噪声低。

7）无幽闭感（人体头部和躯干无须进入磁体）。

4．GE医疗

新产品新技术一：SIGNA™ Architect with DL启元深度学习磁共振（图2-76）

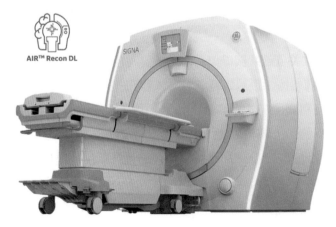

图2-76　GE医疗SIGNA™ Architect with DL启元深度学习磁共振

SIGNA™ Architect with DL 启元深度学习磁共振是GE医疗国产磁共振设备中首个搭载业内获得美国FDA认证的深度学习人工智能技术AIR™ Recon DL 的高端科研型3.0T磁共振产品。GE医疗于2023年携该产品在第87届CMEF上亮相。

AIR™ Recon DL技术是业内获得美国FDA认证的深度学习重建技术之一。在AIR™ Recon DL中，经过数千万次的拟合迭代计算，深度优化后的深度卷积神经网络模型，颠覆于传统的重建概念，该技术将深度学习技术嵌入磁共振重建原始数据阶段，就实现了对MR信号与噪声信号的有效分离，从而获得纯净的磁共振信号，实现了磁共振信号的"所见即为真"。AIR™ Recon DL大幅度提升了磁共振成像的效率，让扫描参数的选择不再成为制约图像质量的主要因素，拓宽了磁共振扫描速度、分辨率与信噪比的新边界。在磁共振的参数选择上有了更大的空间，降低了图像质量对于磁共振参数选择的敏感度。同时，在全身的各个系统，包括神经、体腹、心血管和肌肉骨骼系统上都有着广泛应用，让疑难疾病的诊断有了更多影像支持，拓宽了磁共振扫描适应证的边界。

新产品新技术二：SIGNA™ 15T磁共振科研解决方案（图2-77）

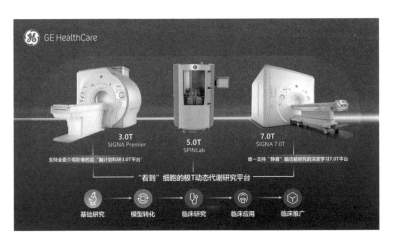

图2-77　15T磁共振医学转化平台

GE医疗正在全球范围推动精准的个性化医疗发展和落地，即根据患者的具体病症、基因和遗传信息、生活环境和习惯等因素进行有针对性的、个性化的诊疗。GE医疗的创新科技从人体最为复杂的大脑研究和活体代谢研究两个领域获得突破，提供15T的磁共振科研解决方案。该方案包含超高场磁共振SIGNA™ 7.0T磁共振、极T代谢磁共振（由GE医疗科研级3.0T磁共振Premier和业内唯一可以用于人体临床的超极化仪5.0T SPINlab构成），研究领域涵盖从分子成像、代谢成像到细微结构和功能成像。

GE医疗的SIGNA 7.0T是面向全球顶级科研及医学中心的超高场强磁共振系统，实现亚毫米量级图像，打开探索大脑和脑神经科学的路径，从硬件、技术和平台三大维度均实现了极大突破：采用UltraG梯度技术、超高场强磁体、双射频激发技术等创新；搭载业内首个获得美国FDA认证的AIR™Recon DL人工智能深度学习重建系统；业内独有的静音脑功能成像技术，成就了SIGNA 7.0T的图像分辨率达到亚毫米量级，拥有更精细的细节展现，推动解剖、功能、代谢和微血管精准成像。

5. 飞利浦医疗

新产品新技术一：Elition META代谢磁共振（图2-78）

Elition META代谢磁共振凝聚了全球磁共振领域的前沿技术，推动磁共振成像进入代谢成像的新时代，不仅首次实现了多达12种代谢物的检测，还首次无创、精准地实现了GABA抑制性神经递质的检测，获得美国FDA、CE、国家药监局认证。飞利浦于2023年携Elition META代谢磁共振在第六届CIIE亮相。

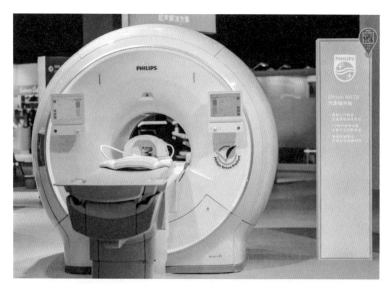

图2-78　飞利浦医疗 Elition META代谢磁共振

（1）超早期检测，做到早发现、早治疗：超高端代谢磁共振在疾病发生结构和功能变化之前，超早期地检测代谢物异常，让看不见的代谢物从此清晰可见，从而做到早发现早治疗，不断突破磁共振成像的应用瓶颈。

（2）极简化的扫描流程：搭载极简化的扫描流程，30分钟内通过一个线圈即可同时获得氢核和多核成像，助力多核磁共振逐渐从科研走向临床，开启磁共振多核磁共振前沿未来（图2-79）。

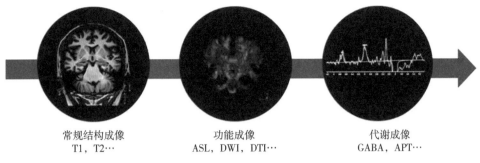

常规结构成像　　　　　功能成像　　　　　代谢成像
T1，T2…　　　　　ASL，DWI，DTI…　　　　GABA，APT…

图2-79　极简化的扫描流程

新产品新技术二：无液氦小3T——MR5300（图2-80）

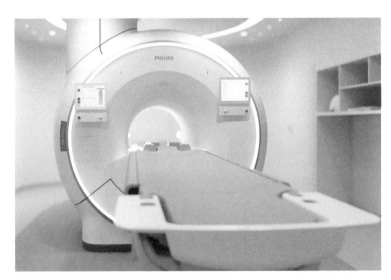

图2-80　飞利浦医疗无液氦小3T——MR5300

随着冷却系统的不断提升和磁共振整体工艺的提升，超导磁体所消耗的液氦越来越少。无液氦无疑是所有磁共振人心中的梦想。2023年，飞利浦重磅发布了业界第二代BlueSeal无液氦系列产品——MR5300以及其搭载的未来无液氦3T平台X Technology魔方平台，开启"新氦、新巅峰、新世界"，无液氦磁共振正式进入无液氦小3T新时代。

（1）X Technology魔方平台：X Technology魔方平台是飞利浦无液氦磁共振全新一代的技术平台，从系统、射频、线圈以及扫描智慧流等全方位定义未来无液氦磁共振的发展方向。

（2）无液氦3T磁体BlueSeal：BlueSeal是成熟稳定的商业化产品级技术，拥有全球数以千计的装机验证。遵循可持续发展之道，是应对全球液氦"危机"挑战的理想解决方案，对中国这样的液氦资源匮乏市场显得尤为重要。

（3）FreeBreath动态自由呼吸平台：飞利浦MR5300拥有的FreeBreath动态自由呼吸技术，可以实现在完全自由呼吸状态下的动态增强扫描，这是腹部成像的一大革新。

6. 西门子医疗

新产品新技术一：3.0T全身磁共振Magnetom Cima.X（图2-81）

西门子医疗的Magnetom Cima.X是首款超强性能磁共振，其最大亮点是"双子星"梯度系统（Gemini Gradients），最大梯度场强200mT/m，最大梯度切换率200T/（m·s），比西门子医疗现有全身磁共振的最强梯度还要高2.5倍。在肿瘤领域，该设备将助力用户实现病理级的细胞形态和密度测量，极大提升早期肿瘤的定性和分级的精准度；在神经领域，该设备能够对神经元轴突等大脑微结构开展研究，有望进一步明确老年痴呆和帕金森综合征等神经退行性疾病的发病机制，并助力脑科学研究进入介观微尺度。该产品于2023年12月获美国FDA批准上市。

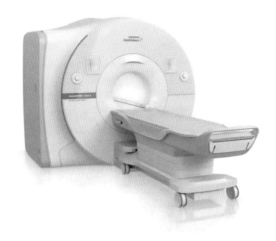

图2-81 西门子医疗3.0T全身磁共振Magnetom Cima.X

（1）Multi-GPA技术：梯度系统的驱动力是梯度功率放大器（GPA），MAGNETOM Cima.X的梯度阵列设计采用了西门子医疗Multi-GPA技术，带有两个独立的梯度功率放大器；新型直接液体冷却技术实现与梯度冷却剂的直接热接触，最大限度地提高热能传递和耗散。高梯度水平通过提高传统MR扫描无法清晰看到的微观结构的可见性，能够帮助临床医生更好地研究神经退行性疾病。

（2）AI驱动的图像重建技术：利用卷积神经网络来加快MRI扫描速度，包括Deep Resolve Gain、Sharp、Boost和Swift Brain，可将高分辨率MRI的扫描速度最多提高73%。

（3）BioMatrix技术：BioMatrix技术是Magnetom Cma.X的优势之一，可根据用户需求以及患者的体型及生理差异进行自动调整，减少重复扫描。例如，BioMatrix Sensors完全集成于系统架构中，捕获呼吸和心脏运动；Beat Sensor集成在BioMatrix Body 12和BioMatrix

Body 18线圈中，专为自动心脏触发而设计，无须心电图导联即可准确捕获心脏相位；一旦患者躺在手术台上，呼吸传感器就会自动检测呼吸模式，简化工作流程。BioMatrix Tuners可自动适应具有挑战性的人体结构，如头部/颈部区域、脊柱和腹部，即使在困难的扫描区域，智能线圈技术也能实现均匀性和脂肪饱和度（图2-82）。

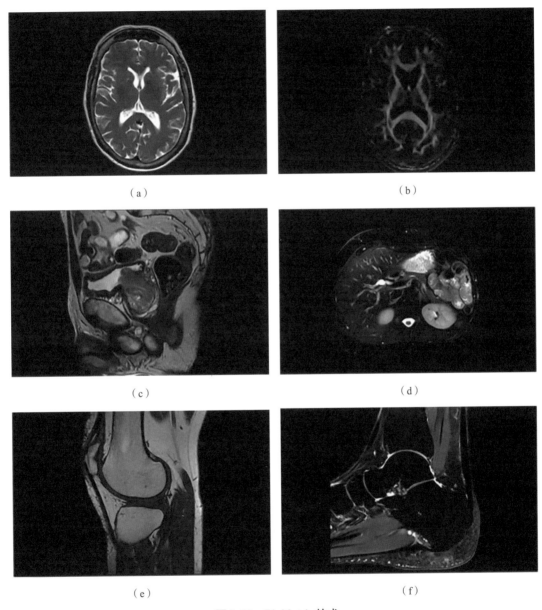

（a）　　　　　　　　　　　　　　　　　　　（b）

（c）　　　　　　　　　　　　　　　　　　　（d）

（e）　　　　　　　　　　　　　　　　　　　（f）

图2-82　BioMatrix技术

　　（4）myExam Companion工作流程工具：包括myExam Autopilot、Assist和Cockpit，结合人工智能，可帮助放射医生进行MR检查。

新产品新技术二：新一代生命感知BioMatrix磁共振平台（图2-83）

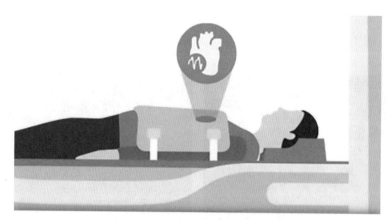

图2-83　新一代BioMatrix平台心跳感知技术

西门子医疗全新一代BioMatrix生命矩阵系统最大的特点是让磁共振感知心跳，使心脏MRI这一"高门槛"应用能够在每一个医院开展，从而惠及每个患者，改善传统心脏扫描稳定性不足、便利性不佳的缺点。西门子医疗于2023年在北美放射学会（Radiological Society of North America，RSNA）上推出该产品，革命性地改变了磁共振近30年的系统架构，让患者从此不再需要"配合"磁共振，使西门子医疗成为全球首个推出创新性生命矩阵系统的MRI设备供应商。

新一代BioMatrix平台搭载的心跳感知技术，采用先进的电磁效应触发技术，将心电感知模块集成到接收线圈，大大提高心跳信息采集的稳定性和便利性。同时心跳感知技术可以更灵敏地感知心脏活动，提供更准确的触发信号，更精确地确定心脏的特定相位进行图像采集，从而减少运动模糊，提高图像质量。

新产品新技术三：突破藩篱，医学影像新物种MAGNETOM Free平台

西门子医疗最新研发的医学影像新物种——MAGNETOM Free平台磁共振，它不仅集X光、CT和磁共振三者之所长，更巧妙地规避了它们的不足（图2-84）。这款设备不仅能够呈现全身各部位的高质量图像，展现出软组织出色的分辨率，更因其无辐射的特性而备受瞩目。同时，其安装简便与操作直观的特点，使得它成为医学影像领域的一颗新星。西门子医疗于2023年在RSNA上展出该产品。

（1）无处不在，自由安装：MAGNETOM Free之所以能够实现无处不在的自由安装，得益于其最新的DryCool干磁体技术。仅需0.7L的液氦，全生命周期无须额外添加，彻底摆脱了传统磁共振对液氦的依赖。其轻巧的设计使得医院可以根据实际需求，将其安装至患者最需要的地方。

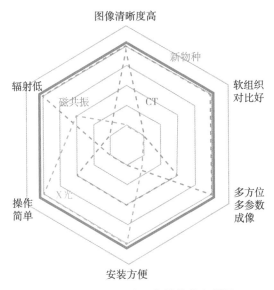

图2-84 不同影像设备的优势和局限

（2）无所不见，见所未见：MAGNETOM Free的独特之处在于其创新0.55T中场场强设计，结合独特的软硬件平台，打破了传统磁共振肺部成像的禁区（图2-85）。不仅如此，它还能够实现金属植入物成像和超低磁化率伪影成像，安全性与清晰度达到了前所未有的高度。MAGNETOM Free呈现的跨级别的图像质量和速度，无论是全身哪个部位，其临床图像都同样卓越。

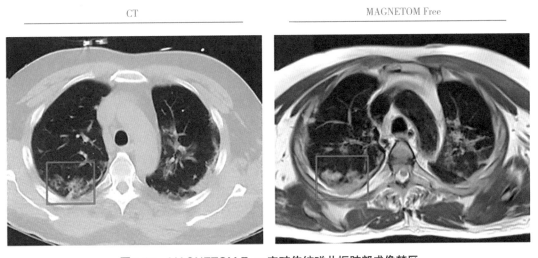

图2-85 MAGNETOM Free突破传统磁共振肺部成像禁区

（3）无人不会，全自动扫描：为了解决磁共振操作复杂的问题，MAGNETOM Free引入了西门子全新的全程智动驾驶（AutoPilot）技术。这一创新使得一键式全自动扫描成为可能，即便是没有磁共振经验的操作人员，也能轻松实现标准化、高质量的扫描图像。

（4）无往不利，可持续发展：在国家战略中，碳中和与碳达峰成为可持续发展的重要一环。MAGNETOM Free的电力消耗仅为传统磁共振的1/3，成为迄今安装、机房改造等需求最低的超导磁共振。同时，由于其全生命周期无须添加液氦，消除了失超风险，大大降低了设备的运营风险，为医学影像领域的可持续发展做出了积极贡献。

（5）80cm超大孔径，拓展无限：MAGNETOM Free平台提供的80cm超大孔径，不仅为孕妇、超重人员、幽闭恐惧患者提供了更加舒适的扫描体验，更在特殊体位扫描、MR放疗定位等临床场景中展现了无限可能。这一创新设计无疑将进一步拓宽磁共振的临床应用领域，为医学影像技术的发展打开新的篇章。

（三）数字减影血管造影X射线成像设备（DSA）

1．东软医疗

新产品新技术：汉·文景超高端宽体512层Angio-CT（图2-86）

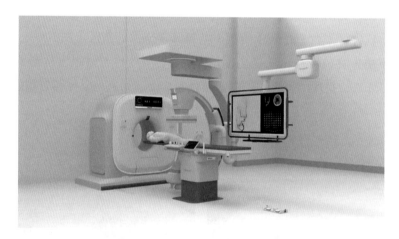

图2-86　东软医疗汉·文景超高端宽体512层Angio-CT

NeuAngio-CT Plus汉·文景集合了512层滑轨CT高达0.235s的扫描速度、360°精准能谱+功能学成像的优势及血管机65°/s炫速DSA采集、五行AEC球管、全16bit+2K数字影像链的优势，为介入微创治疗提供了术前影像检查、手术方案制定、术中实时引导、术后即刻评估的一站式诊断治疗综合解决方案。在心脏、神经、肿瘤、呼吸的介入诊疗场景，尤其是在急诊急救领域，凸显其关键的临床价值。NeuAngio-CT Plus汉·文景一站式解决方案基于双系统快速切换，图像实时采集实时融合，患者零转运，有效规避患者转运过程中感染、生命体征不稳定等危险因素，大幅缩短手术治疗时间，提高临床医疗质效，为患者生命安全筑起坚实的屏障。

汉·文景超高端宽体512层Angio-CT的产品优势与临床应用如下。

（1）神经诊疗领域：汉·文景超高端512层Angio-CT可通过一次打药一次扫描一键完成CTP+CTA+CTP的数据采集，提供全脑信息，包括脑实质解剖成像，脑血管及脑血流的分布；同时提供对梗死核心和半暗带的量化分析，提供Mismatch volume和Mismatch ratio等信息辅助指导治疗决策。患者术前CT检查完即刻通过DSA进行取栓治疗，术后即刻CT复查治疗效果，优化了脑卒中救治的物理路径，为患者的治疗争取了宝贵的时间。多模态一站式高端Angio-CT成像系统对于卒中患者可有效地使DNT时间控制到8分钟，DPT时间控制到15分钟，为卒中患者有效地争取了抢救时间，对于患者术后的康复有重要的临床意义。

（2）心脏诊疗领域：16cm全景多模态滑轨CT提供业内首创模块化扫描协议，对于急诊胸痛的患者，只需通过一次扫描、一次打药即可完成主动脉、肺动脉及冠脉的扫描与图像显示，且无须单独进入应用就可一键完成所有分析处理，极大程度提高扫描和后处理的效率，为救治争取宝贵时间，减少并发症。术前CT三维重建与术中DSA二维影像的融合叠加，可以实现实时三维路径图导航功能，真正实现了手术的精准治疗，减少了手术的风险。

（3）肿瘤诊疗领域：汉·文景高端512层Angio-CT依据解剖模型、血流动力学模型，智能识别异常对比剂堆积情况，通过CBF、CBV等参数分析血供异常信息，从而实现对血管瘤或者恶性肿瘤的判别和标注。对于肺部肿瘤，依托先进的人工智能算法，实时智能检测肺部肿瘤及肺结节，实现多尺度病灶像素分割及智能量化分析，为手术术前精准规划手术方案及手术路径。

随着各大医院的发展及临床水平的不断提高，Angio-CT势必将成为大型综合性医院诊疗实力的标志性象征。东软医疗打破了Angio-CT国产化的技术空白与进口品牌的垄断，陆续推出配置126层及512层滑轨CT的多模态一站式高端Angio-CT成像系统，硬件和软件技术均达到了行业领先水平，为临床用户及患者提供更多元化、精准化、智能化的诊疗方案与途径。

2. 联影医疗

新产品新技术一：业界首款智慧视觉+语音智能感知系统

随着科技不断进步，各类智能化的设备已经融合进了人们生活的方方面面。在医疗领域也是如此，智能医疗设备大幅提升了医疗服务的效率和质量。2022年上市的联影uAngio 960将智慧视觉首次带入血管造影设备领域，让DSA设备能够观察到手术室的环境，并根据环境做出响应。在历经了一年的发展之后，联影全新血管造影系统uAngio AVIVA横空出世，搭载了全新uSpace视觉+uLingo语音的智慧感知系统，让血管机的智能化跃入新的时代（图2-87）。

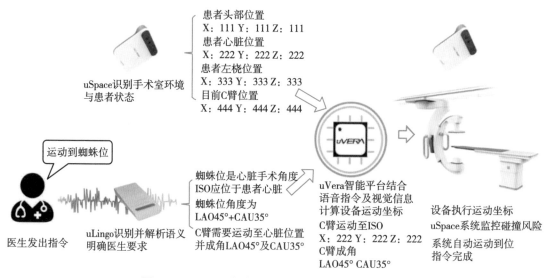

患者头部位置
X: 111 Y: 111 Z: 111
患者心脏位置
X: 222 Y: 222 Z: 222
患者左桡位置
X: 333 Y: 333 Z: 333
目前C臂位置
X: 444 Y: 444 Z: 444

uSpace识别手术室环境
与患者状态

运动到蜘蛛位

医生发出指令

uLingo识别并解析语义
明确医生要求

蜘蛛位是心脏手术角度
ISO应位于患者心脏
蜘蛛位角度为
LAO45°+CAU35°
C臂需要运动至心脏位置
并成角LAO45°及CAU35°

uVera智能平台结合
语音指令及视觉信息
计算设备运动坐标
C臂运动至ISO
X: 222 Y: 222 Z: 222
C臂成角
LAO45° CAU35°

设备执行运动坐标
uSpace系统监控碰撞风险
系统自动运动到位
指令完成

图2-87 uSpace视觉 +uLingo语音的智慧感知系统

联影独创的全新智能化感知功能首次让DSA设备能看见、能听见、能思考、能沟通，极大地简化了手术室中医生的操作，完全解放医生双手，改变了现有烦琐的操作流程和必须出射线才能准确定位的缺点，将手术室内的人机交互带入真正的智能时代。

新产品新技术二：第三代减影技术（图2-88）

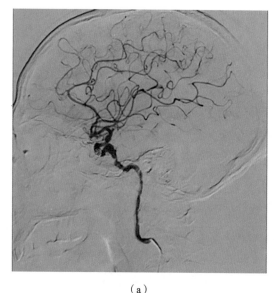
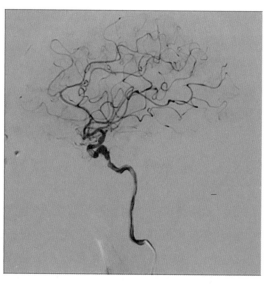

（a）
传统的配准方式无法消除
由于患者头部转动带来的伪影

（b）
通过实时配准，uVera IQ
提供优异的减影效果

图2-88 联影第三代减影技术

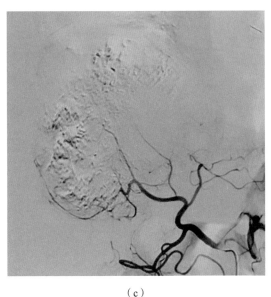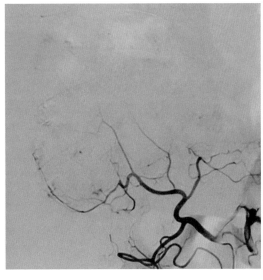

（c）
传统的配准方式无法消除
由于呼吸运动带来的伪影伪影

（d）
通过实时配准，uVera IQ
提供优异的减影效果

图2-88 （续）

DSA设备在进行减影协议的采集时，常常因为采集目标的运动而产生运动伪影，目前各厂家均使用实时像素位移算法（Real-Time pixel shift，RTPS）来削弱患者运动造成的解剖结构伪影，便于医生更好观察血管区域。

联影uVera IQ实时六维亚像素减影技术：传统的二维像素配准功能仅考虑了像素的位置移动，比如上下、左右及升降（放大缩小）引起的错误匹配并做出了相应的修正。但在实际上临床面临的运动伪影问题不仅包含了单纯的刚性运动，还包含了形态变化的运动，比如头部的旋转，胸腹部的拉伸、膨胀等。联影uVera IQ高级图像处理算法所提供的第三代减影技术不仅考虑了二维方向上的运动补偿，还将升降、旋转、扭曲、拉伸、运动等运动补偿全部考虑在内，通过对图像控制点提取，将图像分为数百个三角形区域分割，每个区域计算独立的变换，全局实时解决运动伪影。

3. 西门子医疗

新产品新技术：ARTIS icono ceiling量子能谱DSA（图2-89）

ARTIS icono ceiling量子能谱DSA作为一款专注于肿瘤介入的全新设备，通过全新的机架设计与OPTIQ能谱影像链，实现了肿瘤治疗过程中术中CT扫描时空上的突破，肿瘤定位和治疗中精准度的突破，肿瘤成像过程中的图像高清与低剂量的突破，由此将肿瘤的精细化治疗带入新的纪元。西门子医疗于2023年携全球首款量子能谱血管造影系统ARTIS icono ceiling在第六届CIIE亮相，并在2024年1月发文宣布该产品获国家药监局批准上市。

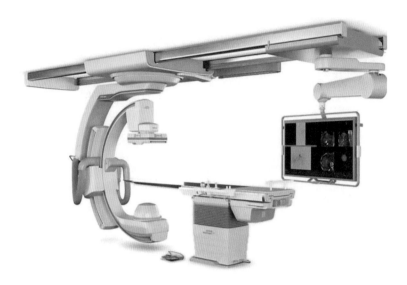

图2-89　西门子医疗ARTIS icono ceiling量子能谱DSA

（1）2.5秒——突破时空的束缚：传统血管机术中CT存在"时空"的束缚，"时"是扫描中需要患者进行长达6秒的屏气；而"空"是对于扫描空间的范围要求。最新的ARTIS icono ceiling突破性地进行了机架重构，最高达95°/秒的旋转速度，只需2.5秒就可以完成一次术中CT扫描。同时2米以上的自由手术空间，配合200°的采集角度，真正实现全身的术中CT扫描（图2-90）。

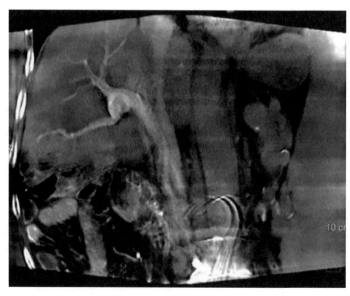

（a）传统CBCT

图2-90　ARTIS icono ceiling与传统CBCT对比

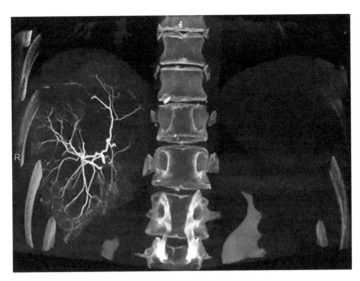

（b）ARTIS icono ceiling syngo DynaCT Highspeed

图2-90 （续）

（2）0.5毫米——触碰精度的极限：ARTIS icono ceiling对设备的控制系统进行了全面升级，采用了最新的西门子工业电机控制系统，配合独有的履带推进式机架，定位精度达到了业内最为领先的0.5mm。高质量的术中CT扫描，配合智能软件制定穿刺路径规划，搭配集成化十字激光灯指引，哪怕是较小的早期肿瘤病灶，医生也能够精准直达进行治疗，打造了早期肿瘤精准治疗的新时代（图2-91）。

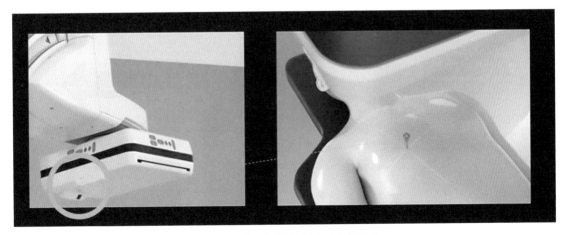

图2-91 激光灯可视化穿刺路径导航

钇-90微球选择性内放射治疗作为最新的肝癌治疗"核武器"，治疗关键就在于将钇-90微球精准地输送到肿瘤内。ARTIS icono ceiling通过全新的AI栓塞导航、自动血管提取、精准的体积测量将钇-90治疗的精细化提升到下一个高度（图2-92）。

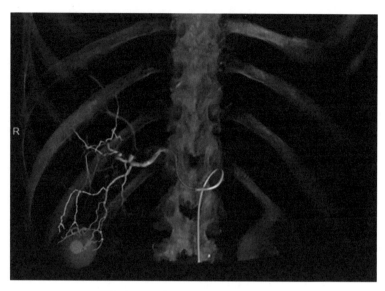

图2-92　AI Embolization Guidance

（3）50%——探索剂量的底线：ARTIS icono ceiling OPTIQ能谱影像链（图2-93），DSA上首创能谱成像技术，首个基于恒定图像质量的影像链。它史无前例地应用了AI大数据算法，基于3亿条数据条目，15 000种参数组合，真正实现恒定的最优图像，以及最低的射线剂量。在保证图像清晰的情况下，降低至少50%的辐射剂量，最大限度上保护医患人员的健康。

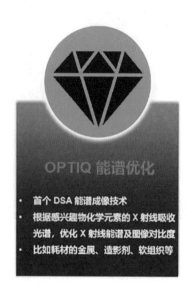
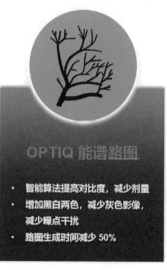
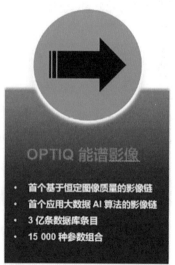

图2-93　OPTIQ能谱影像链

（四）数字X射线成像设备（DR）

1. 联影医疗

新产品新技术一：uDR 380i业界首创智能可视移动摄影系统（图2-94）

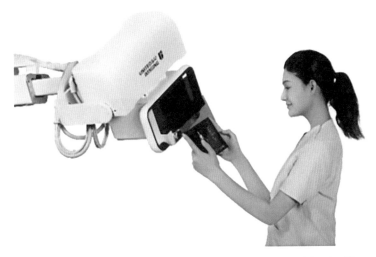

图2-94　联影医疗uDR 380i业界首创智能可视移动摄影系统

　　uDR 380i系列产品是联影推出的一款移动式数字化X射线摄影系统，系统拥有全新升级智能一体化终端与超高清成像影像链和极致紧凑设计等诸多产品亮点。

　　（1）智能可视化天眼，赋能检查全流程：uDR新哪吒独家定制了可视化天眼手持终端，当用户使用手持终端时，可以完成整个床旁摄影的检查流程。结合智能可视化全新移动工作流，为用户带来更安全、更高效的曝光体验。

　　1）一站式检查工作流：在uDR 380i上，用户可通过智能手持终端体验到联影专利的可视化曝光功能：通过设置于束光器前端的摄像头和远程曝光模块，对患者进行可视化监测、实时抓拍。避免盲拍、减少误拍，同时提示操作者的规避辐射问题。在研究大量用户使用习惯与临床工作流程后，联影优化了床旁摄影工作流程。创新性的赋能全流程，通过该终端，即可操控整个床旁检查的工作流程。免去了用户在病床边、工作站旁来回设置参数的麻烦。智能手持终端的应用，极大地提高了检查效率，使用户获得最快的床旁摄影流程，响应生命至上、与时间赛跑的救治要求。

2）智能反馈设备状态（图2-95）

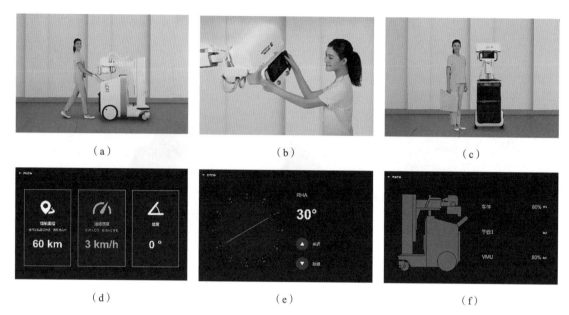

（a）   （b）   （c）

（d）   （e）   （f）

图2-95　uDR 380i智能反馈设备状态

注：（a）推行过程中：实时显示设备的续航里程、推行速度、爬坡角度等全方位设备信息；（b）床旁摆位中：实时显示球管旋转角度，并支持床旁微动控制，快速精确指导床旁摆位；（c）设备充电中：实时显示车体电量、无线平板电量、智能手持终端电量。

3）智能安全辐射预警：为了进一步保障操作技师的辐射安全，联影开创性地推出了辐射安全预警功能：当技师手持智能终端进行可视化曝光时，监控画面会实时显示用户当前的辐射剂量水平，告知用户当前距离是否安全（图2-96）。

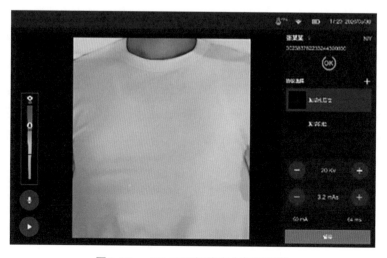

图2-96　uDR 380i智能安全辐射预警

（2）极限小巧灵动，复杂空间游刃有余：新哪吒采用极致紧凑的设计，是目前市场上无论是推行、爬坡还是持续工作待机等各项性能中最出众的产品。

1）三节伸缩立柱臂设计——提供更好推行视野：新哪吒采用了三节伸缩立柱设计，能为用户提供开阔的推行视野；在完全拉伸的状态下，立柱可达到的最高投照高度，确保在移动拍片时提供足够的SID（图2-97）。

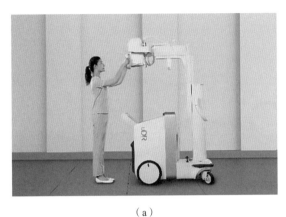 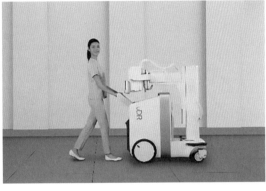

（a）　　　　　　　　　　　　　　　（b）

图2-97　uDR 380i 三节伸缩立柱臂设计

2）紧凑减重设计——提供更好的操控体验：新哪吒上突破性地将整机宽度做到了业内最窄机身设计，以适应医院内越来越拥挤的病房和过道；整机重量减少到业内最轻，可以在不同楼层间更好地转移（图2-98）。

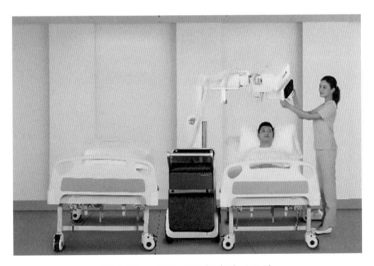

图2-98　uDR 380i 紧凑减重设计

3）强劲动力设计——提供更强爬坡能力：新哪吒上配备的大功率独立双电机，能够支持设备的最大上坡角度达到惊人的13°，当用户在面对上坡、过槛等特殊路况时能够轻松应

对（图2-99）。[注：城市道路（四级）的极限坡度为12°，地下车库的极限坡度为9°]

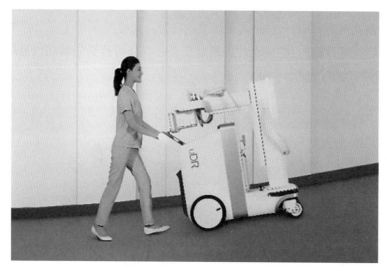

图2-99　uDR 380i爬坡能力

4）创新电池管理技术——提供超长续航能力：在全新的电池管理技术加持下，新哪吒单次充电可支持800次曝光或80公里推行或8天日常使用。

（3）高性能影像链，床旁高清影像：作为一款医学影像设备，成像质量同样重要，新哪吒配备了业内最高端的影像链（图2-100）。

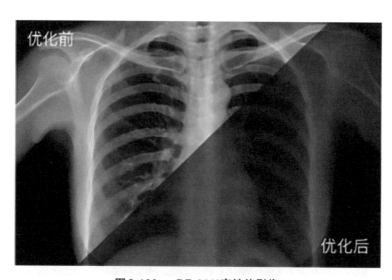

图2-100　uDR 380i高性能影像

1）高分辨率无线平板：在床旁摄影中无电缆限制、更加灵活，采用了针状的碘化铯闪烁体能够转化更多的X光。

2）高热容球管：比常规产品有更强的连续工作能力，甚至可以放在机房作为固定DR使用。

3）虚拟滤线栅：解决床旁拍片无法使用滤线栅的难点，联影推出了虚拟滤线栅功能，改善了因散射线引起的对比度降低，无须滤线栅即可保证高对比度的图像质量。

4）智能管线增强：在ICU中，患者会遇到需要各种穿刺或植入导管的情况，如胸腔引流管、深静脉置管、气管插管、ECMO管路等。针对ICU特殊性，智能管线增强功能，可以锐化各类留置管、插管，实现更清晰显示，帮助医生更好判断管线位置和状态（图2-101）。

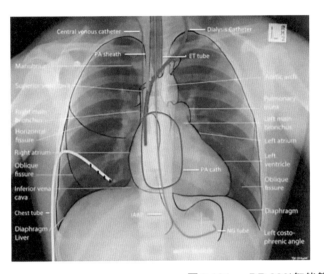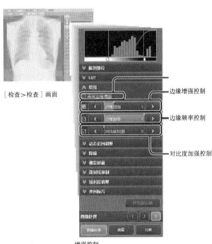

图2-101　uDR 380i智能管线增强

新产品新技术二：新一代"智能驾驶"悬吊DR（图2-102）

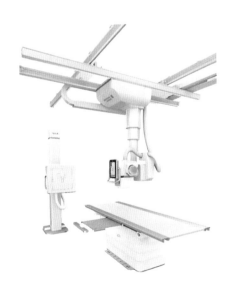

图2-102　联影医疗新一代"智能驾驶"悬吊DR

（1）uAid全流程智慧摄影技术平台：uAid全流程智慧摄影技术平台是联影自主开发的创新技术平台，基于AI人工智能技术，集五大创新功能于一体——uLingo智慧语音引导、uVision智慧天眼、SureQ智慧多重质控、uClarity智慧高清影像、Discover智慧X线影像分析，从检查到诊断，全面赋能临床检查流程，提升检查效率，保障图像质量，助力精准诊断（图2-103）。

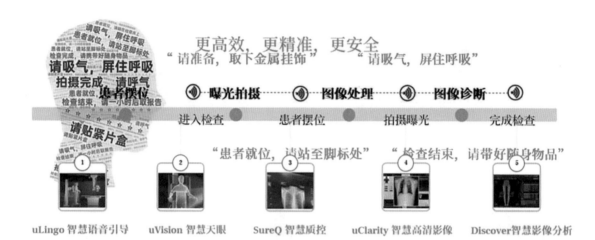

图2-103　uAid全流程智慧摄影技术平台

1）uAid-uLingo智慧语音引导：uDR Aurora C结合计算机视觉与智能语音引导技术，通过实时感知患者状态，判断检查阶段，进行语音引导，实现以患者为中心的智慧检查流程。

2）uAid-uVision智慧天眼自动摄影：uDR Aurora C创新引入uVision计算机视觉识别技术，基于多模态视觉传感器进行实时感知，重建患者3D模型，可支持对人体30多个身体部位、100多个关键点位进行自动识别，配合七轴全自动机架及智慧采集控制系统，实现全智能化的摄影流程（图2-104）。

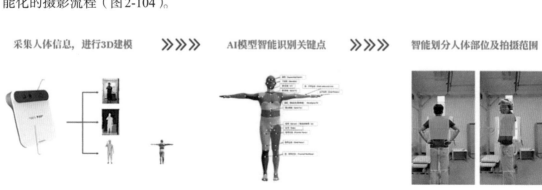

图2-104　uAid-uVision智慧天眼自动摄影

3）uAid-SureQ智慧多重质控：智慧影像多重质控系统结合计算机视觉与人工智能图像分析技术，实现预防性质控、实时质控以及回顾式质控三位一体的全流程多重质控（图2-105），全方位保障摄片质量，提高诊断准确性。

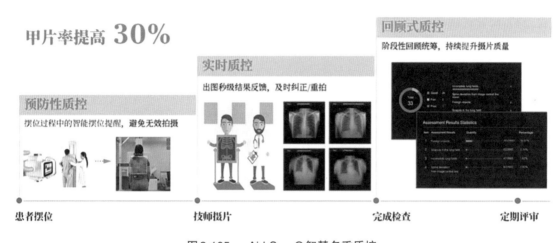

图2-105　uAid-SureQ智慧多重质控

4）uAid-uClarity智慧高清影像：智慧高清影像平台采用了新一代的百微高清平板以及全新智能图像算法技术，具备业界最高图像分辨率，软硬件相结合，全面提升影像质量，实现精准诊断。业界领先的百微高清平板技术，由联影自主设计，采用碘化铯整板生长工艺，100μm像素尺寸，提供更丰富的图像细节和超高清的图像采集。

5）uAid-Discover智慧X线影像分析：联影智慧X线影像分析系统支持多种类的AI影像分析，包含智能儿童骨龄检测以及智能下肢力线测量等功能，运用人工智能技术赋能临床诊断，提供快速、精准的影像分析结果，助力提升诊疗水平。

（2）智慧赋能临床解决方案

1）低剂量儿科成像方案：针对儿童患者辐射剂量敏感、配合度低的拍摄痛点，采用多项智慧创新技术，在确保最佳诊断质量的前提下，将辐射风险降至最低，呵护儿童健康。

A. uVision智能天眼：智能识别儿童体型和检查需求，自动调整光野范围和曝光参数，降低无效辐射剂量。

B. 个性化儿童语音引导：通过添加具有亲和力的语音引导，吸引儿童注意力，让检查过程更具娱乐性，提高儿童患者舒适度。

C. 儿科专用检查协议：通过儿童专用协议，满足儿童等辐射敏感人群的成像需求，儿童专用算法采用低剂量采集模式，呈现更可靠的图像。

D. 儿科附加铜滤过：配备专用附加铜滤过，根据检查协议自动切换，提升射线质量，确保影像清晰度的同时，减少无效辐射。

E.可插拔滤线栅：基于不同体型的儿童成像需求，通过可插拔滤线栅设计，对不同拍摄部位进行针对性使用，遵循放射防护最优化原则。

F. uAI Discover智能骨龄检测：快速预测手部X光图像骨龄值，对儿童进行生长发育评估分析，提供生长发育评估报告，保障儿童健康成长。

2）长骨拼接骨科成像方案：针对特殊长骨X线摄影，提供全智能拼接成像解决方案，实现一次检查，完整成像，为临床提供高质量的骨科全景影像，实现更为精准的术前术后评估。

A.超大范围立卧位长骨拼接：支持全自动立位及卧位长骨拼接成像，具备超大拼接成像范围，提供更广泛的患者适应性和更便捷的工作流程。

B. uVision智能天眼：智能识别拼接拍摄部位，自动设置拍摄范围和曝光参数，进行全自动化的拼接拍摄，获得精准的全景影像。

C. TOD自动测量校正：通过智能识别患者体厚，进行自动测量校正，提供高精度的图像测量方法，为临床带来更精准可靠的测量结果。

D. uAI Discover智能下肢力线：自动进行下肢力线长度、角度数据测量，在临床中为医生提供全面、精确的患者数据，为精准诊断提供指导依据。

3）尘肺病检查成像方案：针对尘肺病这一特殊领域，提供尘肺病专用检查模式，配备尘肺病专用检查协议、专用图像处理算法等，提高尘肺检查效率，助力实现尘肺病的早筛早诊早治。

A.尘肺病专用检查协议：通过尘肺病专用协议，自动设置符合摄影条件的曝光参数，实现高质量的尘肺摄影。

B.尘肺病专用图像处理算法：采用尘肺病专用图像处理算法，进行针对性图像处理，大幅提升图像对比度，突出检查物，实现精准诊断。

C.尘肺病专用滤线栅：采用尘肺病专用滤线栅，符合尘肺病检查国家专用标准，有效提升图像质量，呈现更可靠的诊断影像。

2. GE医疗

新产品新技术：探索者移动DR AMX Explorer Pro（图2-106）

探索者移动DR AMX Explorer Pro采用高能量密度电池，可以电动移动至医院任一场所，如放射科、ICU、CCU、急诊室、手术室、整形外科、病房、儿科等科室，为不方便移动、不方便搬运的患者或外伤患者提供紧急医用X射线床旁摄影检查，并现场即时获取影像，为进一步临床治疗提供实时参考。探索者移动DR AMX Explorer Pro不仅实现了最佳的床旁图像质量，更是将移动性发挥到了极致，做到了业内最小巧的移动DR。

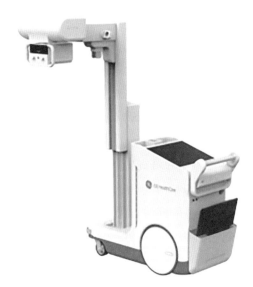

图2-106 GE医疗探索者移动DR AMX Explorer Pro

（1）17×17英寸100微米高清平板：采用了17×17英寸100微米高清平板探测器（图2-107），不仅其像素尺寸做到了业界最精细的100微米，可以提供业界最高的1800万像素的影像大数据，而且17×17英寸无线板覆盖范围放大，无遗漏，针对肥胖患者尤其方便。

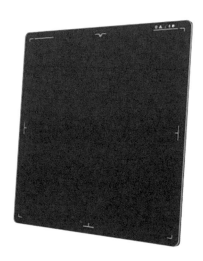

	GEHC	Siemens	Philips	联影	迈瑞
像素尺寸	100微米	148微米	148微米	125微米	140微米
平板规格	17×17英寸	14×17英寸	14×17英寸	14×17英寸	14×17英寸

图2-107 17×17英寸100微米高清平板

（2）50kW大功率输出：可媲美固定DR的功率输出，对于大体型患者较厚的解剖部位同样能提供高清的影像。

（3）300kHu超级球管：大热容量球管连续工作的能力更强，可供大规模检查使用，甚至可以作为固定DR在门诊或住院部使用。

（4）智能栅：全面推出了智能栅的功能，无须更换滤线栅，随拍随用。在保证图像质量的同时，床旁摄影的摆位更加灵活方便，减少了技师的工作量和患者的等待时间。

（5）多体型选择：采集X光图像的过程中，由于高矮胖瘦的区别，患者的曝光条件kV和mAs往往也有所区别。AMX Explorer Pro内设多种儿童和成人体型选择，可以提供更为精准的曝光条件设置，在保证图像质量的同时，降低了剂量，保护了医患安全。

（6）伸缩立柱设计：推行过程中立柱高度保持在128cm以下，完全不影响技师的视野，进入各种病房通行无阻（图2-108）。

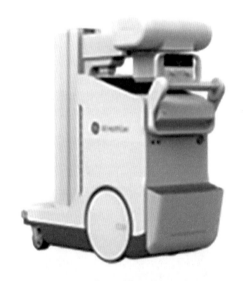

图2-108　伸缩立柱设计

（7）紧凑设计：GE医疗突破性的将机身宽度控制在了47cm以内，以适应越来越拥挤的病房和过道。同时，AMX Explorer Pro采用人体自适应电动助力系统，系统可以感应用户推动力量的强弱并相应地调整电动速度和方向，非常灵活轻巧。

（8）新能源超级电池：采用了更小体积但更高能量密度的新能源大容量超级锂电池，可以提供更长的续航、拍摄时间，AMX Explorer Pro一次充电可以轻松曝光1500次。

（9）临床全面应用：为了满足临床多种多样的需求，GE医疗专门在AMX Explorer Pro配置了图文报告功能（图2-109）。临床图像拍摄完成后，医生可以在AMX Explorer Pro上完成诊断，图文报告可以直接传输、打印。报告编辑模块包括拍摄图像选择、患者信息编辑、报告内容及检查结果编辑、打印模板选择等。

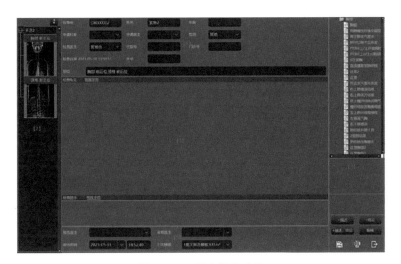

图2-109　图文报告功能

（五）核医学医疗设备

1．联影医疗

2023年，联影医疗正式发布核医学影像设备历史上的里程碑之作——全新一代分子影像技术平台uExcel Technology。uExcel平台直面当前困扰行业发展的核心问题，在设备性能、AI人工智能技术和面向未来的无极可拓展临床科研诉求三方面给出行业独家的解决方案。基于uExcel平台，联影医疗同时推出业界首款全芯无极数字PET/CT系统uMI Panorama，以全面领先的整体性能和独家科研临床应用为行业全新的视界。

新产品新技术一：uExcel无极平台

作为"十三五"数字诊疗装备研发专项的孵化成果，联影医疗的uExcel平台填补了中国在高端PET/CT领域的多项空白，创造了多项业界第一。

（1）无极性能：为从源头提高整机的核心性能表现，联影医疗将数十年闪烁晶体研究经验集合于打造全新一代的镥基闪烁晶体，即第五代闪烁晶体。使用最新的第五代LYSO晶体生产配方，使晶体生长尺寸、良率、性能和生产工艺等方面均达到世界领先水平；采用了独家的蜂眼切割工艺，使晶体尺寸达到业界最小2.76mm，从硬件上保证了更高的空间分辨率；采用了独创的钻石镜面工艺，将有效光产额较传统晶体工艺提升了30%，为系统更高时间分辨率奠定了基础。

（2）AI人工智能技术：PET/CT影像设备的核心价值是为全身疾病提供准确的定性和定量分析结果，而准确的结果呈现依赖于在患者定位、协议选择、重建参数、高级分析、质量控制等多个方面做到步步精细。因此，如何提高PET/CT诊断的准确性、可重复性成为行业面临的难题。

联影医疗与广大核医学用户单位组成产、学、研、医闭环生态链条,让临床的迫切诉求成为产品开发的核心方向。在uExcel平台的加持下,以AI人工智能引擎为内核,致力解决PET/CT从扫描-重建-质控-后处理的全栈应用的准确性和可重复性,赋能肿瘤、神经、心血管全疾病谱疾病精准诊疗。

在扫描端,uExcel平台提供AI人工智能技术赋能的影像感知模块,自动识别受检者全身19个解剖结构位点,结合不同的扫描需求(如全身、全人体、单部位等)自动规划扫描范围,由此实现最精准、可重复的患者定位和摆位。在重建端,uExcel平台提供AI人工智能技术赋能的深度学习迭代重建算法(DPR算法),以16万张行业最顶级图像质量——uEXPLORER探索者全剂量全时间扫描图像为训练集,实现常规设备图像质量一键媲美行业金标准。无须设置复杂的重建参数,即可获得符合不同阅片者读片习惯的临床图像。在质控端,uExcel平台提供无须使用任何放射源的iQC全自动本底质控技术,实现每日设备自动质控和校准。

(3)无极形态:为了满足用户未来多变的使用需求,uExcel创造出了可自由拓展的无极形态,赋予设备自我进化的能力。凭借模块化探测器的设计,可像乐高积木一样增加PET/CT的轴向视野,同时使系统灵敏度得到成倍提升。无极平台的高度可拓展性,使医院可根据临床和科研需求进行升级,一方面降低了医院设备初次采购成本,另一方面也让医院始终与最新技术保持同步,无后顾之忧。

新产品新技术二:全芯无极数字PET-CT系统uMI Panorama(图2-110)

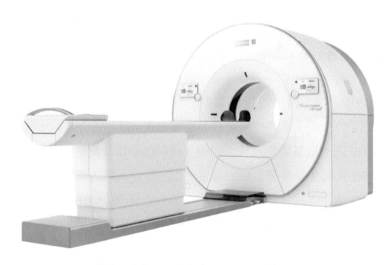

图2-110 联影医疗全芯无极数字PET-CT系统uMI Panorama

高质量图像不单依赖于PET/CT某一性能指标的提升,而是要同时实现空间分辨率、时间分辨率、灵敏度和轴向视野的全方位突破,基于uExcel平台开发的最新一代全数字化PET-

CT系统uMI Panorama系统性能首次突破200皮秒技术"拐点",实现了业界最高时间分辨率196皮秒,有助于显著提升PET-CT图像质量,为重疾早诊、早筛开启新纪元。

同时,设备性能的革命性突破也助力PET/CT诊断结果从以往单一的SUV静态图像向多参数多对比度图像转变。传统静态PET成像在实际应用中的种种缺陷限制了PET的临床价值。结合uMI Panorama的优异性能和全身动态多参数成像技术平台uExcel uKinetics(图2-111),可通过多Pass快速全身扫描自动获得放射性药物时间浓度曲线(TAC),使用Patlak建模得到更完整的关于18F-FDG进入人体后的代谢信息。通过动态成像技术,放射性示踪剂从注射入人体到通过循环到组织摄取最后被组织洗褪的全过程被全景呈现,其中包含了困扰传统SUV定量准确性相关的摄取时间、血糖水平、人群异质性等信息,最终实现绝对定量。

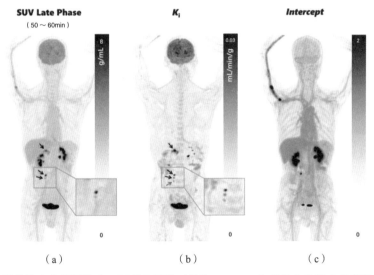

图2-111　业界首款全芯无极数字PET/CT系统uMI Panorama生成的全身动态多参数绝对定量图像

注:(a)常规静态SUV图像;(b)净葡萄糖代谢速率Ki图像;(c)葡萄糖分布体积Intercept图像。

（本临床案例源自北京协和医院）

2．西门子医疗

新产品新技术:Biograph Vision.X(图2-112)

西门子Biograph Vision.X是Biograph Vision的升级版,Biograph Vision.X实现了48mm^{3}的空间分辨率和178ps的时间分辨率,TOF(飞行时间)提高20%,扫描更快、注射药量更低、灵敏度更高、成像能力更好,从而降低患者承受的辐射剂量和放射性示踪剂的成本。在核素诊疗一体化时代,178psTOF PET/CT的临床价值贯穿了从疾病诊断、患者筛选、术后验证、疗效评估到随访的肿瘤全生命周期,将为晚期、疑难肿瘤患者带来更精准的肿瘤诊治新方案。Biograph Vision.X系统于2023年7月获美国FDA批准，西门子医疗并将为现有Biograph Vision设备的用户提供现场升级服务。

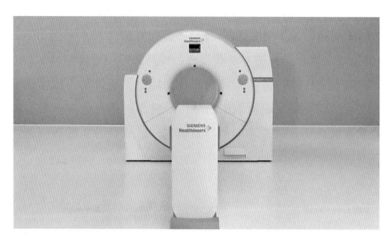

图2-112　西门子医疗Biograph Vision.X

（1）Optiso超动态范围探测器技术：Biograph Vision.X采用了西门子医疗独家的Optiso超动态范围探测器技术，通过硅光倍增管（SiPMs）提供了卓越的空间分辨率，能够搭载3.2mm×3.2mm氧化硅酸镥（LSO）晶体元素。这些LSO小晶体完全被SiPMs覆盖，比大晶体产生的空间分辨率更高。

（2）AIDAN AI平台：Biograph Vision.X还搭载了西门子医疗的AIDAN AI平台，结合700多项专利的机器学习和深度学习应用，进一步提高放射学工作流程的效率，旨在提高运营效率并加快患者工作流程。

（六）超声影像诊断设备

1. 东软医疗

2023年，东软医疗在第29届中国国际医用仪器设备展览会暨技术交流会（China-Hospeq 2023）展出了九耀·N9000高端全身彩色超声诊断系统、NeuBook 5便携彩超等超声影像设备。

新产品新技术一：九耀·N9000高端全身彩色超声诊断系统（图2-113）

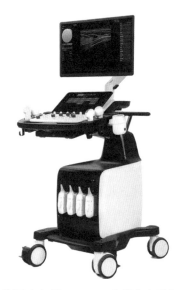

图2-113　东软医疗九耀·N9000高端全身彩色超声诊断系统

（1）晶炫平台：九耀搭载全新晶炫平台，结合先进的图像处理引擎，搭配AI智能监测工具以及领先的单晶体探头技术。满足各级医院多种科室的不同需求，实现超声诊断规范化、简易化和标准化。

（2）成像先进技术：在二维图像处理上，九耀拥有炫影成像可以提高轴向分辨率，让细致微小的结构更加清晰地显示及分辨。在血流图像处理上，九耀拥有微影成像、火影成像及立影成像可以提高图像分辨率与灵敏度（图2-114）。其中，火影成像是先进的微血流灌注成像，类造影，利用空间时间相干原理，提取低速血流，滤除组织运动伪像，拥有极高的分辨率与灵敏度，适用于观察微血管内的血流灌注情况及低速血流。立影成像是实现二维血流的三维可视化技术，可以更直观地了解血流和小血管的结构、走行及与周围组织的关系。

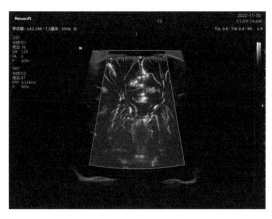
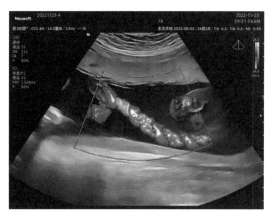

（a）　　　　　　　　　　　　　　　　　（b）

图2-114　九耀·N9000高端全身彩色超声诊断系统成像
注：（a）火影成像；（b）立影成像。

（3）AI技术：九耀搭载多种AI技术，乳腺、甲状腺智能检查，神经自动导航及宫颈健康智能评估，助力临床鉴别诊断，提高工作效率。

（4）其他高级功能：九耀搭载造影成像及分析工具、智能融合成像、心肌应变、弹性成像、颈动脉分析和穿刺助手等高级功能，助力临床，增强诊断信心。

新产品新技术二：NeuBook 5便携彩超（图2-115）

东软医疗为实现临床全面可视化，面向急、麻、重症等临床科室量身打造NeuBook 5临床应用型便携式超声产品。NeuBook 5系列产品配备全科测量软件包，涵盖肺部、腹部、妇科、产科、小器官、泌尿、心脏、血管、儿科、肌骨等应用领域，同时提供多种智能应用，临床医生科轻松实现对患者进行可视化诊疗。

NeuBook 5便携彩超整机轻便小巧，同时极大程度地提升待机时长。控制面板的设计采用交互式触屏，便携超声产品采用触屏设计，节约控制面板空间，实现控制面板个性化布局。一体化控制面板设计为临床医生的操作及消毒提供便利。内置教学辅助软件，帮助基层超声医生及非超声科专科医生快速掌握和提升超声扫查技术。

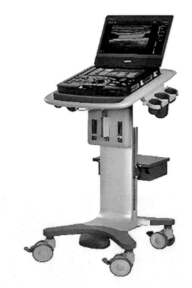

图2-115　东软医疗NeuBook 5便携彩超

2．聚融医疗

2023年3月，聚融医疗携热门产品Cygnus天鹅星系列自动乳腺容积超声诊断系统、Cetus鲸鱼星系列高端全身应用超声、Danus剑鱼星系列智能全身应用超声、Finus海豚星系列便携式彩色多普勒超声诊断仪等超声产品出席2023超声医学·之江超声论坛。

新产品新技术一：Cygnus自动乳腺超声诊断系统（图2-116）

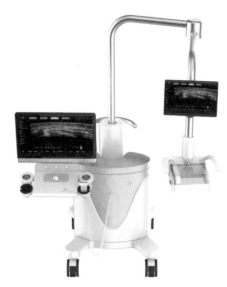

图2-116　聚融医疗Cygnus自动乳腺超声诊断系统

聚融医疗首创的多模态自动乳腺容积超声一体机，是针对亚洲女性乳腺致密性的特点专门设计的第三代高端乳腺容积超声系统。与传统手持乳腺超声及乳腺容积超声不同，聚融自主研发的乳腺全容积凹阵探头可实时获取乳腺扫查切面，同时对所采集的数据信息进行三维重建，获取乳腺横断面、冠状面、矢状面及3D图像。Cygnus采用扫诊分离的模式，可以将数据的采集放到基层医疗机构进行定点筛查，也可以通过诊疗车的方式来覆盖更多的适龄人群，得到的乳腺容积图像通过网络传输到读图中心，由专业的超声医生进行远程读图诊断、分析，出具BI-RADS一体化报告。

（1）国内首创的内凹型自动乳腺容积探头——新月探头（图2-117）：由于凹阵探头阵元数多、弧度大，为保证优秀的图像质量，所有阵元在弧面上的位置误差、所有材料粘接之后的误差、加工工艺的误差之和，控制在30微米以内（一般成年人的头发直径为70微米左右），工艺难度非常大。聚融突破国外卡脖子技术，研发出全球第二款、国内唯一的内凹型大容积乳腺容积探头。用先进的压电晶体材料，微米级弧形多阵元结构，历经3年时间、数百次的样品试制以及上千次的图像验证，完成了该类型探头的技术攻关并实现量产。新月探头扫查覆盖范围广、不易漏诊、扫查效率高，内凹型设计更贴合人体曲线，患者体验更舒适。

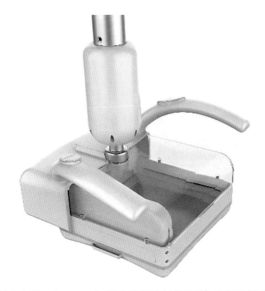

图2-117　Cygnus自动乳腺超声诊断系统"新月探头"

（2）灵境平台：灵境平台区别于常规超声平台，采用双模（平面波和聚焦波）发射相干成像技术，结合CPU+GPU双擎计算平台，实现超快速成像，64倍波束处理器，强大的数据运算处理能力，实现对二维、三维图像的深度处理，带来高穿透力、高分辨率的优质图像。满足自动乳腺超声边运动边成像的特殊需求。用全容积三维重建，配合智能算法、智能识别及智能辅助诊断等智能化技术实现全容积自动三维成像技术，助力基层大规模乳腺癌筛查，建立中国女性乳腺疾病的超声影像大数据。

（3）多模态全周期影像管理：首创的自动乳腺容积超声结合手持式超声一体化产品设计，可实现乳腺疾病的多模态诊断。通过基层筛查的阳性病例，再结合容积影像数据和手持式探头多模态诊断，可进一步作出精确诊断。对于手术患者，可以通过手持式探头进行术中监控。全乳容积数据可以更好地帮助医生进行术后患者回访以及新辅助化疗患者的疗效评估，真正做到乳腺的"筛诊监疗"全周期健康管理。

新产品新技术二：Cetus彩色多普勒超声诊断系统（图2-118）

Cetus彩色多普勒超声诊断系统采用业内高端超声系统平台、全科探头配置，多种临床新功能，满足超声科及临床科室超声检查诊断需求。

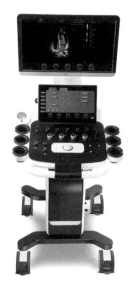

图2-118 聚融医疗Cetus彩色多普勒超声诊断系统

（1）平台技术

1）全聚焦波束成像：基于16倍多波束成像平台，系统发射接收信号以及信息的处理速度更快，获取相同数量所需时间显著降低，从而大幅度提高图像帧频对运动组织成像的捕获能力。更适用于心脏、四维及其他涉及运动组织的临床应用。

2）横向相干重构成像：在常规波束合成基础上，Hi平台的波束合成采用横向相干波束重构算法自动跟踪波前，进行相位校正，提升波束合成计算精准度。提高图像近场细节捕获能力，避免远近场横向分辨率发散，达到整场分辨率的一致性。

3）自适应成像：常规波束成像技术受制于聚焦超声远近场发散性，丢失远场能量。全聚焦波束成像分区算法可识别声场能量分布，自适应提取不同深度发射能量，大大提高了发射能量的利用率。为成像困难患者提供足够的穿透，改善焦区外图像信噪比与对比度。

4）相位血流成像：Hi平台的多波束技术使基础血流信号得到成倍的提升，可以根据血流信号不同时间信息和空间信息的变化对其相位进行成像处理，并根据当前的血流分布特征进行自适应调整，从而达到对微小血流信号敏感性的提升，有效抑制杂波、闪烁等干扰，使不同患者不同部位的血流成像效果良好。

（2）探头技术

1）Bonding Process全新粘贴工艺：国内第一家采用全新的探头粘贴工艺，通过均匀粘接压电晶体与电极之间的胶层，厚度控制在最大1μm以内。避免了传统工艺的焊接步骤，探头稳定性以及阵元间的性能一致性得到了很大的提升。

2）Triple Matching Layers三匹配层：通过三层匹配技术，更好地提高探头的灵敏度和带宽。

3）Micro Element微阵元技术：一个阵元被分为若干个子阵元，以增加探头的灵敏度和带宽。

（3）造影成像：采用编码谐波成像技术，精准获取造影微泡的谐波信号，有效提高造影成像灵敏度，准确呈现病灶灌注情况。支持双实时成像对比观察组织图及造影剂灌注图像变化。支持双计时器可对不同感兴趣阶段进行计时。

（4）3D4D成像：容积成像功能，包括3D4D成像、超声断层成像、任意剖面成像，追光灯技术等，适用胎儿面部、颅脑、骨骼、脊柱、腹部脏器等容积成像。

（5）探头抗衰减技术：聚融独家的探头抗衰减专利技术，有效提高了超声探头的抗衰减性能，避免在使用过程中超声成像质量降低。

新产品新技术三：Danus 10智能彩色多普勒超声诊断系统（图2-119）

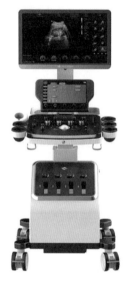

图2-119　聚融医疗Danus 10智能彩色多普勒超声诊断系统

（1）整机高度业内最低：Danus 10智能彩色多普勒超声诊断系统深入产品使用场景，采用超乎想象的紧凑设计，整机折叠后最低高度达到业界最低。可以轻松放进大部分SUV后备厢，极大方便机器日常短距离运转，适用于基层下乡体检等场景。

（2）智能化超声系统

1）指纹一键登录：自动关联用户定制化系统设置，自动加载用户定制化预设。所有预设、参数、快捷键以及其他用户习惯设置均可一键加载。

2）科室管理：管理人员可进行科室工作量、患者信息统计，方便科室管理。

3）智能模式：用户可切换至智能模式后快速选择不同图像风格，不同用户定制不同参数，每种风格可根据用户需求定制化修改。满足基层医疗机构低年资医护人员快速上手的需求，减少学习时间，提高效率。

4）一键优化：根据正在检查的组织中的实际超声信号，自动调整二维、彩色、频谱等多种成像模式的参数，使操作者能迅速得到最优化的图像。

5）快捷测量包：一键开启快捷测量包，针对不同检查部位可选择不同测量包，简化操作步骤，缩短操作时间。

6）快速患者信息采集：可通过患者身份证，快速读取患者基本信息，无须医生再手动输入，在大规模体检中可显著提高工作效率。

（3）探头抗衰减技术：聚融独家的探头抗衰减专利技术，有效提高了超声探头的抗衰减性能，避免在使用过程中超声成像质量降低。

新产品新技术四：Finus便携式彩色多普勒超声诊断系统（图2-120）

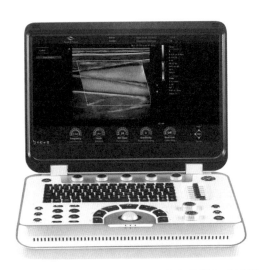

图2-120　聚融医疗Finus便携式彩色多普勒超声诊断系统

Finus便携式彩色多普勒超声诊断系统主机采用铝镁合金材质，一体化塑形，便于日常清洁消毒。整机带锂电池仅重4.75kg，小巧轻便，随拎随走。

（1）平台技术

1）全聚焦波束成像：基于16倍多波束成像平台，系统发射接收信号以及信息的处理速度更快，获取相同数量所需时间显著降低，从而大幅度提高图像帧频对运动组织成像的捕获能力。更适用于心脏、四维及其他涉及运动组织的临床应用。

2）横向相干重构成像：在常规波束合成基础上，Hi平台的波束合成采用横向相干波束重构算法自动跟踪波前，进行相位校正，提升波束合成计算精准度以提高图像近场细节捕获能力，避免远近场横向分辨率发散，达到整场分辨率的一致性。

3）自适应成像：常规波束成像技术受制于聚焦超声远近场发散性，丢失远场能量。全聚焦波束成像分区算法可识别声场能量分布，自适应提取不同深度发射能量，大大提高了发射能量的利用率。为成像困难患者提供足够的穿透，改善焦区外图像信噪比与对比度。

4）相位血流成像：Hi平台的多波束技术使基础血流信号得到成倍的提升，可以根据血流信号不同时间信息和空间信息的变化对其相位进行成像处理，并根据当前的血流分布特征进行自适应调整，从而达到对微小血流信号敏感性的提升，有效抑制杂波、闪烁等干扰，使不同患者不同部位的血流成像效果良好。

（2）探头技术

1）Bonding Process全新粘贴工艺：国内第一家采用全新的探头粘贴工艺，通过均匀粘接压电晶体与电极之间的胶层，厚度控制在最大1μm以内。避免了传统工艺的焊接步骤，探头稳定性以及阵元间的性能一致性得到了很大的提升。

2）Triple Matching Layers三匹配层：通过三层匹配技术，更好地提高探头的灵敏度和带宽。

3）Micro Element微阵元技术：一个阵元被分为若干个子阵元，以增加探头的灵敏度和带宽。

（3）OMG电磁静默技术：随着微创技术的发展，超声在介入治疗中发挥着越来越大的作用，而医生受困于射频消融手术中超声受到的强电磁干扰。聚融的OMG抗强磁干扰技术，从电源、探头、电路板及图像算法方面均提升了抗干扰能力。电源滤波解决输入电压不稳带来的干扰；探头采用通过对电磁辐射部位进行全面防护处理，有效屏蔽外部干扰；内部电路板采用航空级电磁吸波材料，直接物理过滤外部强电磁干扰；系统中，增加针对性的滤波算法，有效避免消融过程中的强电磁干扰；从超声信号发生的前端到数据处理的后端，全系统的电磁静默处理，使得超声信号免受电磁干扰，图像显示更清晰稳定，保证医生手术监控的准确性。

（4）探头抗衰减技术：聚融独家的探头抗衰减专利技术，有效提高了超声探头的抗衰减性能，避免在使用过程中超声成像质量降低。

3．GE医疗

2023年，GE医疗在第六届CIIE上展示了LOGIQ™ E20科研型全身超声、心血管超声Vivid™ E95北极光、Vscan Air™手持超声等多款超声设备。

新产品新技术一：LOGIQ™ E20科研型全身超声（图2-121）

LOGIQ™ E20使用软波束形成器为核心技术的软波束成像平台，即GE专利的cSound™全"芯"平台，从探头发射到图像显示仅需要两个环节，突破了传统的硬件波束成像技术的三大瓶颈，具有更高的信息量、更高的分辨力、更高的帧频。不仅如此，基于cSound™全"芯"平台的血流、弹性以及造影、导航的质量和精准度也相应大幅提升，同时使如成衰减成像、次谐波定量等科研功能得以实现。cSound™3.0全"芯"平台使用新一代的芯片和算

法，运算速度更快，运算能力更强。真正使超声成像与计算机技术结合，具有更快的迭代
速度。

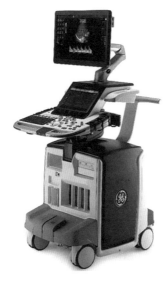

图2-121　GE医疗LOGIQ™ E20科研型全身超声

（1）TCI动态空间聚焦技术：基于cSound™全"芯"平台，可实现全域像素聚焦，支持
所有探头。在获得最佳的空间分辨率、对比分辨率、图像均度的同时不降低帧频，可同时兼
顾空间分辨率及时间分辨率（图2-122）。

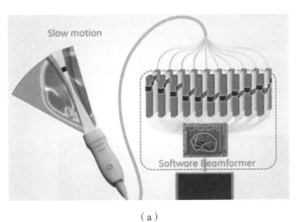

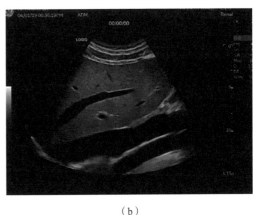

（a）　　　　　　　　　　　　　　　　　　　　　（b）

图2-122　LOGIQ™ E20科研型全身超声图像

（2）ACE智能像素优化技术：基于cSound™全"芯"平台，智能去除噪声，增强真实解
剖结构，自动获得更佳的对比分辨率，同时不降低帧频，从而明显提升图像质量。支持所有
探头和模式。

1）Advanced SRI高级斑点噪声抑制：创新算法降低噪声、提高信噪比，增强组织边界，可用于二维、灰阶血流及超声造影。

2）XD Clear超高频面阵冰晶探头：涵盖单晶体，声能放大，冷堆温控技术于一身，保证图像分辨率的同时也提升了穿透力，延长探头使用寿命。最新推出的新成员，冰晶面阵超高频探头ML4-20更是四大技术加持，在冰晶技术上，还增加了面阵切割工艺，将浅表器官成像推向了新的高度。从美丽615到魅力420，技术再提升，图像品质再升级，同时支持应变弹性、剪切波、造影、导航等多个临床高级功能。

（3）复合剪切波弹性：GE复合剪切波成像是GE医疗与美国梅奥中心合作研发的剪切波弹性技术，运用其特色的梳状波激励脉冲技术，结合定向滤波技术及剪切波加权精准计算，提高测量重复性，使剪切波弹性数值更精准（图2-123）。

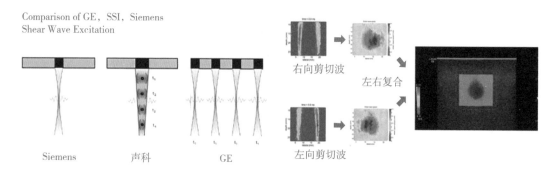

图2-123　复合剪切波

与单点式相比，二维剪切波弹性成像除了可以测量ROI区的平均硬度（单位：m/s或kPa），还能通过彩色更直观显示ROI的空间硬度分布，有利于快速识别病灶最硬区域并定量，以及和周围组织硬度对比（图2-124）。并且可以通过图像的色彩充填程度评估成像质量，十分方便。全"芯"cSound™平台上剪切波定量数据也更加丰富。

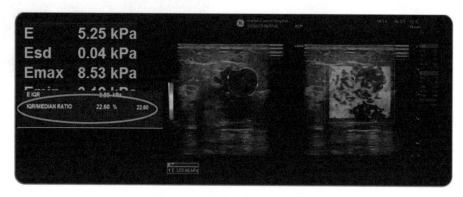

图2-124　二维剪切波弹性成像

新产品新技术二：心血管超声Vivid™ E95北极光（图2-125）

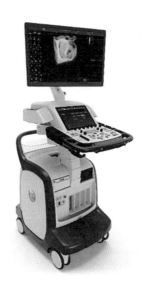

图2-125　GE医疗心血管超声Vivid™ E95北极光

随着瓣膜病、房颤、先心病等疾病的治疗朝微创方向发展，GE医疗已在心脏的多影像融合及介入治疗方面进行了技术的革新和经验的积累。Vivid™ E95作为GE旗舰心血管超声产品，基于最新一代cSound平台，具备优异的心脏图像质量和全面的心功能定量诊断工具。针对目前日益凸显的人口老龄化而导致的心血管疾病提供了完整的临床解决方案。其中以基于人工智能的AFI3.0-自动心肌功能成像和Vmax超高帧频四维超声心动图两大技术作为其行业内的标杆。

（1）基于人工智能的AFI3.0：该工具基于斑点追踪技术，可对左心室的整体以及每个节段的应变包括心肌做功的情况进行精确评价，用于早期、敏感、准确地诊断心肌功能异常，从而避免了临床仅通过EF值评价患者心功能不够准确而导致错过最佳的治疗时机的局限性。该技术能更好地协助临床对心功能的异常改变进行早期干预，也能对治疗效果进行更精确的监测。AFI3.0可广泛用于心功能收缩的各类疾病，包括冠心病、高血压性心脏病、肿瘤性心脏病、瓣膜病、糖尿病性心脏病等。此外，该技术通过和人工智能的结合，可快速、简单地进行心功能评价，也避免了超声过度依赖于操作者的主观经验（图2-126）。

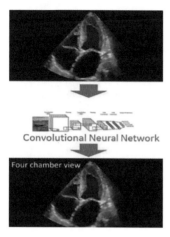

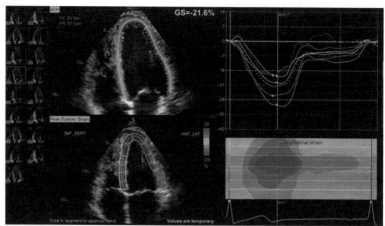

图2-126　Vivid™ E95基于人工智能的AFI3.0

（2）Vmax超高帧频四维超声心动图技术。Vivid™ E95可实现经胸的成人、小儿以及食管的四维超声心动图成像（图2-127）。该技术通过智能化的操作流程获取心脏各腔室以及瓣膜的四维影像，结合全面的瓣膜、心腔定量工具，为临床对先心病、瓣膜病等瓣膜手术进行精准化的术前方案确定、可靠的术中引导以及准确的即刻的术后评价提供了极有价值的影像证据。此外，该技术还可以和CT数据进行融合，同时发挥各类影像技术的优势，为精准医学治疗提供可靠的保证。

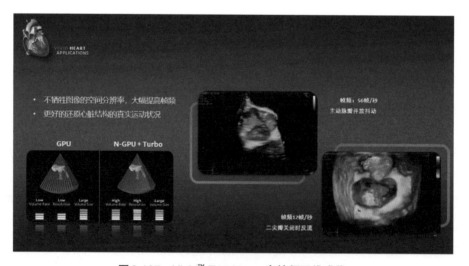

图2-127　Vivid™ E95 Vmax高帧频四维成像

新产品新技术三：Vscan Air™手持超声（图2-128）

Vscan Air™是手机APP支持的掌上无线超声，可实现解剖结构和流体的超声成像和诊断，便于医生为患者随时随地进行超声检查，可将专业的超声影像检查拓展到更多临床场景，如急救车、急诊、心内科等，更可助力在地震等灾害发生时的紧急医疗救治场景。

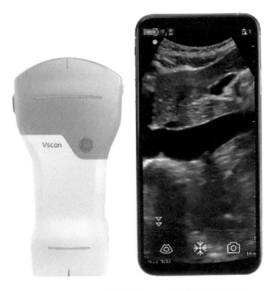

图2-128　GE医疗Vscan Air™手持超声

（1）探头技术方面：Vscan Air™的双面探头频率变得更宽，对于腹部、心脏等深层组织的穿透力更强，同时对于浅表组织的分辨率更高了，图像更加清晰真实。

（2）功能方面：Vscan Air™具备彩色多普勒和频谱多普勒功能，可对患者的血流进行观察，对血流速度进行精准测量；还具备很多高级功能，比如自动左心室射血分数测量，适合急重症临床医生进行患者快速的心肌收缩功能的评估。

Vscan Air™最具突破性的创新之一是其可以通过移动端APP连接手机、平板电脑等显示终端，打破以往临床应用场景的边界，让专业便携的超声设备可以应用在更多的地方，比如在急救车上，在常规医生查房时，医生都可以直接连接手机对患者进行检查；对于走进社区为老人进行常规检查的基层医生、家庭医生而言，Vscan Air™更是随时随地可以使用的掌上利器。

4. 飞利浦医疗

新产品新技术一：超声国造EPIQ CVx Evolution 2.0

飞利浦超声国造EPIQ CVx Evolution 2.0共有3款产品，分别为国造EPIQ CVx、国造EPIQ CVx Plus和国造EPIQ CVx EXP，配备行业最全面的纯净波矩阵探头群，第二代心腔镜家族TrueVue Plus及AITT人工智能定量技术，可展示出更为逼真的心脏三维图像，提供更全面、智能、权威的心脏定量解决方案，精准协助临床医生诊疗各类心血管疾病，覆盖疾病诊断、治疗到患者预后随访全流程，实现各类医疗场景下快速诊断的需求。2023年底，飞利浦医疗国造EPIQ CVx Evolution 2.0正式发布，标志着飞利浦顶级心血管超声产品完成了最后的国产化进程。

（1）心血管专用OLED显示器：搭配新一代心血管专用OLED显示器，超大广角、高对比度、宽色域使心血管图像显示更清晰。

（2）人机工程学设计、心血管专用工作流：可为医生提供方便快捷的操作体验，同时提高了诊疗速率。

（3）nSIGHT Plus天玑+平台结合纯净波+xMATRIX探头技术：可以提供更优异的图像质量，更丰富全面的诊断信息，即使面对困难患者，也能极大地增加医生的诊断信心。

（4）儿童探头家族X7-2+S9-2：全面的儿童探头家族X7-2+S9-2为儿童心血管检查提供经胸、经食管的全面解决方案。

（5）TrueVue Plus第二代心腔镜家族：全新的TrueVue Plus第二代心腔镜家族独有的光影显示模式和心脏结构铸型化显示，提供更多的诊断信息，帮助更直观清晰显示心脏三维结构。

（6）第二代矩阵3DTEE探头：针对目前临床热点"二尖瓣缘对缘修复术及左心耳封堵术"（LAAC），CVx搭载的第二代矩阵3DTEE探头及先进的三维图像处理技术，为临床提供更加直观可靠的图像，让术者和超声医生进行快速有效的沟通（图2-129）。

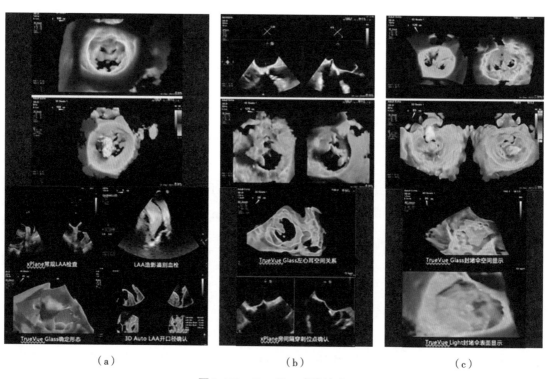

（a） （b） （c）

图2-129　TrueVue成像技术

注：（a）术前：多功能精准鉴别与定量；TEE Contrast精准血栓鉴别，TrueVue Glass左心耳形态评估，3D Auto LAA左心耳开口径准确测量。（b）术中：高分辨率实时引导，TrueVue Glass左心耳空间毗邻显示，xPlane多平面精准引导。（c）术后：高分辨率即刻显示，TrueVue封堵伞位置、形态，显示金标准血流即刻评估。

（7）实时同步介入导航：飞利浦全球首发的心脏介入实时导航EchoNavigator与DSA整合，可实时同步介入导航，进行真实图像方位立体导航，最大限度减少医患双方放射线的暴露，增强介入与超声两个平台的结合，为心脏介入治疗保驾护航（图2-130）。同时，心脏介入实时导航（EchoNavigator）为X线和实时经食道三维超声心动图（Live 3D TEE）之间的实时融合导航提供了自动配准和跟踪，所有步骤一键智能化自动匹配完成。

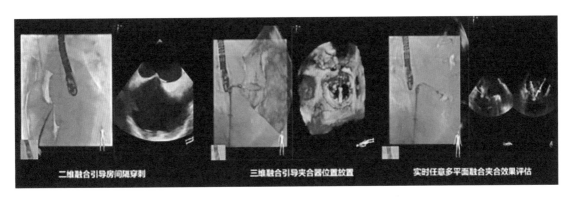

图2-130　EchoNavigator心脏介入实时导航

（8）AITT心脏智能定量技术：在心脏功能评估方面，Philips与TomTec强强联合推出的AITT心脏智能定量技术，结合人工智能处理器，为临床带来简便、快捷、权威的心脏定量新体验，3D Auto MV、3D Auto LAA全自动化的3D Auto RV、Dynamic HeartModel、AutoStrain LV/LA/RV使心脏定量从科研真正进入临床常规应用。

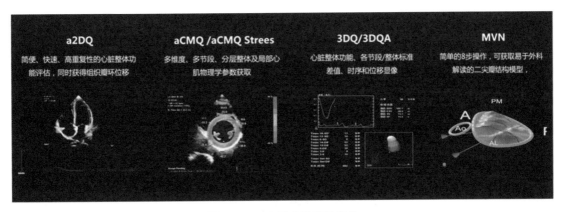

图2-131　心脏功能定量评估

（9）联合影像诊断技术：EPIQ系统可以直接导入多种格式的图像，可以无须任何外部软件从Philips CVx上调取以前的多种格式图像和超声进行对比研究。使用Philips CVx查询检索并查看多模态DICOM图像，如CT、核医学、MRI、X线和超声。可轻松地比较过去和当前的检查，而无须使用外部读片工作站，甚至可实时浏览这些多模态图像。

新产品新技术二：EPIQ Elite超声系统（图2-132）

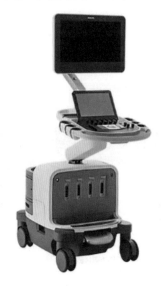

图2-132　飞利浦医疗EPIQ Elite超声系统

EPIQ Elite具有新型24英寸HD MAX显示屏，可以带来超声可视化体验，该产品还具有新型PureWave和xMATRIX传感器。2023年9月，飞利浦医疗宣布其EPIQ Elite超声系统添加了可提供超分辨率的增强超声造影（CEUS）应用。

（1）飞利浦医疗EPIQ Elite搭载的业内首创浅表矩阵探头XL14-3，能实现多种成像技术。

1）纤薄层面成像技术：利用独特的探头切割工艺，实现单层阵元发射和接收超声信号，减少超声成像的部分容积效应，达到组织成像更加清晰、真实的效果。

2）实时任意多平面成像：突破传统一支探头一个平面成像的局限，实现在超声诊断、测量及介入引导等多个诊治领域的新突破（图2-133），实现实时正交双平面图像显示，提高诊治的精准度、安全性和便捷性。

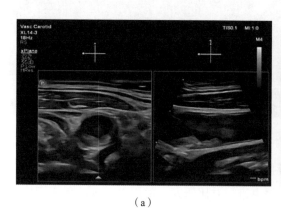
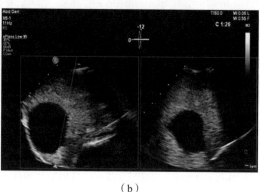

（a）　　　　　　　　　　　　　　　　　　　　（b）

图2-133　EPIQ Elite超声系统的应用
注：（a）二维诊断应用；（b）超声造影诊断应用。

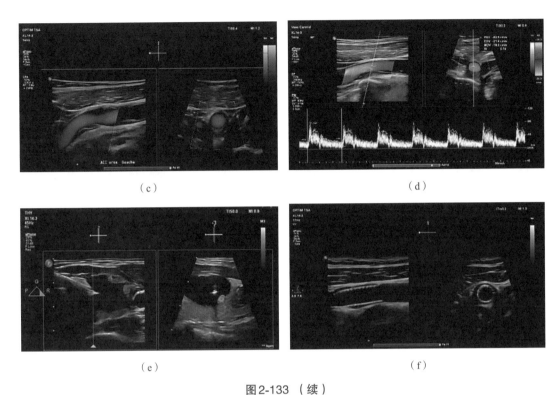

图2-133 （续）

注：（c）彩色多普勒诊断应用；（d）频谱多普勒测量应用；（e）介入引导应用；（f）术后疗效评估应用。

3）矩阵实时容积成像：突破传统的机器容积探头的帧频极限，呈现高帧频图像显示，达到实时的立体超声成像。真实还原组织解剖结构，助力精准诊断及鉴别诊断（图2-134）。

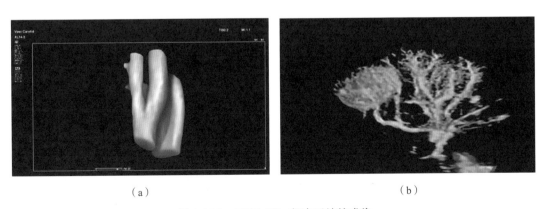

图2-134　EPIQ Elite超声系统的成像

注：（a）血管减影矩阵成像；（b）矩阵造影成像。

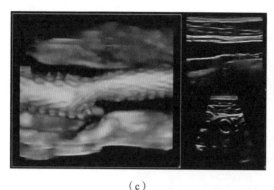

（c）

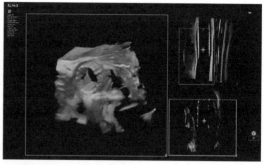

（d）

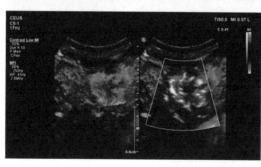

（e）

图2-134 （续）

注：（c）血管支架矩阵成像（长轴）；（d）血管支架矩阵成像（短轴）；（e）下肢静脉血栓矩阵全景成像。

（2）双微造影模式：通过交替进行MFI和CEUS数据采集来实现的，但与常规MFI相比传输脉冲幅度更低，以达到对造影剂微泡破坏最小。通常，CEUS-MFI的MI不大于0.1，这与CEUS使用的MI相似。对肿瘤的良恶性鉴别诊断具有较高的临床及科研价值，也可以指导穿刺活检进针部位和手术治疗方案等。在明确肿瘤造影组织微灌注的同时显示肿瘤内部血管分布、血流特征等信息，而且不受造影时相限制（图2-135）。

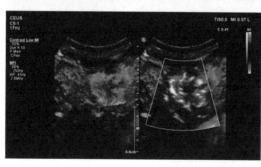

（a）

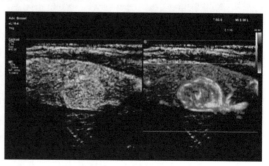

（b）

图2-135 EPIQ Elite超声系统的造影图像

注：（a）肝脏双微造影图像；（b）甲状腺双微造影图像。

（3）腹主动脉瘤模型：通过矩阵探头采集腹主动脉瘤容积数据，对容积数据进行建模处理，通过人工智能辅助识别腹主动脉瘤的结构，进行数据分析并计算出结果，有利于腹主动脉瘤的分型诊断和术后疗效评估、随访及跟踪观察（图2-136）。自动建模，可利用辅助工具进行腹主动脉瘤的模型矫正，与传统二维超声相比测量数据更精准，测量重复性更好，人为差异更小。

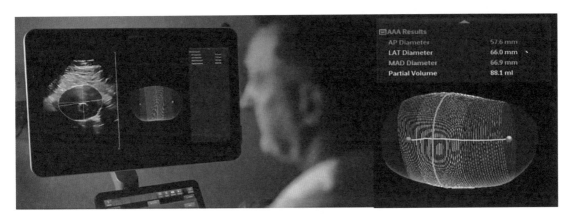

图2-136 腹主动脉瘤模型功能

（4）肿瘤轮廓勾画：半自动轮廓描画工具，允许用户在CT、MR和超声图像中勾勒3D轮廓，如病灶、结构和其他关注区的轮廓，描画对象的选取完全由医生完成。该功能旨在帮助用户在介入前进行病变、结构和其他感兴趣区域的规划。基于交互式3D分割算法，用户放置每个控制点时，该算法跟随由用户在3D图像上所做的轨迹球运动并生成的3D轮廓。可添加更多控制点以调整3D轮廓，直至最终的3D轮廓与描画对象的边界匹配。显示肿瘤与血管的相对位置关系，不同颜色显示肿瘤区域、安全边界区域、消融手术计划区域及残留区域的立体信息、关系，达到可视化的手术计划方案，同时可于重要脏器结构进行标识提醒，保障手术安全可靠。

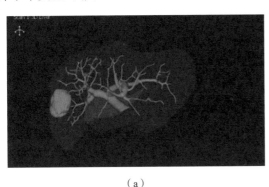
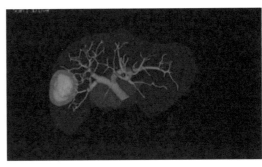

（a）   （b）

图2-137 肿瘤轮廓勾画

注：（a）显示肿瘤立体轮廓；（b）显示肿瘤安全边界范围立体数据。

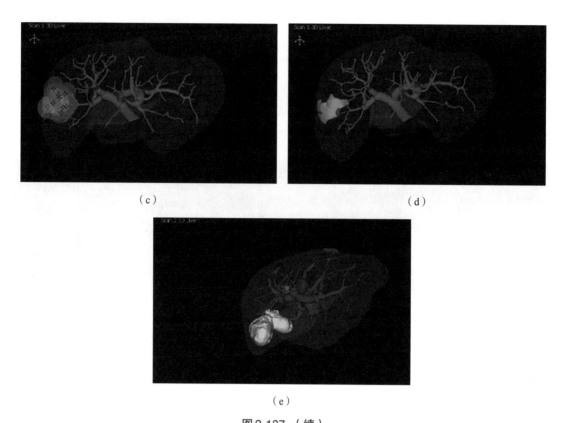

（e）

图 2-137 （续）

注：（c）显示手术计划立体关系；（d）显示残留病灶立体数据；（e）标记胆囊立体数据。

新产品新技术三：Lumify 便携式超声（图 2-138）

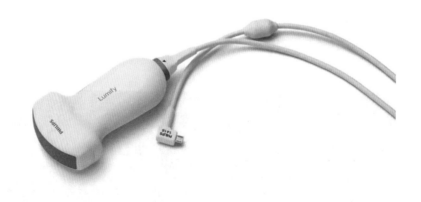

图 2-138 飞利浦 Lumify 便携式超声

2023年底，飞利浦宣布其超声波技术获得比尔及梅琳达·盖茨基金会（Bill & Melinda Gates Foundation）的第二轮资助，用于加速推动全球的飞利浦Lumify手持式超声系统采用

AI算法。新的AI算法使得Lumify成为首款辅助非专业人员的商业化即时超声设备。升级后的Lumify超声系统通过自动执行图像采集或图形解释来进行全面的产检，从而提高妊娠早期超声检查的质量。Lumify由一个探头和一个APP组成，该产品突破传统技术，通过"探头即超声"的简便应用，可以与手机、平板等设备连接，提供与传统超声相比不妥协的清晰图像，为精准诊断提供依据。

飞利浦超声创新有三个非常重要的关键词。

第一，Intelligent，智能。飞利浦超声设备，都是基于智能平台所做的研发。

第二，Definitive，决定性的。图像必须具有一个决定性的权威的判断，给临床提供精准的判断。

第三，Everywhere，无处不在。希望超声能够提供一个更广泛的应用场景。

Lumify几乎具备数字化医疗所有特点：该设备可为患者提供即时服务，提高诊断效率，不受时空限制提供医护帮助。Lumify由一个探头和一个APP组成，用户只需将探头与安装了APP的手机或平板电脑相连接，就可以开始进行超声检查。Lumifv5G远程超声解决方案，凭借Lumify的小体积、优质高清图像和5G远程技术，能实现及时的远程指导和数据的无缝传输（图2-139）。专业远程指导：实时远程互联，帮助在外的医生（院外随访/急救车/救灾现场）获得及时的专业指导；日常数据/图像传输：院外/院内床旁扫查图像及数据的实时传输，临床应用及机器使用/维护。

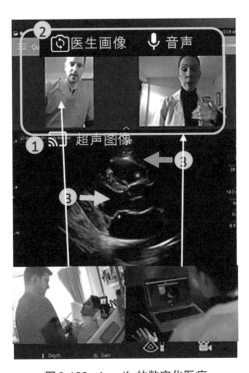

图2-139　Lumify的数字化医疗

Lumify通过提供不同种类的探头，扩大了超声检查范围，可用于腹部、心脏、产科/妇科检查和FAST（创伤重点超声评估）检查，同时具备同大型设备同等的2D和彩色的高图像质量（图2-140）。这对于医疗检查和评估是决定性的。心脏检查中，彩色多普勒具有较高的灵敏度和时间分辨率，精准定量评估血流动力学，对于心力衰竭评估至关重要。那么对于肺部的评估，对初学者来说，通过扫描肺部来判断和计数B线是相当困难的，这时候Lumify内置的"B线计数"可轻松帮助获得诊断。

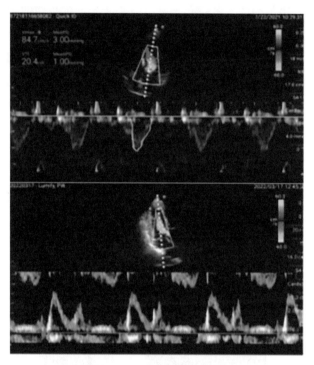

图2-140　Lumify超声检查

从灾难、战地、急救各场景，上天、入海到抢救室，Lumify都能灵活应用（图2-141）。有了Lumify，助产士可以上门为高危孕妇提供超声检查，免去孕妇出门的不便；医生只需带上一只背包，就能完成偏远地区患者的检查；急救员在事故现场就能诊断伤员。Lumify探头是由手机或者平板进行供电，运行速度快，待机时间长，特别是在野战、抗震救灾和边远山区的时候，飞利浦Lumify这样的优势能够非常好地体现出来。

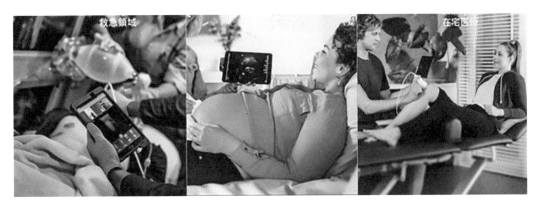

图2-141　Lumify多场景应用

Lumify的应用是真正意义的打破医疗关护场所时空上的局限性，在"健康关护全程"中，促进院前急救、院内和院外连接，并为分级诊疗大背景下，与远程医疗结合，为基层、县域以及边远地区等提供诊断支持。

（七）医用内窥镜

1．新华医疗

新产品新技术：全焦段自动聚焦4K荧光医用内窥镜摄像系统（图2-142）

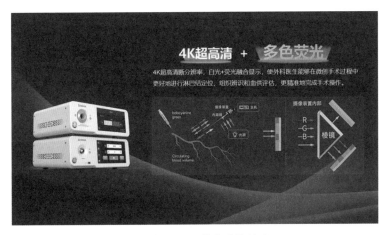

图2-142　4K+荧光成像技术

全焦段自动聚焦4K荧光内窥镜摄像系统是一款用于微创内窥镜手术的成像设备，集4K超高清、荧光、自动变焦、人工智能多功能于一体，图像更清晰，组织辨别更分明，操作更便捷、更智能。该产品在医疗机构的手术室中使用，适用于在微创内窥镜手术中提供实时的可见光影像及近红外荧光影像。

（1）功能特点

1）ICG近红外荧光技术：4K超高清晰分辨率，白光＋荧光融合显示（图2-143），使外科医生能够在微创手术过程中更好地进行淋巴结定位，组织辨识和血供评估，更精准地完成手术操作。

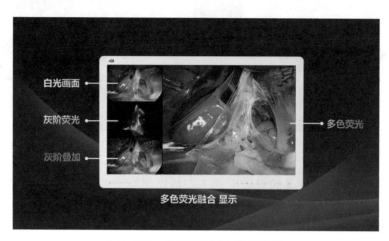

图2-143 多色荧光融合显示技术

2）VAF全焦段自动聚焦技术：VAF全焦段自动聚焦摄像头，内置光学变焦模组，光学无极放大，支持F14-F32mm全焦段一键自动聚焦，满足全景、中景、近景不同的科室焦段需求，不损失任何细节，解决了MF手动调焦摄像头调焦麻烦、效率低的问题，克服了AF定焦自动聚焦摄像头适用科室单一的问题（图2-144）。

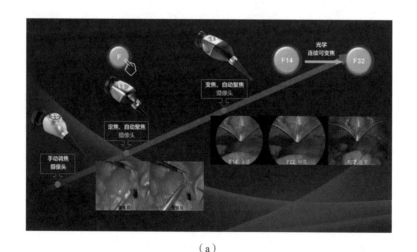

（a）

图2-144 VAF全焦段自动聚焦技术
注：（a）摄像头聚焦技术的发展。

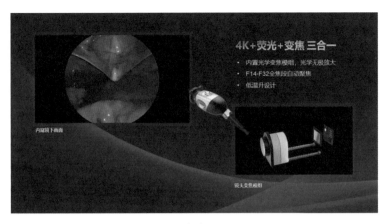

（b）

图2-144 （续）

注：（b）VAF全焦段自动聚焦摄像头。

3）AI人工智能技术：摄像系统融入AI视觉算法，通过机器视觉、深度学习，实现对目标组织的识别与跟踪，帮助医生提高手术精度、规避手术风险（图2-145）。另外，嵌入语音智能控制模块，使操作者可以非接触式调节设备参数，更加便利。

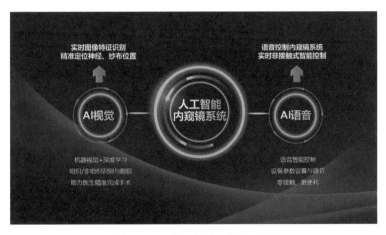

图2-145 人工智能+摄像系统

（2）临床诊疗重大意义：对于内窥镜摄像系统而言，图像不够清晰、组织识辨不准确、设备操作太复杂烦琐是临床主要痛点。全焦段自动聚焦4K荧光内窥镜摄像系统采用4K超高清技术，与目前医院普及的HD摄像系统相比，图像更清晰、颜色更富真实，能够看到肉眼看不到的微细血管和筋膜组织，让医生更容易辨别规避风险、精准切割、减轻损伤；再加上荧光融合成像，可以看清埋伏在组织下的肿瘤组织边界，让医生切割肿瘤时定位更准确、切割更干净。另外，自动聚焦技术、AI人工智能技术使操作更加自动化、智能化（靶向组织定位跟踪、手术指导、语音智能控制），便利的操作不仅提高了手术效率，还能让医生更加专注于手术，进一步降低手术风险和术者劳动度。

（3）代表的技术方向和技术先进性：内窥镜摄像系统按照分辨率分为HD普清（已淘汰）、FHD全高清（最普及）、4K超高清（发展），按照成像特点分为白光（最普及）、白光+荧光融合（发展），按照摄像头聚焦技术分为MF手动调焦（最普及）、AF定焦自动聚焦（刚发展）、VAF变焦自动聚焦（全球首创）。新华医疗的全焦段自动聚焦4K荧光内窥镜摄像系统，采用4K白光+荧光+VAF聚焦多项先进技术于一体，同时融入了AI人工智能技术（核心算法），符合产品技术发展方向，均代表目前世界最先进技术，并且VAF变焦自动聚焦技术代表全球最先进水平。

2．奥林巴斯

新产品新技术一：EVIS X1内窥镜系统（图2-146）

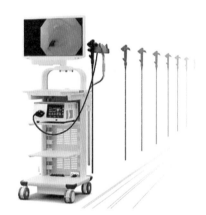 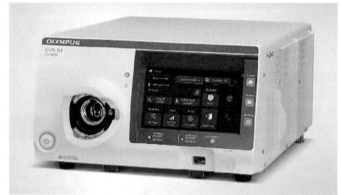

图2-146　奥林巴斯EVIS X1内窥镜系统

2023年5月，奥林巴斯新款EVIS X1内窥镜系统已获美国FDA许可，EVIS X1的图像处理装置CV-1500已于2023年8月24日获得国家药监局批准，EVIS X1带来了一系列的全新易用的技术。

（1）搭载5色LED光源的一体化图像处理装置：将LED光源和图像处理装置集成，奥林巴斯开发了新一代的图像处理装置。

（2）广泛的兼容性：CV-1500可以兼容不同类型的内镜，以此提供种类繁多的内镜功能。

（3）特殊光观察：除了常规白光观察、窄带成像观察（NBI）和自体荧光成像观察（AFI），CV-1500提供了其他三个特殊光观察，来提高诊断和治疗能力：TXI（构造与色彩强调成像）联合强调了黏膜表面的结构、色调和亮度；RDI（双红光成像）提高了深层血管和出血点的可视性；BAI-MAC（保持对比度的亮度调节成像）可以提高较暗部分的亮度。

1）TXI——全新发现，强调成像：早期发现对于预防癌症和降低死亡率至关重要，然而，癌前病变往往很小，很容易被忽视。TXI技术通过对白光的色调、构造、亮度的联合强调，提高潜在可疑病变的可见性，其中包括炎症、扁平或凹陷性病变（图2-147）。通过提高潜在病变的可见性，TXI旨在提高病变发现率。

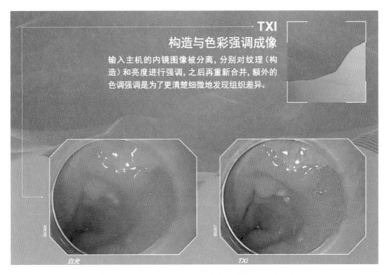

图2-147　EVIS X1内窥镜系统TXI技术

2）NBI——窄带成像，精准诊疗：准确的光学诊断对于评估病变非常重要，可以评估潜在的病理学结果、病变范围，从而指导治疗策略和患者的随访时间。NBI是功能强大且广泛使用的光学技术，可以对消化道主要适应证进行可靠的光学诊断（图2-148）。NBI支持的有效的病变管理策略包括上消化道的靶向活检，更容易决策适合的内镜切除治疗策略，潜在地减少对低风险病变进行组织病理学评估（例如切除和丢弃策略下的结直肠小息肉）。

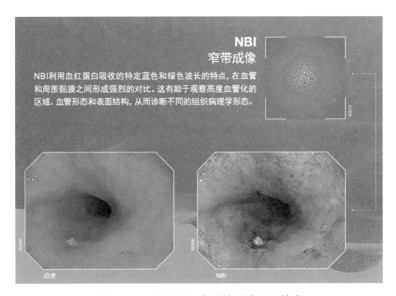

图2-148　EVIS X1内窥镜系统NBI技术

3）RDI——双红成像，安全守护内镜诊疗：消化道出血是一项严峻的挑战，死亡率高达5%～15%，治疗成本也很高，因此，预防并发症至关重要。RDI有助于提高深层血管和出血源的可见性（图2-149）。RDI是为了方便、快速、准确地识别和定位出血部位而开发的，它可以帮助进行更快、更可靠的止血，目的是减轻医生的压力。

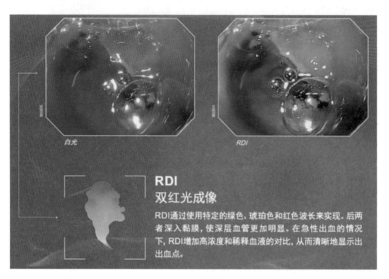

图2-149　EVIS X1内窥镜系统RDI双红成像

（4）直观易用的功能：一触式接头，快速轻松连接，无须调整白平衡，操作简化，目的是简化工作流程，缩短内镜检查时间。触控面板方便直观操作预冻结、MyCV模式等便捷功能，提供友好的工作环境。LED灯泡可以持续使用数年而不需要更换，因此减少了停机时间。

（5）具有广泛兼容性的统一平台：EVIS X1将先进的技术、经验和创新整合到一个内镜系统中，实现一机通用。

新产品新技术二：GIF-H290T电子上消化道内窥镜（图2-150）

上消化道癌症是严重威胁我国人民生命健康的重大威胁之一。相对于进展期癌症患者的低生存率，早期癌症患者预后较好，5年生存率可达90%以上。而内镜下切除术（ESD、EMR）已成为无淋巴结转移风险的早期胃癌患者的首选治疗方式。近年来，随着早期检出率的不断提升，临床上对于内镜下切除术的开展日益增多，这带来了新的临床需求。一方面，大型内镜中心开展内镜下切除术的数量增多，内镜医师的工作量加重，他们希望在保证治疗效果的前提下提高治疗效率。另一方面，很多内镜医师开始尝试开展内镜下切除术，由于手术技术难度较高，存在一定的出血风险，他们希望能够更加安全地进行治疗。在这一背景下，奥林巴斯于2023年推出了新一代上消化道治疗内镜GIF-H290T。

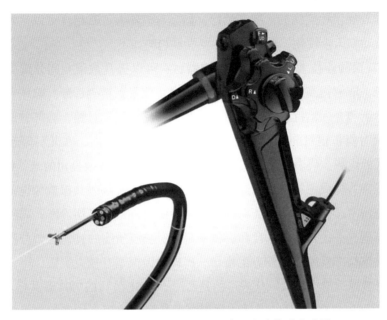

图2-150　奥林巴斯GIF-H290T电子上消化道内窥镜

相较于上一代产品，GIF-H290T具备了以下新特点。

（1）提高接近病变的能力，进而提高内镜下的治疗效率：GIF-H290T的向下弯曲角度为120°，提高了在食管、十二指肠等狭窄区域进行正向切除的性能。向上打角度时左右的摆动幅度大，提高了对于贲门、胃角等需要反转切除的部位的治疗性能。

（2）更加安全的出血管控：搭配CV-1500的RDI功能，在治疗时可以更好地进行预止血，出血时更快找到出血点。GIF-H290T调整了副送水口的位置，送水点接近治疗器材，这有利于快速冲去血污。

（3）HD画质为治疗提供清晰视野：可提供HD图像，使治疗更加精准。

GIF-H290T很好地满足了当下的临床需求，被期待于更好地服务于广大内镜医师与患者，助力中国消化道癌症诊疗事业的发展。

三、未来发展趋势

高端医学影像设备发展趋势，主要为"精""快""多""准"。"精"，体现在常用设备越来越精细化，如光子CT，其空间分辨率可以达到100微米左右，7T MRI的空间分率可以达到亚毫米级，能帮助临床更好地进行精准诊断。"快"，主要是扫描速度越来越快，磁共振通过压缩感知、并行成像、AI等新技术极大提升了扫描速度，同时保持原有的图像质量，甚至空间质量。"多"，是指多种检查手段不断出现，人工智能应用领域不断扩展，从简单的血管机介入手术到超声引导下进行介入治疗，极大地拓展了临床诊断和治疗的范畴。"准"，是指可以更加准确地开展多种疾病的诊断和治疗，如介入机器人，其精度可以达到亚毫米级或者毫米级，全面推动临床个性化、精准化。主要发展趋势如下。

一是光子CT探测器技术。半导体新探测器材料可以提升数倍空间分辨率，直接读取不同能级光子信息，能够提高对微小病变的检查精度，探索更精确诊断。临床实践证明，该技术对乳腺肿瘤诊断和介入治疗有突出价值，同时可广泛应用于骨骼、肺部、冠状动脉和其他影像学检查，同时能将辐射剂量水平控制在现有CT的30%左右，在儿科等超低剂量检查领域具有不可替代的优势。代表产品是飞利浦、西门子、GE和佳能公司的光子技术CT。

二是超高场磁共振成像技术。国际上，已经将7.0T超高场磁共振成像设备应用于临床诊断，通过超高分辨率、信噪比图像能对神经退行性疾病进行超早期诊断；同时能将多发性硬化的检出率提高近50%；其代谢平台和多核平台能对脑胶质瘤的良恶性、分型和预后预判做出准确诊断，临床精准诊断、治疗方案指导、病理病因探索有较大突破，可对脑部进行解剖学、代谢及能量成像，潜力较大。代表产品是西门子、GE公司的7.0T磁共振。

三是国际领先PET/CT产品，通过改进探测器性能（使用高性能闪烁晶体和优质SiPM、超大矩阵高清成像技术以及广域高清探测器技术）提高空间分辨率（＜2mm），得到超高清晰度图像、超高灵敏和提高分子影像诊断效能；进一步提高TOF时间分辨率（达到100ps甚至更小的量级）；增加轴向视野（106cm，超大视野一次成像），15秒可完成全身扫描，大幅提升患者检查体验、降低受检者用药剂量和科室诊疗效率，进一步指导癌症精准治疗并推动学科发展；除在常规临床应用（如肿瘤、心脏和神经系统疾病）有跨越性提升外，还可满足老年痴呆、分子生物学、医学遗传学、免疫学、流行病学研究等，对肿瘤疑难重症诊断有突出效果。代表产品有西门子公司的Biograph Vision和Biograph Quadra。

四是国际领先PET/MR产品通过冻结生理运动带来的伪影，成像运动自校正，使图像清晰度大幅提升，病灶定位更精确，图像精准融合，早期骨骼、软组织等小病变检出率提高。

第二节　放射治疗领域

一、市场概述

（一）整体情况

按照国家药监局《医疗器械分类目录》，放射治疗设备具体分为医用电子加速器、医用轻离子治疗系统、医用X射线治疗设备、伽马射束远距离治疗机等六大类。本书中放射治疗设备主要包括质子重离子放射治疗系统、螺旋断层放射治疗系统、X射线立体定向放射外科治疗系统（含Cyberknife）、伽马射线立体定向放射治疗系统、医用电子直线加速器和其他设备（如近距离后装治疗设备、放射性粒籽植入治疗系统）等（图2-151）。

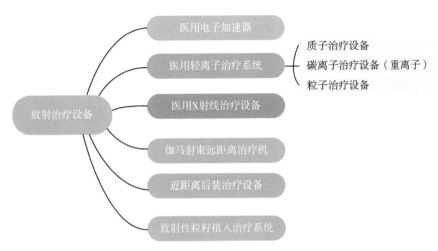

图2-151　放射治疗设备分类

2023年国内放射治疗领域设备（本书涵盖的放射治疗设备，下同）市场规模达到139.68亿元，较2022年增加24亿元左右，增长率为21.06%。2019—2023年国内放射治疗领域设备市场规模复合增速达到36.9%（图2-152）。

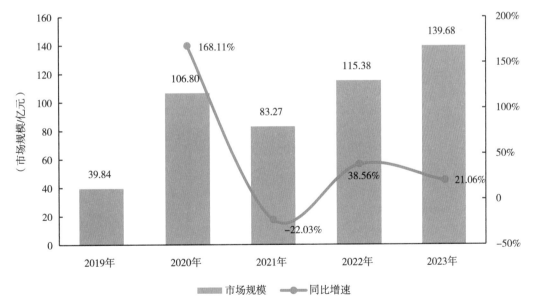

图2-152　2019—2023年国内放射治疗领域设备市场规模及同比增速
数据来源：医装数胜基于公开招投标数据、上市企业及细分领域境内营收等数据推算。

从注册人企业来看，截至2023年底，国内放射治疗设备注册人企业数量40家，其中民族自主品牌注册人企业30家，占75%。2019—2023年国内民族自主品牌注册人企业数量复合增速为4.7%（图2-153）。

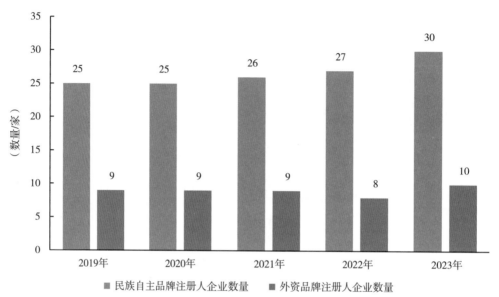

图2-153　2019—2023年国内放射治疗领域注册人企业数量（有效存量）
数据来源：国家及省（自治区、直辖市）药监局，医装数胜整理。

从首次注册来看，2023年，国内放射治疗设备首次注册的Ⅱ类和Ⅲ类产品数量为9件，其中医用电子加速器数量居多。2023年"准"字（境内生产的医疗器械）产品数量共7件，占比77.8%（图2-154）。

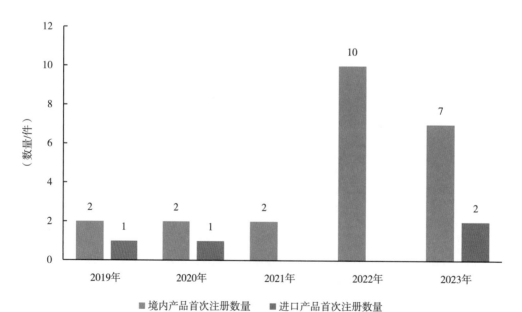

图2-154　2019—2023年国内放射治疗领域产品首次注册数量
数据来源：国家及省（自治区、直辖市）药监局，医装数胜整理。

（二）细分市场

从放射治疗领域细分产品来看，近五年，国内医用电子加速器持续占据大部分市场份额，市场规模占比维持在95%及以上；伽马射束远距离治疗机市场规模占比维持在2%左右（图2-155）。

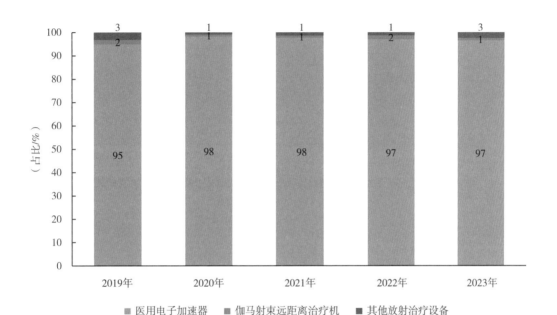

图2-155　2019—2023年国内放射治疗领域细分产品公开市场规模占比分布
数据来源：公开招投标数据，医装数胜整理。

1. 医用电子加速器

根据最新数据统计，2019—2023年有销售记录的医用电子加速器品牌中，国内民族自主和外资品牌数量均为11个（图2-156）。

2023年，国内民族自主品牌医用电子加速器市场占有率为15.78%，较2022年增加4.96%，外资品牌医用电子加速器市场占有率达到84.22%（图2-157）。

从国内各品牌医用电子加速器销售金额市场占有率来看，2023年瓦里安市场占有率最高，达到40%以上，较2022年增加9.62%。其次为医科达、安科锐和联影医疗，市场占有率均超10%，其中联影医疗和医科达市场占有率分别较2022年增加3.85%、0.59%，安科锐市场占有率减少15.82%（表2-17）。

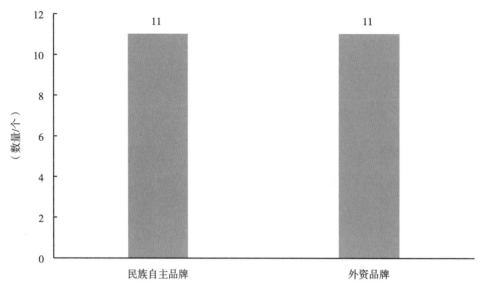

图2-156　2019—2023年国内民族自主品牌和外资品牌医用电子加速器数量
数据来源：医装数胜整理。

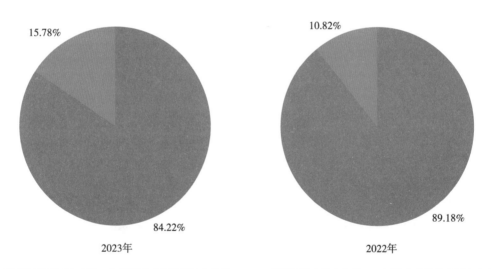

图2-157　2023年和2022年国内民族自主品牌和外资品牌医用电子加速器市场占有率
数据来源：公开招投标数据，医装数胜整理。

表2-17 2023年国内医用电子加速器市场占有率TOP10品牌及变化情况（按销售金额）

2023年排名	品牌	2022年占比/%	2023年占比/%	占比变化情况/%
1	瓦里安 Varian	31.11	40.73	↑ 9.62
2	医科达 Elekta	28.86	29.45	↑ 0.59
3	安科锐 Accuray	26.89	11.07	↓ 15.82
4	联影 UNITED IMAGING	6.97	10.82	↑ 3.85
5	新华医疗 SHINVA	1.73	2.07	↑ 0.34
6	大医集团 TAICHIRT	0.24	1.30	↑ 1.06
7	住友	0.31	1.07	↑ 0.76
8	玖谊科技	0.67	0.97	↑ 0.30
9	雷泰 LinaTech	0.37	0.88	↑ 0.51
10	亿比亚 IBA Dosimetry	0.59	0.61	↑ 0.02

数据来源：公开招投标数据，医装数胜整理。

从国内各品牌医用电子加速器销售数量市场占有率来看，2023年瓦里安市场占有率最高，达到39.66%，较2022年增加8.82%。其次为医科达、联影医疗，市场占有率均超过12%，其中联影医疗市场占有率增加3.82%，医科达市场占有率减少2.16%。此外，新华医疗市场占有率增加1.20%，安科锐市场占有率减少12.28%（表2-18）。

表2-18 2023年国内医用电子加速器市场占有率TOP10品牌及变化情况（按销售数量）

2023年排名	品牌	2022年占比/%	2023年占比/%	占比变化情况/%
1	瓦里安 Varian	30.85	39.66	↑ 8.82
2	医科达 Elekta	32.88	30.73	↓ 2.16
3	联影 UNITED IMAGING	8.47	12.29	↑ 3.82
4	安科锐 Accuray	18.98	6.70	↓ 12.28
5	新华医疗 SHINVA	2.71	3.91	↑ 1.20
6	住友	0.68	1.68	↑ 1.00
7	大医集团 TAICHIRT	0.34	1.12	↑ 0.78
8	玖谊科技	1.02	1.12	↑ 0.10
9	雷泰 LinaTech	1.02	1.12	↑ 0.10
10	亿比亚 IBA Dosimetry	0.68	0.56	↓ 0.12

数据来源：公开招投标数据，医装数胜整理。

2. 伽马射束远距离治疗机

根据最新数据统计，2019—2023年有销售记录的伽马射束远距离治疗机品牌中，国内民族自主品牌数量达到8个，外资品牌数量仅有1个（图2-158）。

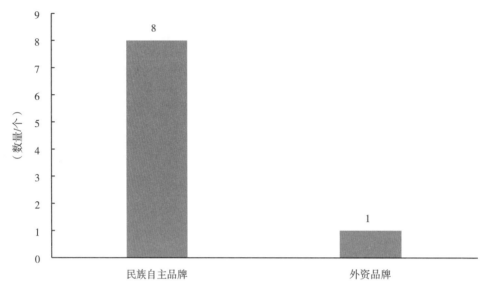

图2-158　2019—2023年国内民族自主品牌和外资品牌伽马射束远距离治疗机数量
数据来源：医装数胜整理。

2023年，国内民族自主品牌伽马射束远距离治疗机市场占有率达到100%，较2022年增加12.52%（图2-159）。

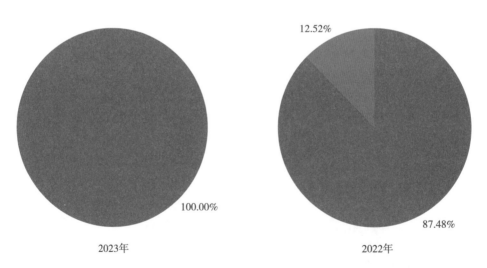

图2-159　2023年和2022年国内民族自主品牌和外资品牌伽马射束远距离治疗机市场占有率
数据来源：公开招投标数据，医装数胜整理。

第二章
细分市场领域情况与发展趋势

从国内各品牌伽马射束远距离治疗机销售金额市场占有率来看，2023年大医集团市场占有率达到100%，较2022年增加22.97%（表2-19）。

表2-19　2023年国内伽马射束远距离治疗机各品牌市场占有率及变化情况（按销售金额）

2023年排名	品牌	2022年占比/%	2023年占比/%	占比变化情况/%
1	大医集团 OUR	77.03	100	↑ 22.97

数据来源：公开招投标数据，医装数胜整理。

从国内各品牌伽马射束远距离治疗机销售数量市场占有率来看，2023年大医集团市场占有率达到100%，较2022年增加28.57%（表2-20）。

表2-20　2023年国内伽马射束远距离治疗机各品牌市场占有率及变化情况（按销售数量）

2023年排名	品牌	2022年占比/%	2023年占比/%	占比变化情况/%
1	大医集团 OUR	71.43	100.00	↑ 28.57

数据来源：公开招投标数据，医装数胜整理。

二、年度新产品、新技术

（一）放射治疗类设备

1. 西安大医

新产品新技术一：X/γ射线放射治疗系统 TaiChiPro（图2-160）

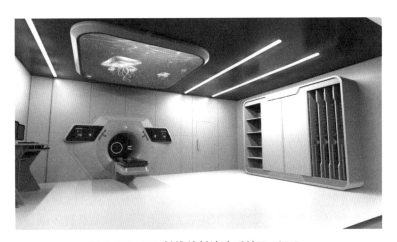

图2-160　X/γ射线放射治疗系统 TaiChiPro

161

2023年2月，西安大医国际首创研发的X/γ射线放射治疗系统TaiChiPro获得美国FDA"突破性医疗器械"认定，是中国首个获得该认定的大型医疗设备，标志着我国创新型高端放疗装备从"跟跑""并跑"真正进入"领跑"的新阶段。TaiChiPro是"十三五"国家重点研发计划、"数字诊疗装备研发"重点专项项目交付产品，整体达到国际领先水平。该产品于2023年7月获得国家药监局批准，10月入选中国医学装备协会《第九批优秀国产医疗设备产品目录》。

（1）国际首创X射线旋转调强与γ射线立体定向一体化放射治疗

1）技术创新：创新性地实现X射线调强放疗技术、γ射线立体定向放射外科治疗技术以及滑环锥形束CT三种先进治疗和诊断技术同机一体化的系统创新，通过创新的多射线多模式放射治疗融合设计，能够针对肿瘤异质性、动态性的临床难题，提供高度个性化和生物精确的治疗方案。

2）临床价值：首创地实现X射线调强放疗和γ射线立体定向放射外科技术的多模式序贯和同步融合的同机一体化的治疗技术——X/γ射线一体化放射治疗技术（TAICHI RT），打破传统不同治疗模式在处方原则、剂量控制理念、计划方式和实施流程等的巨大差异和技术壁垒。仅需一个计划、一次摆位、一套流程，即可根据临床患者个体化差异，提供针对性的精确解决方案，尤其可以对同一个患者体内不同肿瘤、同一肿瘤内不同细胞区域实施精确的个性化剂量治疗，有效提升治疗效果。例如对肿瘤原发灶实施适形调强照射的同时对转移灶进行立体定向照射，或者对肿瘤整体进行适形调强照射的同时对肿瘤局部乏氧区域实施立体定向加量照射，解决了常规放疗时肿瘤局部区域剂量不足的问题，真正实现了从物理剂量适形到生物剂量适形的跨越。

（2）国际首创同轴共面一体化低剂量实时影像引导

1）技术创新：X射线模块、γ射线模块和kV级滑环锥形束CT模块同轴共面一体化集成，实现了多模式治疗中心和影像中心的重合。影像系统内嵌低剂量算法，实现了远低于AAPM TG75所定义国际标准的低成像剂量。

2）临床价值：成像与治疗时无须往复移动患者，既可实现治疗前高精度影像引导摆位，降低了分次间误差，也可实现在X/γ射线一体化治疗过程中的实时影像引导，有效控制分次内误差。低剂量成像在满足临床影像质量需求的同时显著减少了成像辐射剂量，对辐射敏感器官（如甲状腺）及辐射敏感人群（如儿童）具有重大临床意义。

（3）国内首创可连续旋转的环形机架

1）技术创新：环形机架采用大孔径导电滑环实现动力和信号传输，摆脱了传统拖链的束缚，突破了机架旋转角度限制，实现了360度无死角照射和无限制多圈连续旋转；同时减少了往复摆动导致的不均匀磨损，受力更加均衡，旋转等中心精度更高而且可以长期保持。

2）临床价值：多圈连续旋转照射方式增加了治疗计划的灵活性和优化空间，能够得到更适合患者的治疗计划，同时减少了机架往复旋转时的治疗停顿，缩短了治疗时间，提高了治疗效率。

新产品新技术二：医用电子直线加速器TaiChiA（图2-161）

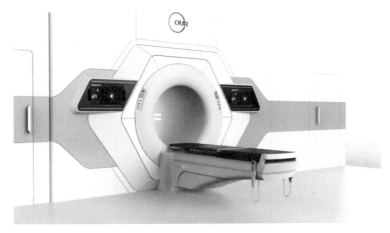

图2-161　西安大医医用电子直线加速器TaiChiA

医用电子直线加速器TaiChiA是基于滑环结构的新一代实时影像引导医用直线加速器，实现了连续旋转容积调强（VMAT）、低剂量CBCT成像和高剂量率FFF模式等国际领先水平技术，用于对实体肿瘤和病变提供实时影像引导的三维适形放疗、适形调强放疗、容积调强放疗以及体部立体定向放疗。医用电子直线加速器TaiChiA是"十三五"国家重点研发计划、"数字诊疗装备研发"重点专项项目子产品，整体达到国际领先水平。该产品于2023年8月获国家药监局批准，10月入选中国医学装备协会《第九批优秀国产医疗设备产品目录》。

（1）国际首创同轴共面一体化低剂量实时影像引导

1）技术创新：X射线治疗头模块和kV级CBCT影像模块同轴共面一体化集成，实现了治疗中心和影像中心的重合。影像系统内嵌低剂量算法，实现了远低于AAPM TG75所定义国际标准的低成像剂量。

2）临床价值：成像与治疗时无须往复移动患者，既实现了治疗前影像引导摆位，降低了分次间误差，也实现了治疗过程中的实时影像引导，降低了分次内误差。低剂量成像在满足临床影像质量需求的同时显著减少了成像辐射剂量，对辐射敏感器官（如甲状腺）及辐射敏感人群（如儿童）具有重大临床意义。

（2）国内首创可连续旋转的环形机架

1）技术创新：环形机架采用摩擦驱动，使用导电滑环和碳刷作为功率和信号传输器件，摆脱了拖链束缚，突破了机架旋转角度限制，实现了360度无死角照射和无限制多圈连续旋转；同时减少了往复摆动导致的不均匀磨损，受力更加均衡，旋转等中心精度更高而且可以长期保持。

2）临床价值：增加了治疗计划的灵活性和优化空间，同时减少了机架往复旋转的治疗停顿，缩短了治疗时间，提高了治疗效率。

（3）国际先进高剂量率束流发生技术

1）技术创新：通过研制新型材料复合靶，实现1500cGy/min@100cm的高剂量率。通过一体化背负式水冷系统进行恒温控制，确保系统稳定运行。

2）临床价值：实现了高剂量率的稳定输出，可实施低分次、高剂量的立体定向放疗，临床优势明显。

（4）国际先进高精度多叶光栅技术

1）技术创新：自主设计120片动态多叶光栅，通过叶片结构优化设计降低了叶片漏射率。突破叶片位置多通道检测及反馈技术，实现叶片的高速动态响应及精确定位。基于动力学特性优化设计，将叶片运行速度提高至50mm/s。

2）临床价值：实现了高速高精度的射野适形，提高了治疗精度和治疗效率。

新产品新技术三：伽马射束立体定向放射治疗系统CybeRay（图2-162）

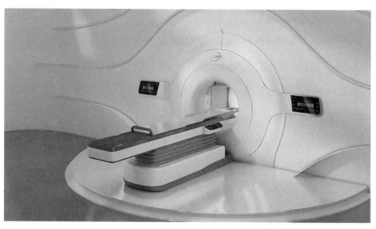

图2-162 西安大医伽马射束立体定向放射治疗系统CybeRay

伽马射束立体定向放射治疗系统CybeRay是用于立体定向放射外科手术和放射治疗（SRS/SRT/SBRT）的专家级设备，是全球首台配备实时影像引导系统的全身伽马刀，首次实现了非共面照射与拉弧照射结合，并配备基于EPID的射野验证系统，适用于对全身实体肿瘤和病变进行实时影像引导的头部立体定向放射治疗、放射外科治疗和体部立体定向放射治疗。伽马射束立体定向放射治疗系统CybeRay是十三五"国家重点研发计划""数字诊疗装备研发"重点专项项目子产品，整体达到国际领先水平。该产品于2023年10月入选中国医学装备协会《第九批优秀国产医疗设备产品目录》。

（1）国际首创同轴共面一体化低剂量实时影像引导

1）技术创新：γ射线治疗头模块和kV级CBCT影像模块同轴共面一体化集成，实现了治疗中心和影像中心的重合。影像系统内嵌低剂量算法，实现了远低于AAPM TG75所定义国际标准的低成像剂量。

2）临床价值：成像与治疗时无须往复移动患者，既实现了治疗前影像引导摆位，降低了分次间误差，也实现了治疗过程中的实时影像引导，降低了分次内误差。低剂量成像在满足临床影像质量需求的同时显著减少了成像辐射剂量，对辐射敏感器官（如甲状腺）及辐射敏感人群（如儿童）具有重大临床意义。

（2）国际首创自动射野验证技术

1）技术创新：首次在伽马刀中配套了基于EPID的射野验证系统，EPID安装在治疗头的对面，用来测量射野的大小、位置和射线的强度，进而验证准直器射野的大小、位置以及输出剂量的准确性。

2）临床价值：可以用于设备的定期质量检验，完成设备自动QA，还可以在治疗时实时监测准直系统的工作及输出剂量，验证患者治疗剂量的准确性。

（3）国际首创非共面与拉弧结合照射技术

1）技术创新：治疗头可随机架旋转实现拉弧照射；在保持聚焦等中心点位置不变的情况下，可沿垂直于滚筒轴向的弧形导轨移动，实现非共面照射。

2）临床价值：实现了非共面照射、固定角度照射、局部拉弧照射、多弧段照射、全弧照射以及多种优化组合，提高靶区适形度，减少危及器官的受照剂量，降低技术风险，提高治疗精度。

2．东软医疗

新产品新技术一：NeuRT Aurora极光智慧放疗平台（图2-163）

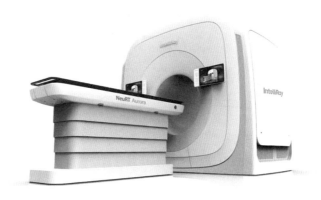

图2-163 东软医疗NeuRT Aurora极光智慧放疗平台

NeuRT Aurora极光智慧放疗平台承载东软智睿多年深厚的技术积淀，全面将国产直线加速器软硬件性能提升至国际领先水平。极光支持IGRT、IMRT、VMAT和SBRT这些临床上常用和先进的放疗技术，同时依托于独特的环形连续旋转机架设计，全球首创性地研发了螺旋容积调强功能SVMAT治疗技术。该技术结合Tomotherapy和VMAT的优势，旨在实现更好的剂量分布效果和危及器官保护，同时提高治疗效率。该产品于2023年9月获得国家药监局批准上市。

（1）螺旋容积调强功能SVMAT：极光的SVMAT与常规的VMAT治疗方式有所不同。在SVMAT治疗时，治疗床沿着Y方向（IEC 61217坐标系）和机架做同步运动，使得放射源相对于患者靶区形成螺旋轨迹。因此，在治疗长靶区病种时，SVMAT既具有Tomotherapy的剂量优势，又能提高效率和对MU的利用率。与Tomotherapy不同，极光的SVMAT技术采用了东软智睿自研的双层多叶准直器，而非二元叶片，从而实现了更好的适形效果和更高的治疗效率。

（2）高剂量率加速管和IntelliDose功能：极光搭载了具有自主知识产权、可达到1600MU/min剂量率的6MeV国产加速管，其性能指标优于进口高端同类产品。在临床使用中，极光的IntelliDose功能利用EPID平板进行计划QA、结合射野通量计算与EPID响应核卷积算法进行剂量预测，批量执行计划解析，能够自动评估γ通过率，大幅提升效率。

新产品新技术二：NeuRT Accura精睿高端医用直线加速器（图2-164）

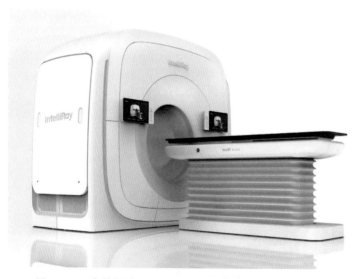

图2-164　东软医疗NeuRT Accura精睿高端医用直线加速器

NeuRT Accura精睿高端医用直线加速器采用了先进的图像引导和自研双层多叶准直技术，保障肿瘤治疗过程中的精准、高效。图像引导放疗技术的发展和应用是监测患者在治疗进程中出现的各种变化和校正摆位误差的重要手段，多叶准直器的运动控制则是直线加速器制造过程中和投入临床使用后的关键部件。

（1）全图像引导的放射治疗技术：在1～2分钟完成诊断级图像引导过程，适用于人体复杂组织及其弹性变形的高效、精准的CBCT图像重建及配准算法，并结合自动化执行的全图像引导工作流程，将精准放疗技术应用于临床。

（2）快速图像重建技术：为保证CBCT全图像引导工作流程的快速执行，提高加速器系统的治疗速度与效率，实现图像引导功能的快速完成，快速的三维CBCT图像重建算法，在GPU加速下，其中基于FDK的图像重建速度不超过15秒，迭代重建速度不超过45秒。

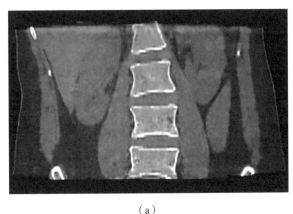
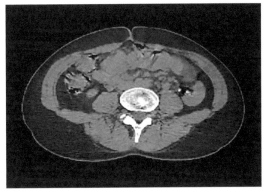

（a）　　　　　　　　　　　　　　　　（b）

图2-165　iCBT图像

（3）软硬件结合提升软组织成像质量：精睿高端医用直线加速器依托环形机架设计具有天然的稳定性优势，影像探测器在高速旋转中更加稳定，不会出现由于抖动、形变带来的图像质量降级。在获得高质量的原始投影图像的基础上应用双域迭代重建算法，大幅度提升了CBCT的图像质量，尤其是针对软组织的分辨率。

（4）2D及3D图像配准算法：实现自动配准过程、配准精度及范围同于或优于国外同类产品技术（图2-166）。同时，针对传统刚性配准技术因标定信息过少而导致的配准精度不高的问题，以医学影像中具有几何或解剖意义的元素为特征的、适用于人体不同组织特点的配准与融合方法，自动配准精度达到1mm以内，从而实现真正意义上的精准治疗。

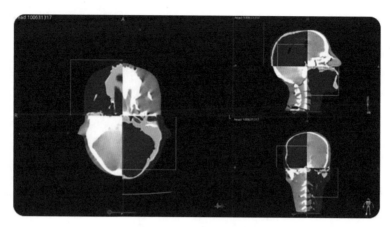

图2-166　2D及3D图像

（5）高速大照射野多叶准直器：具有自主知识产权的高速大照射野多叶准直器，实现了低叶间漏射、100%射野面积全覆盖、100%插指，从而更好地保护危及器官。核心性能指标，例如最高分辨率5mm、叶片最高速度5cm/s、漏射率0.15%等均优于或等同于进口同类高端产品。

3. 联影医疗

新产品新技术：联影智慧放疗软件生态解决方案（图2-167）

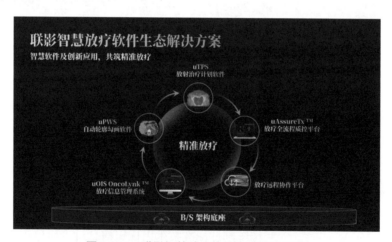

图2-167　联影智慧放疗软件生态解决方案

（1）放疗全流程软件自主可控，刷新创新极限，领航精准放疗：联影放疗软件从设计规划至研发阶段全面考虑信创架构及适配问题，创新融合云架构（B/S架构）、大数据等技术，落实相关信创政策要求，加速构筑放疗信创生态。现阶段已推出集自动轮廓勾画uPWS、放射治疗计划软件uTPS、放疗全流程质控平台uAssureTx™、放疗信息管理系统uOIS OncoLynk™、放疗远程协作平台"五位一体"的联影智慧放疗软件生态解决方案，实现了各环节、各要素技术的创新与整合，综合了患者参与和临床见解。联影医疗首创的基于云原生架构的放疗计划系统 uTPS 于 2023 年 5 月获批上市。

联影智慧放疗软件生态解决方案具备以下优势。

1）统一软件体验，赋能放疗工作提质增效：传统放疗软件如勾画、计划、质控、信息化依托于独立、本地、封闭式的软件系统，每个系统都有不同的用途、用户体验和学习曲线，且患者信息在各系统之间的传输更是费时费力，这给本已紧张的临床资源无疑增加了压力。为了提供更加自由灵活、简单易用、解放临床双手的软件工具，联影放疗软件秉持着在恰当的时间，提供最为迅捷且便利的产品设计理念，推出了联影智慧放疗软件生态解决方案。该解决方案将勾画、计划、质控、信息化、远程协作五大软件从数据库层、交互体验层、工作流层一气呵成，无缝打通。基于该方案，临床工作者无须频繁切换和打开繁多的放疗软件客户端，仅需打开和登录一个网页，便可驱动放疗工作流，如靶区勾画、计划设计、质控执行与审核等。此外，该方案工作场景更自由，医生、物理师不再被局限在设备和诊疗室旁，而是可以随时随地接入放疗工作。一台笔记本电脑，甚至一部平板或手机都能够成为诊疗的终端设备。最后，该方案支持基于患者的实际放疗情况进行灵活化配置和拓展，模块化的软件功能可以匹配不同患者需求，实现个体化放疗路径制定，提供以患者为中心的全面诊疗工作支撑，为癌症治疗提供高质量发展手段。

2）适应治疗策略，助力精准放疗临床创新：对于具有较长周期的放疗而言，患者体重、身形、肿瘤、器官随时间会发生不同程度变化，现有放疗技术很难精准识别并及时修改治疗方案。联影智慧放疗软件生态解决方案以成熟的放疗方案为基础，引入核心技术创新，使个性化治疗比以往任何时候都更简单。该方案可以根据肿瘤变化智能化修改勾画、制作新计划，整个计划调整过程可在 10 分钟内完成，让时间不再是瓶颈，为患者打造个体化精准自适应放疗。自适应放疗具有极高临床价值，也是近年临床研究的热点。除离线自适应放疗外，联影可以实现基于在线诊断级高清 CT 影像的在线自适应放疗 CT-ART，针对不同病种的特点，结合临床经验和最新研究成果，制定差异化的放疗策略。根据病种的特点和治疗目标，优化放疗方案、剂量、技术和时间安排等，以提高疗效、减少副作用和提高患者生存质量。未来，通过收集大量不同病种、不同阶段的治疗和随访数据，联影软件方案可支撑分析自适应放疗最佳方案，判断自适应放疗的阈值条件，建立自适应放疗标准指南。

癌症治疗是复杂且不断发展的。传统放疗流程烦琐，从定位到治疗需要经历至少 7 个步骤，患者需要多次往返医院，费时费力。对于某些重要患者或急需放疗缓解病痛的急诊类患者，需要尽早接受放疗，以免延误病情。联影放疗设计了面向未来的先进解决方案，首创 All-In-One 一站式放疗创新方案可以解决首次放疗的时效问题，高效整合传统离线式多场地工作流程。患者一次摆位，即可完成放疗全流程。将传统数天/数周的放疗等待时间，缩短为 15 分钟，大幅提高放疗效率与患者就医感受。联影智慧放疗软件生态解决方案基于自动勾画、自动计划、快速剂量验证、在体剂量监测等创新技术，可高效赋能一站式放疗的临床开展，优化患者放疗路径，减少患者因长时间等待带来的不适感和治疗过程中发生位移的可能性，进一步提高治疗精确度和患者舒适度。

3）全面数智升维，促进放疗科室专业管理：为了从流程、时间、服务等多方面更好地优化临床体验与患者体验，联影软件方案提供了放疗全流程数字化云平台，通过将放射治疗所涉及的各种设备、网络及软件系统统一管理，并将医生、物理师、技师、护士等各角色工作无缝衔接，实现了放疗全流程信息闭环管理及扁平化协作。同时，该解决方案把放射治疗全部业务及数据囊括其中，实现完整肿瘤病历数据的电子化与结构化储存与管理、放疗流程优化与质控管理、科室运营分析，实现了数据管理的无纸化、自动化、可视化，进一步推动科室精细化运营，全方位提升科室管理水平。同时，以远程放疗平台为依托，可实现跨院区、医联体之间的互联通，中心医院专家团队可直接对卫星医院进行远程勾画、计划设计及计划审核，通过云端紧密协作节省医生、物理师奔波于两个院区间的时间，不仅使得病患可以就近享受到顶级专家的诊疗，促进优质医疗资源下沉，同时也促进提升卫星医院团队整体的诊疗水平，进一步落实大病不出县、远程医疗有保障。

总的来说，联影智慧放疗软件解决方案为临床工作高效率高质量开展、创新应用的研究及实践以及医联体帮扶提供了更多机会，助力推动放疗学科的发展及前进。

（2）构建贯穿核心算法、数据安全、个性设计的垂直创新体系，全面赋能软件"专精特新"

1）全自动轮廓勾画软件uPWS——开启自动轮廓勾画新时代：基于拥有完全自主知识产权的自动勾画技术，联影医疗的全自动轮廓勾画软件uPWS已实现全身100多个器官以及多个肿瘤靶区的自动分割与识别，勾画结果一致性高，是目前成熟度较高的放疗自动勾画产品。uPWS包含自动勾画、多模态图像融合、计划评估等功能（图2-168）。轮廓勾画是放射

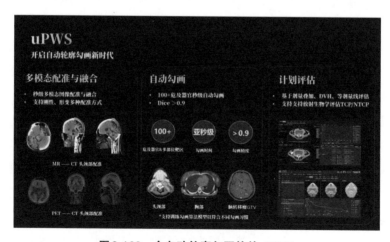

图2-168　全自动轮廓勾画软件uPWS

治疗计划设计的重要环节，是目前计划系统的有效补充。其中，高质量勾画模型与自动化工作流可减少医生重复、烦琐的勾画工作量，化繁为简，解放医生双手，将1～3小时的勾画工作缩短至几分钟以内，极大地提高工作效率。此外，uPWS支持基于院方数据进行模型微调，以符合不同医院的个性化需求。为了进一步满足医生的勾画习惯，精心打磨了10余种手动勾画工具。这一综合性的设计不仅使医生能够更轻松地完成工作，而且提供了更为智能和高效的勾画解决方案。

uPWS的自动勾画准确性高，算法模型先进性已得到临床认可，与复旦大学附属肿瘤医院、北京大学第三医院、苏州大学附属第一医院等医院联合发表多篇文章于"*Nature Communication*""*Radiation Oncology*"等国际顶级期刊。

2）创新放疗计划系统uTPS——赋能临床智创变革、快准升级：联影医疗100%自主开发的放疗治疗计划系统可以实现快速精准地对放疗计划进行设计和计算，核心功能包括自动勾画、自动计划和智能评估（图2-169），具有以下产品特色。

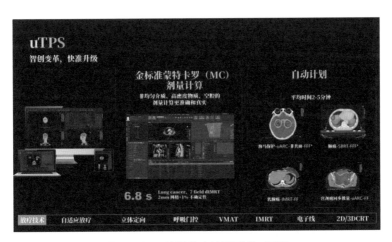

图2-169　创新放疗计划系统uTPS

A.算法快准：采用业内金标准蒙特卡罗剂量计算算法，在非均匀介质、高密度物质、空腔中的计算中更加准确，保证剂量计算的精准度。同时加持GPU架构设计，能够实现秒级蒙卡计算，速度更快。灵活地优化策略，使靶区达到处方剂量的同时，更好地保护危及器官，适用于各病种放疗计划，保证计划满意度前提下，极大节约了优化计划的调整时间。

B.智能功能：自动计划将重复性高、流程烦琐的计划工作模型化，实现轻松调用、高度集成。基于高质量放疗计划策略及用户自定义临床目标，2～5分钟完成放疗计划，将数小时计划时长缩短至数分钟，辅助临床工作者得到更快速、更优质的放疗计划。

C.技术全面：支持全方位的临床应用，包含2D/3D适形放疗、调强放疗、动态旋转调强等。致力为每位患者提供更精确、更高效的放疗计划。

D.先进应用：支持自适应、一站式创新临床应用。可以针对不同临床病种的特点，开展特色在线ART研究，使得在线自适应放疗技术进入放疗临床日常，并以此建立在线ART放疗相关标准、指南。此外，应对传统放疗流程烦琐耗时长的痛点，uTPS助力All-In-One一站式放疗，快速生成适合患者的治疗计划，大幅度缩短治疗时间。

uTPS以更加全面的功能为临床专家高效制定高质量计划保驾护航，在设计创新和技术研发的双轮驱动下，已通过2021年创新医疗器械特别审查程序获批上市。

3）智能全流程放疗质控平台uAssureTx™——全方位放疗安全保驾护航：uAssureTx™是联影打造的智能全流程放疗质控平台（图2-170）。通过在同一个平台上进行机器与患者的质控实施与数据管理，从而为各级医疗机构提供放疗"一站式"全程专业质控服务。平台覆盖患者治疗前—治疗中—治疗后的全流程质控，可为用户提供高质量的质控监测及数据分析。平台以TG系列、国家和各省市质控标准/指南为依托，结合各地方特色和设备配置情况，为区域提供整体放疗网络的云质控平台搭建，满足该放疗质控网络区域对放射治疗设备及相关检查项目的质控、监管需求。uAssureTx™作为一个集成化的质控平台，包括了机器质控、CT图像检查、勾画和计划的智能检查、剂量验证、治疗中的EPID剂量监控及EPID在体内三维剂量重建七大模块。uAssureTx™通过自动化、智能化提升质控的执行、收集、分析及管理水平，保证放疗质控实施质量，代替复杂和严苛的人工操作流程，从而解决放疗发展的质控建设缺口。

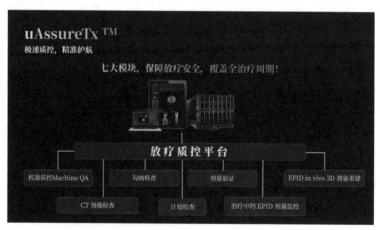

图2-170　智能全流程放疗质控平台uAssureTx™

4）全新一代放射治疗信息管理系统uOIS OncoLynk™——全局高效放疗管理一揽子解决方案：uOIS OncoLynk™全方位支持"十四五"国家信息化规划信创项目，是联影医疗自主研发的全新一代放射治疗信息系统，实现信息技术领域的自主可控，保障医院信息安全（图2-171）。该系统覆盖从患者登记到随访的放疗流程，可与院内HIS、PACS、EMR等系统及

172

诊疗设备互联互通，打破放疗科信息孤岛困局，助力医院电子病历高级别评级，开创放疗无纸化新场景。uOIS OncoLynk™平台具有高兼容性，可实现"人财物"统一精细化闭环管理，优化临床工作路径，帮助提升放疗科效能，助力科室数字化升维转型，推动优质放疗资源的推广普及。uOIS OncoLynk™不仅提升了医院的管理效率，更搭建了诊疗诊后便民通道，支持通过公众号、短信、APP多种移动方式实现患者流程节点和进度提醒，大大缓解了患者在就诊流程中等待所带来的紧张及焦虑。最后，基于云架构优势，uOIS OncoLynk™可提供远程放疗服务，轻松拓展至多院区及医疗体，保障医疗资源有效下沉，如北京协和医院依托uOIS OncoLynk™远程技术平台帮扶内蒙古托克托县医院，为基层肿瘤患者提供"足不出户"的健康保障。

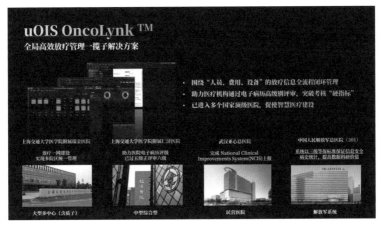

图2-171 放射治疗信息管理系统uOIS OncoLynk™

（3）智创融合，助力放疗高质量发展创新生态：放疗信息领域国产化创新发展还处于探索阶段，全面实现放疗信创国产替代还需持续打磨及发展。联影深耕放疗十余年，已构建出一个完善的智能化全链条软硬件放疗生态，并实现所有创新技术知识产权自主可控。全生态下的软件整体解决方案，具备行业最先进、全面的功能，可助力打造智能化、数字化高质量放疗科办公模式；同时联影软件兼具数据信息安全平台，作为国产品牌，可为放疗领域信息技术创新的国产化打通"最后一公里"，真正助力国产高端放疗高质量创新发展，实现信创产业信息技术升级，全面构建国产自主放疗创新生态。

4. 瓦里安医疗

新产品新技术一：Ethos加速器（图2-172）

临床上要想实现在线自适应放射治疗仍有很多挑战——机载影像不够高清、器官及靶区勾画效率受限、在线质控技术不成熟以及低效的系统架构。瓦里安多年磨一剑，Ethos人工智能一体化在线自适应放疗平台正式面世。它推倒了以上提到的四大"巨石"，可以提

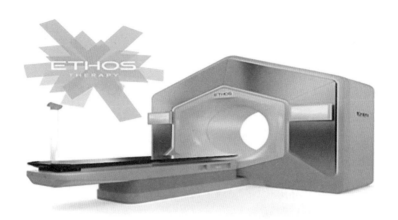

图2-172 瓦里安医疗Ethos加速器

供比肩诊断级CT的高清机载影像技术、基于AI深度学习卷积神经网络的自动勾画和IOE智能计划设计技术、在线自动质控技术及高速的环形机架投照系统，通过全新的系统架构和集成，它第一次实现了每日15分钟的在线自适应放射治疗，真正意义上实现了每日放疗的"量体裁衣"。当前，Ethos是目前世界上自适应放疗流程最顺畅、整体用时最短的加速器产品。

（1）嵌入式人工智能及自动化技术（技术创新）：Ethos利用人工智能技术，推出了全球首创的基于深度学习神经卷积网络与智能优化引擎技术的个体化精准放疗平台。系统可根据肿瘤治疗时的位置、大小和形态的变化，自动化调整治疗计划，做到"敌变我变"，精准打击。

（2）治疗效果佳，保障安全性（临床获益）：Ethos可显著提高肿瘤靶区控制率，降低正常组织不良反应，确保肿瘤患者的疗效与生存质量。实现了对肿瘤靶区剂量的精准覆盖，充分保护了正常组织，降低了放疗的不良反应，对治疗中解剖形态变化比较大的盆腔类肿瘤（前列腺癌、宫颈癌、膀胱癌、直肠癌等）临床意义重大（图2-173）。

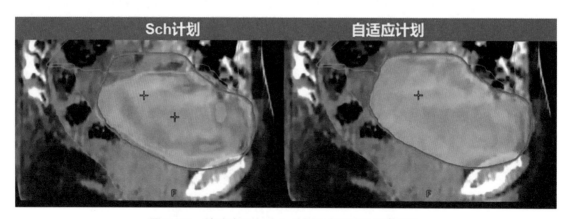

图2-173 膀胱癌Schedule计划和自适应计划的对比

目前，Ethos在线自适应解决方案已经在全球多中心投入临床应用，其普遍适用于头颈部肿瘤、胸部肿瘤、腹部肿瘤及盆腔肿瘤等全身各部位肿瘤。

新产品新技术二：Halcyon智慧放疗系统（图2-174）

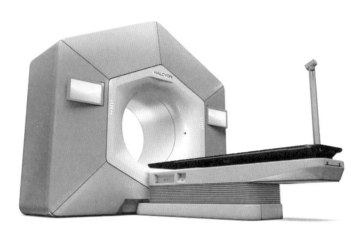

图2-174　瓦里安医疗Halcyon智慧放疗系统

Halcyon智慧放疗系统通过创新的环形机架设计，以高效自动化技术，首次实现了100%高清图像引导放疗技术的临床落地。全新的Halcyon精确图像引导放射治疗系统能够在患者的疗程中进行每个分次的图像引导的放射治疗，从而在整个放射治疗过程中，全程锁定肿瘤的位置，确保"子弹能够精确击中目标"，减少了肿瘤出现"脱靶"的风险，使患者的肿瘤病灶得到有效控制。2023年5月，瓦里安中国Halcyon用户大会盛大启幕，携手广大用户共同探寻先进精准放疗技术同质化普及发展之路。

（1）Halcyon高清100% kV CBCT与双层低透射多叶准直器的双技术引擎

1）第一大引擎：高清100%迭代kV CBCT技术。Halcyon将放疗流程中的可选项IGRT，变成了不可或缺的"必答题"。相比传统每周一次的IGRT流程，Halcyon通过每日高清IGRT更精准地监测患者在治疗全流程中可能发生的靶区与周边解剖结构变化，医务工作者可以确保每日IGRT的摆位精度，及时优化治疗决策，实现精准治疗。

2）第二大引擎：Halcyon首次搭载的双层交错式设计的多叶准直器。双层MLC的透射率低至万分之一，达到"杀敌一千，自损为零"的效果。叶片1对1跟踪，既精细地雕刻出肿瘤的形态，又充分保护了危及器官。例如，Halcyon平台上可以实现优质的鼻咽癌计划，减少了口干等不良反应症状，达到了精准治疗的临床目标。

（2）卓越高效持续的运营能力

1）通过高速环形机架的设计，Halcyon的VMAT治疗可以在一分钟内完成，时间压缩一半，实现了质量与效率双提升。此外，环形机架封闭式的设计，消除了可能出现的患者碰撞风险，无须空跑计划虚拟治疗，减少了忙中出错的概率。

2）智能化与自动化的操作。Halcyon化繁为简，从以往多达30步的操作，优化并减少至9步，即可完成治疗；"蓝光引导"操作，让治疗师"哪里亮起点哪里"；"一步摆位法"，无须复位，有效缩短了治疗流程；"摆位记忆"功能则保证了摆位效率。

3）Halcyon内置的设备质控和计划质控系统。每天开机后，设备在5分钟内能自动完成机械、束流、影像等质控项目。

4）从基建角度来看，Halcyon自带屏蔽，将主射线的剂量穿射水平降低到千分之一，机房主防护墙厚度小，机房建设和改造成本低；小型化的设计，对场地空间有限的老机房尤其重要；模块化设计使得安装周期短，对于更替设备的医院来说，因安装导致的患者治疗中断时间短。

5）Halcyon的前瞻式维修能力。瓦里安远程运营中心ROC通过物联网对Halcyon提供7×24小时不间断检测，实现故障预警、故障精准定位、前瞻性维修。

（3）Halcyon促进中国放疗同质化的普及："蓝光引导""一步摆位法""摆位记忆"等功能让操作流程标准化；内置的设备质控和计划质控实现了治疗质控的规范化。另外，采用了全球完全统一的束流模型，所有Halcyon的束流完全匹配，让同一套放疗方案在不同中心的Halcyon上实施，可以实现同等质量的治疗。同时依托同质化的设备和先进的信息化设施，实现了多院区一体化管理，确保肿瘤诊疗优质医疗资源真正下沉。

新产品新技术三：TrueBeam/HyperArc（图2-175）

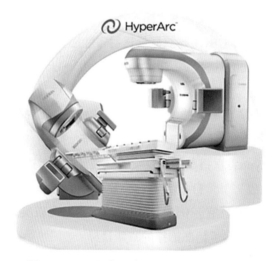

图2-175　瓦里安医疗 TrueBeam/HyperArc

经过深入研发和多项技术整合，瓦里安在全球发布全新一代TrueBeam立体定向放射治疗平台。它以全球领先的亚毫米级精度和10毫秒极速系统响应速度奠定了高品质放疗的基础，集成多模式高级影像和运动管理技术，实时精准锁定并追踪肿瘤，利用高分辨率多叶光栅、锥形筒、非共面照射等技术实施精准剂量雕刻，在清除肿瘤的同时最大限度保护正常组织。HyperArc"超弧刀"头部放射外科治疗系统是TrueBeam平台上搭载的新型技术，可为颅内及头颈部的良恶性肿瘤及良性病变带来优质疗效，在多发脑转移瘤放射外科治疗中具有独特的优势。

（1）Edge系统：Edge系统也是TrueBeam平台家族中的一员。作为放射外科专用系统，Edge系统"无刀胜有刀"，通过业内领先技术的一体化整合，实现了放射外科治疗专用系统必须具备的5个"高"：高等中心精度、高分辨率多叶光栅、高速剂量跌落、高剂量率、高效照射实施。能够达到与手术相媲美的局部根治效果，可以将射线精准聚焦到肿瘤部位，在清除肿瘤的同时竭尽所能保护正常组织和器官，提高肿瘤控制率，减少放疗不良反应。TrueBeam及Edge系统适用于全身各部位肿瘤的治疗，在颅内病灶的高精度治疗和体部肿瘤运动追踪治疗方面优势突出。

（2）HyperArc超弧刀：HyperArc超弧刀头部放射外科治疗系统是TrueBeam平台上搭载的新型技术，可为颅内及头颈部的良恶性肿瘤及良性病变带来优质疗效，如胶质瘤、垂体瘤、脑膜瘤、听神经瘤、甲亢突眼、鼻咽癌放疗后复发等，在多发脑转移瘤放射外科治疗中具有独特的优势。HyperArc超弧刀凭借"一心多靶"技术和亚毫米级治疗精度、10毫秒极速系统响应速度，可同时精准锁定多达数十个脑转移瘤，无须开颅，即可在15分钟内"一键式"精准高效清除，让转移瘤数量和位置不再成为治疗的限制，更好地保护正常脑组织；治疗时长显著缩短，疗程也由2～4周的治疗时间缩短到一周以内。通过高度自动化的软硬件技术系统整合能力，多种智能优化算法使治疗计划的质量更高，发生放疗损伤的概率更小，操作简单易行，且安全性高，兼顾了质量与效率，推动了同质化普及应用。

（二）放射治疗定位及其他设备

1. 联影医疗

新产品新技术：磁共振放疗模拟定位系统1.5T uMR Sim（图2-176）

联影医疗全新自主研发原厂1.5T磁共振兼容的放疗模拟定位Sim系统，打破既往进口设备垄断局面，是国内首个磁共振设备厂家自主研发的1.5T磁共振兼容Sim系统。随着精准放疗技术的不断发展，行业对图像引导放射技术提出了更高的要求，MR影像引导放射治疗的需求应运而生。1.5T磁共振兼容的放疗模拟定位系统降低了医院开展这项临床技术的门槛和成本，使更多患者能够借此获得精准放疗，提高肿瘤放疗效果，提高人民生命健康。

联影医疗结合医学影像领域线圈及硬件设计的技术积累与放射治疗领域对客户痛点需求的深刻理解，从磁共振图像引导放疗定位的工作流程与临床需要出发，专门设计了全套用于放疗模拟定位的专业组件，从专用固定检查床、专业定位平板床、专用线圈支架、专用线圈、专用质控体模与质控软件，彻底解决传统MR-Sim第三方组件与整机适配不精准的行业难题。

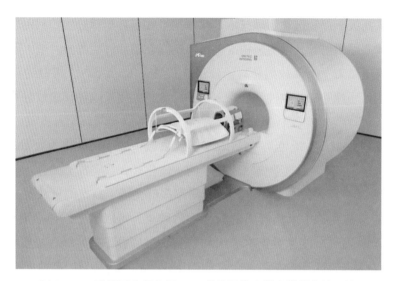

图2-176 联影医疗超高场1.5T磁共振兼容放疗模拟定位系统

（1）放疗模拟定位专业线圈方案

1）新一代SuperFlex Coil超柔线圈：与传统硬塑射频接收线圈使用的铜皮电缆不同，联影SuperFlex Coil超柔线圈，采用了新一代高分子复合导体材料，突破硬塑材料限制，具有极强柔韧性，在受到外力产生较大形变或折叠、挤压，仍能保持优异的电磁特性。同时，SuperFlex Coil超小型去耦前置放大器与超轻的线圈单元，使得超柔线圈在保持整体轻柔舒适的前提下，线圈单元密度获得较大提升，大幅增强了磁共振信号的汇聚与捕获，为优异成像信噪比与分辨率奠定了坚实基础（图2-177）。

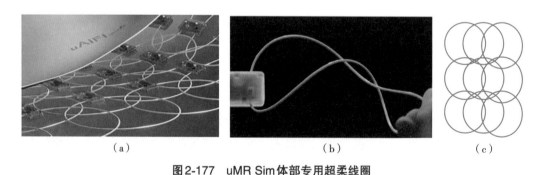

（a） （b） （c）

图2-177 uMR Sim体部专用超柔线圈

注：（a）超高密度单元矩阵，线圈密度提升；（b）超轻柔线圈单元，仅重13.2g，重量降低；（c）超柔去耦技术，紧密贴合，更高SNR。

2）MR-Sim专用头线圈：在脑部、头颈部肿瘤放疗规划应用占比最高位。为此联影医疗独创性开发了高密度MR-Sim头线圈（图2-178）。该线圈高度可调节，开阖设计装配简便，且线圈通道高达16通道，相比传统低密度、每位患者都需要拆卸重装的非专业传统线圈，具备更高信噪比与高效工作流。

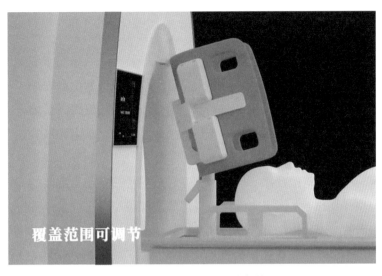

图2-178　专用MR-Sim头部线圈

（2）MR-Sim专业质控模体和流程：与常规放射科MR使用不同，在MR-sim临床使用中，为了保障放射治疗模拟定位系统在最佳运行状态，操作技师需要每日进行质控流程操作。联影1.5T磁共振兼容的MR-Sim系统提供完整的原厂质控模体与业界领先的智能化质控协议，全面参照权威TG 284与ACR国际标准，完整覆盖外置激光灯校正、系统参数质控与几何形变质控，为放疗科呈现高效、精准的质控的工作流。联影医疗1.5T磁共振兼容放疗模拟定位专用ACR模体能够一次进床完成外部激光定位系统验证，保障靶区准确从激光中心映射到MR-sim中心；原厂高精度几何质控模体精度高；全自动质控协议，能够自动出具定量质控报告，覆盖信噪比（SNR）、均匀性、层厚、几何畸变、伪影、高分辨率对比度全面质控参数（图2-179）。全套优化质控流程仅需15min即可完成，减少了质控工作量，提高放疗模拟定位工作效率。

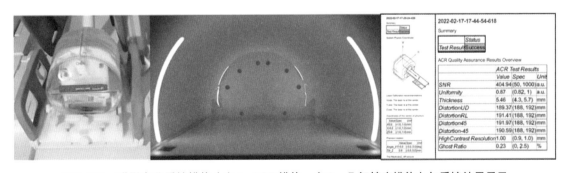

图2-179　联影专业质控模体（左1：ACR模体；左2：几何精度模体）与质控结果显示

三、未来发展趋势

放射治疗设备具有不同于其他大型医用设备的几个特点：一是属于安全性和有效性要求最高的设备之一，作为高端治疗设备，设备安全性直接影响患者生命安全，有效性直接影响临床效果；二是价格和运行成本昂贵；三是属于对临床使用和研发人员综合素质要求最高的设备之一；四是相比其他大型医用设备，市场规模较小；五是技术发展较快，需投入大量研发费用。

放疗新技术的创新带来医疗水平的不断提升，放射治疗正在为更多的肿瘤患者提供更有效的治疗。目前SRT/SBRT立体定向放疗、自适应放疗（ART）、IGRT图像引导等现代放射治疗新技术在临床的应用，推动现代精准放疗发展。结合临床经验，放射治疗设备未来发展趋势主要表现为：一是多模态影像助力精准放疗新模式，尤其是PET和MR等功能成像，与直线加速器进行有机结合，通过生物靶区开展生物引导的精准自适应放疗；二是放射治疗的智能质控，通过智能化、人性化设计，将质控贯穿整个放疗流程中的每个环节，实时监控每个步骤的误差和错误，做到及时提醒和保护；三是放射治疗智慧化的平台，通过智慧云平台，让跨院区、跨城市远程放疗成为可能，也让国家级、区域级医疗中心的优质资源快速下沉，扶持基层医院同质化发展，从而提高国家的整体放疗水平。

第三节 临床检验领域

一、市场概述

（一）整体情况

根据国家药监局《医疗器械分类目录》，临床检验器械目录包括用于临床检验实验室的设备、仪器、辅助设备和器具及医用低温存储设备，不包括体外诊断试剂。目录分为16个一级产品类别，其中，临床检验分析设备10个，检验及其他辅助设备1个。中国医学装备协会结合工作实际，在《医疗器械分类目录》基础上，对临床检验设备进行分类汇总，本报告中涵盖的设备主要有血细胞分析仪、尿液分析仪、生化分析仪、血糖仪等12种（图2-180）。

2023年国内临床检验领域设备（本书涵盖的临床检验设备，下同）市场规模达166.86亿元，较2022年下降134亿元左右，同比减少44.49%。2019—2023年国内临床检验领域设备市场规模复合增速为2.7%（图2-181）。

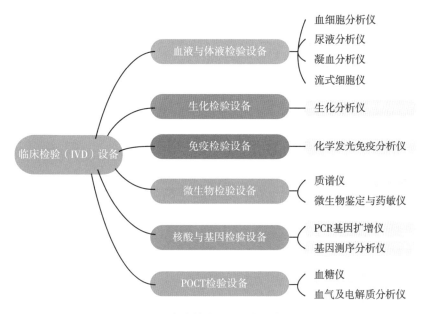

图2-180　临床检验（IVD）设备细分图

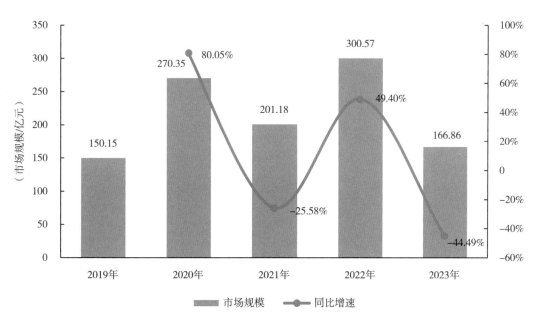

图2-181　2019—2023年国内临床检验领域设备市场规模及同比增速

数据来源：医装数胜基于公开招投标数据、上市企业及细分领域境内营收等数据推算。

从注册人企业来看，截至2023年底，国内临床检验设备注册人企业数量701家，其中民族自主品牌注册人企业606家，占86.5%。2019—2023年国内民族自主品牌注册人企业数量复合增速为11.8%（图2-182）。

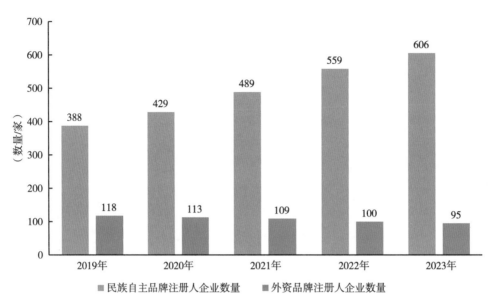

图2-182　2019—2023年国内临床检验领域注册人企业数量（有效存量）

数据来源：国家及省（自治区、直辖市）药监局，医装数胜整理。

　　从首次注册来看，2023年，国内临床检验设备首次注册的Ⅱ类和Ⅲ类产品数量为240件。2023年"准"字（境内生产的医疗器械）产品数量共233件，占比97.1%。首次注册的Ⅱ类和Ⅲ类产品数量（298件）同比下降19.5%，"准"字产品数量同比下降18.3%（图2-183）。

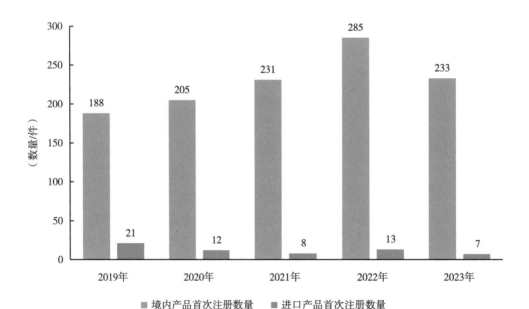

图2-183　2019—2023年国内临床检验领域产品首次注册数量

数据来源：国家及省（自治区、直辖市）药监局，医装数胜整理。

（二）细分市场

从临床检验领域细分产品来看，2023年，国内生化分析仪、流式细胞仪和质谱仪市场规模占比均超15%，较2022年均有所增加，此外，疫情需求回落，国内核酸扩增仪市场规模占比大幅下降（图2-184）。

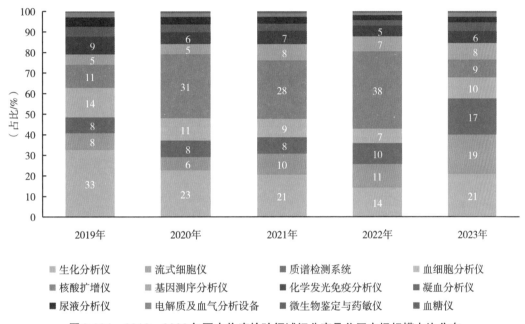

图2-184 2019—2023年国内临床检验领域细分产品公开市场规模占比分布
数据来源：公开招投标数据，医装数胜整理。

1. 生化分析仪

根据最新数据统计，2019—2023年有销售记录的生化分析仪品牌中，国内民族自主品牌数量达到126个，外资品牌数量达到45个（图2-185）。

2023年，国内民族自主品牌生化分析仪市场占有率达到64.03%，较2022年减少1.61%，外资品牌生化分析仪市场占有率达到35.97%（图2-186）。

从国内各品牌生化分析仪销售金额市场占有率来看，2023年迈瑞医疗市场占有率最高，超过40%，较2022年减少5.31%。其次为贝克曼、日立高新，市场占有率均超10%，其中贝克曼市场占有率增加5.43%，日立高新市场占有率减少0.84%。此外，罗氏市场占有率减少3.51%（表2-21）。

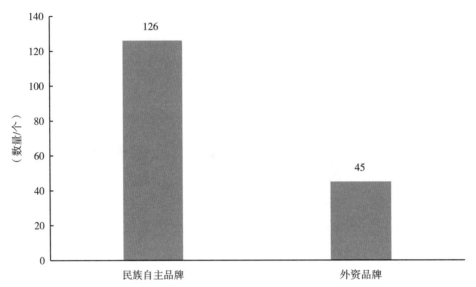

图2-185　2019—2023年国内民族自主品牌和外资品牌生化分析仪数量
数据来源：医装数胜整理。

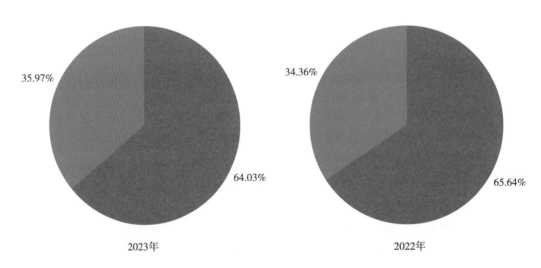

图2-186　2023年和2022年国内民族自主品牌和外资品牌生化分析仪市场占有率
数据来源：公开招投标数据，医装数胜整理。

表2-21　2023年国内生化分析仪市场占有率TOP10品牌及变化情况（按销售金额）

2023年排名	品牌	2022年占比/%	2023年占比/%	占比变化情况/%
1	迈瑞 Mindray	45.81	40.50	↓ 5.31
2	贝克曼 Beckman	10.39	15.82	↑ 5.43
3	日立高新 HITACHI	12.29	11.45	↓ 0.84
4	迪瑞 DIRUI	3.32	4.54	↑ 1.22

2023年排名	品牌	2022年占比/%	2023年占比/%	占比变化情况/%
5	优利特 URIT	1.88	3.69	↑ 1.81
6	理邦 EDAN	2.99	3.53	↑ 0.54
7	科华生物 KHB	1.82	2.80	↑ 0.98
8	佳能 canon	1.80	2.54	↑ 0.74
9	罗氏 ACCU-CHEK	5.14	1.63	↓ 3.51
10	中元 Zybio	1.39	1.43	↑ 0.04

数据来源：公开招投标数据，医装数胜整理。

从国内各品牌生化分析仪销售数量市场占有率来看，2023年迈瑞医疗市场占有率最高，达到33.46%，较2022年减少3.42%。其次为理邦、贝克曼和优利特，市场占有率均超过5%，均增加2%左右（表2-22）。

表2-22　2023年国内生化分析仪市场占有率TOP10品牌及变化情况（按销售数量）

2023年排名	品牌	2022年占比/%	2023年占比/%	占比变化情况/%
1	迈瑞 Mindray	36.88	33.46	↓ 3.42
2	理邦 EDAN	10.61	13.14	↑ 2.53
3	贝克曼 Beckman	3.36	5.58	↑ 2.22
4	优利特 URIT	3.85	5.34	↑ 1.49
5	万孚 Wondfo	3.08	4.96	↑ 1.89
6	迪瑞 DIRUI	3.32	4.73	↑ 1.41
7	日立高新 HITACHI	5.06	4.06	↓ 1.00
8	中元 Zybio	2.27	2.98	↑ 0.71
9	惜望	2.59	2.41	↓ 0.18
10	诺迈科技	0	2.36	↑ 2.36

数据来源：公开招投标数据，医装数胜整理。

2. 流式细胞仪

根据最新数据统计，2019—2023年有销售记录的流式细胞仪品牌中，国内民族自主品牌数量达到16个，外资品牌数量达到25个（图2-187）。

2023年，国内民族自主品牌流式细胞仪市场占有率为5.84%，较2022年增加2.32%，外资品牌流式细胞仪市场占有率达到94.16%（图2-188）。

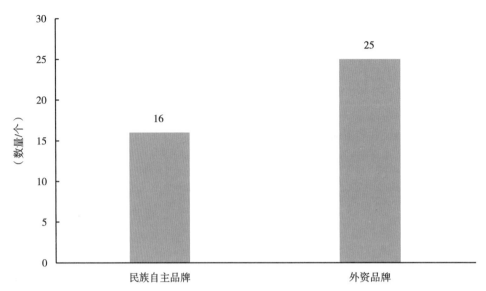

图2-187 2019—2023年国内民族自主品牌和外资品牌流式细胞仪数量

数据来源：医装数胜整理。

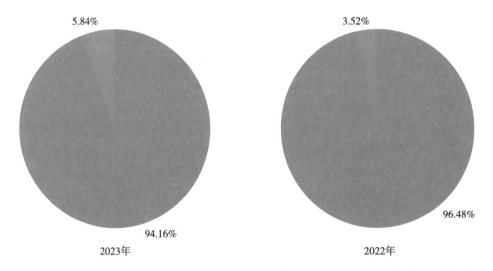

图2-188 2023年和2022年国内民族自主品牌和外资品牌流式细胞仪市场占有率

数据来源：公开招投标数据，医装数胜整理。

从国内各品牌流式细胞仪销售金额市场占有率来看，2023年碧迪医疗市场占有率最高，达到39.88%，较2022年减少5.27%。其次为贝克曼，市场占有率超过23%，减少0.99%。此外，思百拓仪器市场占有率增加5%以上（表2-23）。

表 2-23　2023 年国内流式细胞仪市场占有率 TOP10 品牌及变化情况（按销售金额）

2023 年排名	品牌	2022 年占比 /%	2023 年占比 /%	占比变化情况 /%
1	碧迪 BD Becton	45.15	39.88	↓ 5.27
2	贝克曼 Beckman	24.45	23.46	↓ 0.99
3	厦泰生物 CYTEK	12.54	10.86	↓ 1.68
4	安捷伦 Agilent	6.60	7.60	↑ 1.00
5	思百拓仪器	0	5.34	↑ 5.34
6	迈瑞 Mindray	1.27	2.26	↑ 0.99
7	路明克斯 Luminex	1.87	1.69	↓ 0.18
8	FLUIDIGM	2.18	1.55	↓ 0.63
9	唯公 Wellgrow	0.71	1.22	↑ 0.51
10	美天旎 Miltenyi	0.21	0.91	↑ 0.70

数据来源：公开招投标数据，医装数胜整理。

从国内各品牌流式细胞仪销售数量市场占有率来看，2023 年贝克曼和碧迪医疗市场占有率最高，达到 26.20%，较 2022 年分别减少 2.74%、5.32%。其次为安捷伦，市场占有率超过10%，增加 0.07%（表 2-24）。

表 2-24　2023 年国内流式细胞仪市场占有率 TOP10 品牌及变化情况（按销售数量）

2023 年排名	品牌	2022 年占比 /%	2023 年占比 /%	占比变化情况 /%
1	贝克曼 Beckman	28.94	26.20	↓ 2.74
1	碧迪 BD Becton	31.51	26.20	↓ 5.32
3	安捷伦 Agilent	11.58	11.64	↑ 0.07
4	迈瑞 Mindray	3.70	6.44	↑ 2.75
5	唯公 Wellgrow	3.22	5.61	↑ 2.40
6	厦泰生物 CYTEK	7.23	5.40	↓ 1.83
7	必达科生物 BEAMDIAG	1.77	4.16	↑ 2.39
8	指真生物 GAUGENE	2.25	2.49	↑ 0.24
9	瑞斯凯尔	1.93	1.87	↓ 0.06
10	赛默飞世尔 Thermo Fisher	2.44	1.28	↓ 1.16

数据来源：公开招投标数据，医装数胜整理。

3．血细胞分析仪

根据最新数据统计，2019—2023 年有销售记录的血细胞分析仪品牌中，国内民族自主品牌数量达到 65 个，外资品牌数量达到 25 个（图 2-189）。

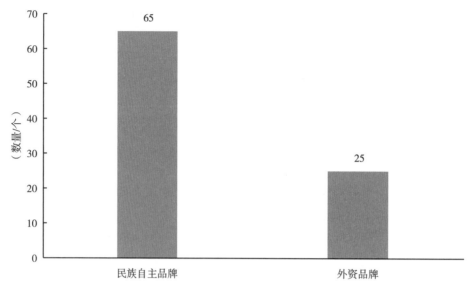

图2-189　2019—2023年国内民族自主品牌和外资品牌血细胞分析仪数量
数据来源：医装数胜整理。

　　2023年，国内民族自主品牌血细胞分析仪市场占有率达到74.60%，较2022年增加5.08%，外资品牌血细胞分析仪市场占有率达到25.40%（图2-190）。

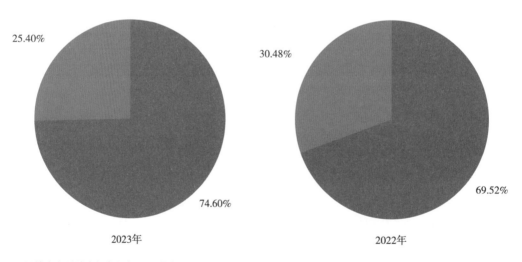

图2-190　2023年和2022年国内民族自主品牌和外资品牌血细胞分析仪市场占有率
数据来源：公开招投标数据，医装数胜整理。

　　从国内各品牌血细胞分析仪销售金额市场占有率来看，2023年迈瑞医疗市场占有率最高，达到58.18%，较2022年增加2.51%。其次为希森美康，市场占有率超过22%，增加1.38%。此外，帝迈生物市场占有率增加2.09%（表2-25）。

表2-25 2023年国内血细胞分析仪市场占有率TOP10品牌及变化情况（按销售金额）

2023年排名	品牌	2022年占比/%	2023年占比/%	占比变化情况/%
1	迈瑞 Mindray	55.67	58.18	↑ 2.51
2	希森美康 Sysmex	21.60	22.98	↑ 1.38
3	帝迈生物 DYMIND	3.85	5.94	↑ 2.09
4	优利特 URIT	2.47	3.42	↑ 0.95
5	迪瑞 DIRUI	2.32	1.70	↓ 0.62
6	迈克生物 Maccura	2.57	1.32	↓ 1.25
7	中元 Zybio	0.03	0.81	↑ 0.78
8	日本光电 NIHON KOHDEN	0.80	0.80	0
9	理邦 EDAN	0.25	0.56	↑ 0.31
10	特康科技	0.55	0.55	0

数据来源：公开招投标数据，医装数胜整理。

从国内各品牌血细胞分析仪销售数量市场占有率来看，2023年迈瑞医疗市场占有率最高，达到50%以上，较2022年增加1.21%。其次为希森美康、帝迈生物，市场占有率均超过10%，分别增加0.43%、3.34%。此外，中元市场占有率增加近4%，雅培医疗市场占有率减少2%以上（表2-26）。

表2-26 2023年国内血细胞分析仪市场占有率TOP10品牌及变化情况（按销售数量）

2023年排名	品牌	2022年占比/%	2023年占比/%	占比变化情况/%
1	迈瑞 Mindray	49.58	50.79	↑ 1.21
2	希森美康 Sysmex	12.94	13.37	↑ 0.43
3	帝迈生物 DYMIND	7.10	10.44	↑ 3.34
4	优利特 URIT	7.10	7.81	↑ 0.71
5	中元 Zybio	0.14	3.97	↑ 3.83
6	特康科技	2.43	2.38	↓ 0.05
7	迪瑞 DIRUI	3.22	1.83	↓ 1.39
8	迈克生物 Maccura	1.64	1.47	↓ 0.17
9	雅培医疗 Abbott	3.41	1.22	↓ 2.19
10	理邦 EDAN	0.42	0.85	↑ 0.43

数据来源：公开招投标数据，医装数胜整理。

4. 凝血分析仪

根据最新数据统计，2019—2023年有销售记录的凝血分析仪品牌中，国内民族自主品牌数量达到71个，外资品牌数量达到19个（图2-191）。

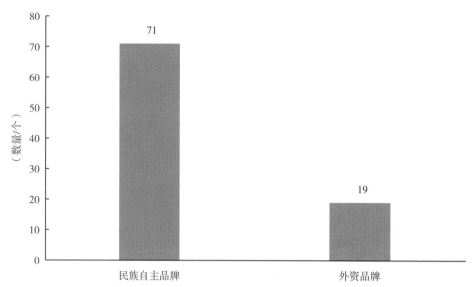

图2-191　2019—2023年国内民族自主品牌和外资品牌凝血分析仪数量
数据来源：医装数胜整理。

2023年，国内民族自主品牌凝血分析仪市场占有率达到52.52%，较2022年减少3.11%，外资品牌凝血分析仪市场占有率达到47.48%（图2-192）。

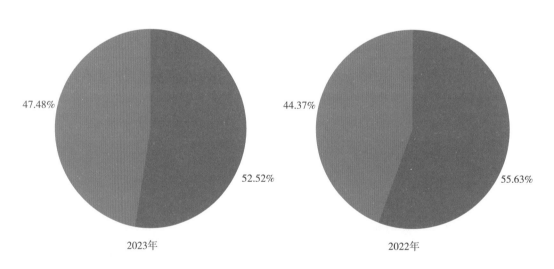

■ 民族自主品牌市场占有率　　■ 外资品牌市场占有率　　　　■ 民族自主品牌市场占有率　　■ 外资品牌市场占有率

图2-192　2023年和2022年国内民族自主品牌和外资品牌凝血分析仪市场占有率
数据来源：公开招投标数据，医装数胜整理。

从国内各品牌凝血分析仪销售金额市场占有率来看，2023年希森美康和迈瑞医疗市场占有率较高，均达到20%左右，较2022年分别减少4.94%、3.27%。其次，沃芬市场占有率超10%，增加5.98%。此外，积水医疗市场占有率增加6%以上，思塔高市场占有率减少4.49%（表2-27）。

表2-27　2023年国内凝血分析仪市场占有率TOP10品牌及变化情况（按销售金额）

2023年排名	品牌	2022年占比/%	2023年占比/%	占比变化情况/%
1	希森美康 Sysmex	26.58	21.64	↓ 4.94
2	迈瑞 Mindray	21.21	17.94	↓ 3.27
3	沃芬 IL	4.47	10.45	↑ 5.98
4	积水医疗 SEKISUI	1.04	7.66	↑ 6.62
5	赛科希德 SUCCEEDER	4.95	6.09	↑ 1.14
6	众驰 Zonci	2.47	3.46	↑ 0.99
7	罗氏 ACCU-CHEK	1.22	3.36	↑ 2.14
8	思塔高 STAGO	7.27	2.78	↓ 4.49
9	麦科田	2.23	2.72	↑ 0.49
10	希莱恒 HORRON	0.16	2.44	↑ 2.28

数据来源：公开招投标数据，医装数胜整理。

从国内各品牌凝血分析仪销售数量市场占有率来看，2023年迈瑞医疗市场占有率最高，达到18.16%，较2022年增加1.75%。其次，希森美康、赛科希德市场占有率均超过8%，均增加不到1%。此外，帝迈生物市场占有率增加2%以上（表2-28）。

表2-28　2023年国内凝血分析仪市场占有率TOP10品牌及变化情况（按销售数量）

2023年排名	品牌	2022年占比/%	2023年占比/%	占比变化情况/%
1	迈瑞 Mindray	16.40	18.16	↑ 1.75
2	希森美康 Sysmex	11.75	12.06	↑ 0.31
3	赛科希德 SUCCEEDER	7.34	8.23	↑ 0.88
4	众驰 Zonci	5.39	4.40	↓ 0.99
5	麦科田	3.55	4.26	↑ 0.71
6	沃芬 IL	2.69	3.55	↑ 0.85
7	雷杜 Rayto	3.79	3.26	↓ 0.53
8	帝迈生物 DYMIND	0.73	2.98	↑ 2.24
9	万孚 Wondfo	3.18	2.84	↓ 0.35
10	凯迈医疗设备	0.61	2.55	↑ 1.94

数据来源：公开招投标数据，医装数胜整理。

5. 核酸扩增仪

根据最新数据统计，2019—2023年有销售记录的核酸扩增仪品牌中，国内民族自主品牌数量达到145个，外资品牌数量达到41个（图2-193）。

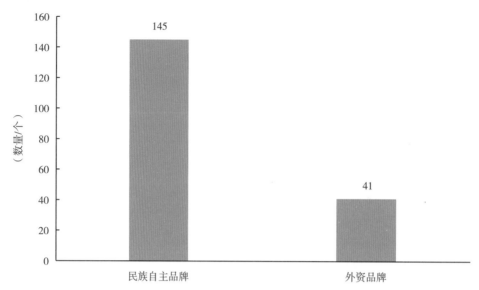

图2-193　2019—2023年国内民族自主品牌和外资品牌核酸扩增仪数量
数据来源：医装数胜整理。

在2023年，国内民族自主品牌核酸扩增仪市场占有率达到28.79%，较2022年减少35.82%，外资品牌核酸扩增仪市场占有率达到71.21%（图2-194）。

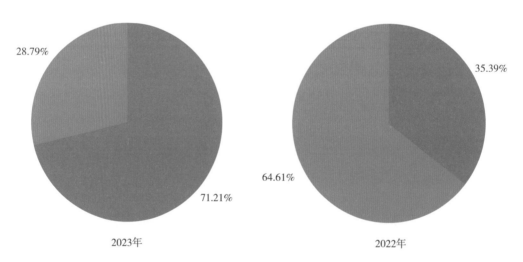

图2-194　2023年和2022年国内民族自主品牌和外资品牌核酸扩增仪市场占有率
数据来源：公开招投标数据，医装数胜整理。

从国内各品牌核酸扩增仪销售金额市场占有率来看，2023年赛默飞世尔市场占有率最高，达到25%以上，较2022年增加10.75%。其次，伯乐市场占有率超过17%，增加13.14%（表2-29）。

表2-29 2023年国内核酸扩增仪市场占有率TOP10品牌及变化情况（按销售金额）

2023年排名	品牌	2022年占比/%	2023年占比/%	占比变化情况/%
1	赛默飞世尔 Thermo Fisher	16.03	26.78	↑ 10.75
2	伯乐 Bio-Rad	4.30	17.44	↑ 13.14
3	博日 BIOER	8.22	9.88	↑ 1.66
4	天隆科技 TIANLONG	11.86	8.58	↓ 3.28
5	凯杰 QIAGEN	0.66	6.24	↑ 5.58
6	宏石医疗 HONGSHI	9.18	5.76	↓ 3.42
7	罗氏 ACCU-CHEK	4.43	5.64	↑ 1.21
8	雅睿生物 MOLARRAY	6.87	2.01	↓ 4.86
9	达安基因	0.17	1.44	↑ 1.27
10	安誉科技 AGS	2.03	1.33	↓ 0.70

数据来源：公开招投标数据，医装数胜整理。

从国内各品牌核酸扩增仪销售数量市场占有率来看，2023年前三名分别为赛默飞世尔、伯乐和博日，市场占有率均超过13%，其中伯乐、赛默飞世尔市场占有率较2022年分别增加11.35%、8.01%，博日市场占有率减少0.30%。此外，天隆科技、雅睿生物市场占有率均减少10%左右（表2-30）。

表2-30 2023年国内核酸扩增仪市场占有率TOP10品牌及变化情况（按销售数量）

2023年排名	品牌	2022年占比/%	2023年占比/%	占比变化情况/%
1	赛默飞世尔 Thermo Fisher	10.96	18.97	↑ 8.01
2	伯乐 Bio-Rad	3.42	14.77	↑ 11.35
3	博日 BIOER	14.18	13.88	↓ 0.30
4	天隆科技 TIANLONG	20.42	9.93	↓ 10.50
5	宏石医疗 HONGSHI	12.48	8.23	↓ 4.25
6	罗氏 ACCU-CHEK	3.56	2.66	↓ 0.90
6	朗基科学 LongGene	0.50	2.66	↑ 2.16
8	伯杰医疗 BIOGERM	0.01	2.50	↑ 2.49
8	雅睿生物 MOLARRAY	12.38	2.50	↓ 9.88
10	柏恒科技	0.24	2.18	↑ 1.94

数据来源：公开招投标数据，医装数胜整理。

6. 基因测序分析仪

根据最新数据统计，2019—2023年有销售记录的基因测序分析仪品牌中，国内民族自主品牌数量达到29个，外资品牌数量达到15个（图2-195）。

96

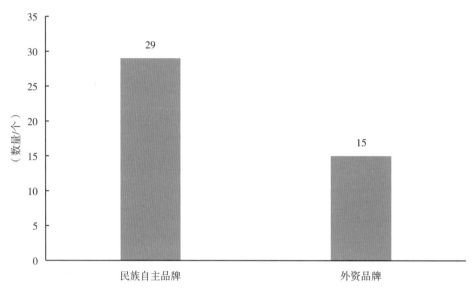

图2-195　2019—2023年国内民族自主品牌和外资品牌基因测序分析仪数量

数据来源：医装数胜整理。

2023年，国内民族自主品牌基因测序分析仪市场占有率达到65.79%，较2022年增加11.09%，外资品牌基因测序分析仪市场占有率达到34.21%（图2-196）。

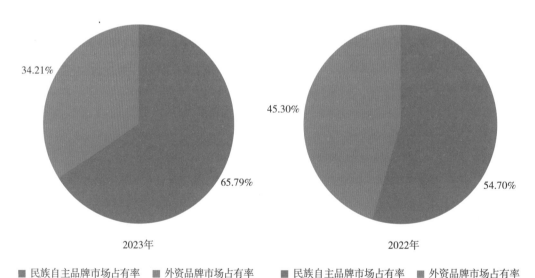

图2-196　2023年和2022年民族自主品牌和外资品牌基因测序分析仪市场占有率

数据来源：公开招投标数据，医装数胜整理。

从国内各品牌基因测序分析仪销售金额市场占有率来看，2023年华大智造市场占有率最高，达到34.08%，较2022年增加14.80%。其次，因美纳市场占有率达到18.65%，减少6.78%（表2-31）。

表2-31　2023年国内基因测序分析仪市场占有率TOP10品牌及变化情况（按销售金额）

2023年排名	品牌	2022年占比/%	2023年占比/%	占比变化情况/%
1	华大智造	19.28	34.08	↑ 14.80
2	因美纳 Illumina	25.43	18.65	↓ 6.78
3	牛津纳米孔 Oxford Nanopore	6.65	9.04	↑ 2.39
4	安诺优达 ANNOROAD	7.48	5.75	↓ 1.73
5	贝瑞基因	7.15	5.62	↓ 1.53
6	金圻睿生物	5.19	4.98	↓ 0.21
7	华大基因 BGI	1.14	4.04	↑ 2.90
8	赛默飞世尔 Thermo Fisher	8.04	3.66	↓ 4.38
9	博奥晶芯 CapitalBiopro	0.30	1.63	↑ 1.33
10	元素生物 Element	0	1.48	↑ 1.48

数据来源：公开招投标数据，医装数胜整理。

从国内各品牌基因测序分析仪销售数量市场占有率来看，2023年华大造市场占有率最高，超过35%，较2022年增加16.11%。其次，因美纳、牛津纳米孔市场占有率均超过10%，分别减少6.78%、0.65%（表2-32）。

表2-32　2023年国内基因测序分析仪市场占有率TOP10品牌及变化情况（按销售数量）

2023年排名	品牌	2022年占比/%	2023年占比/%	占比变化情况/%
1	华大智造	19.33	35.44	↑ 16.11
2	因美纳 Illumina	20.07	13.29	↓ 6.78
3	牛津纳米孔 Oxford Nanopore	10.78	10.13	↓ 0.65
4	安诺优达 ANNOROAD	6.69	5.70	↓ 1.00
4	金圻睿生物	5.95	5.70	↓ 0.25
6	贝瑞基因	7.06	3.80	↓ 3.27
6	赛默飞世尔 Thermo Fisher	7.81	3.80	↓ 4.01
8	华大基因 BGI	1.49	3.16	↑ 1.68
9	齐碳科技	0.37	2.53	↑ 2.16
10	海尔施基因	1.86	1.90	↑ 0.04

数据来源：公开招投标数据，医装数胜整理。

7. 化学发光免疫分析仪

根据最新数据统计，2019—2023年有销售记录的化学发光免疫分析仪品牌中，国内民族自主品牌数量达到100个，外资品牌数量达到37个（图2-197）。

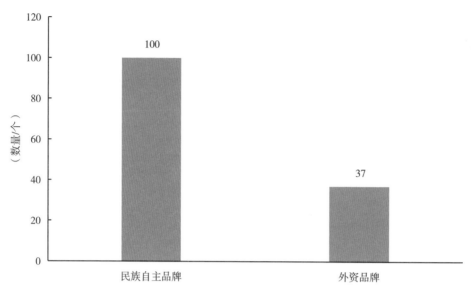

图2-197　2019—2023年国内民族自主品牌和外资品牌化学发光免疫分析仪数量

数据来源：医装数胜整理。

在2023年，国内民族自主品牌化学发光免疫分析仪市场占有率达到64.43%，较2022年增加3.23%，外资品牌化学发光免疫分析仪市场占有率达到35.57%（图2-198）。

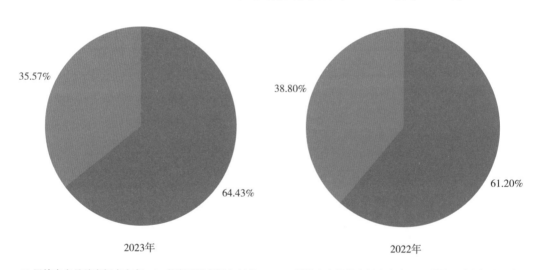

图2-198　2023年和2022年国内民族自主品牌和外资品牌化学发光免疫分析仪市场占有率

数据来源：公开招投标数据，医装数胜整理。

从国内各品牌化学发光免疫分析仪销售金额市场占有率来看，2023年前三名分别为迈瑞医疗、新产业生物和罗氏，市场占有率均超过10%，其中新产业生物市场占有率较2022年增加2.60%，罗氏和迈瑞医疗市场占有率分别减少6.18%、4.26%。此外，雅培医疗市场占有率增加3%以上（表2-33）。

表2-33　2023年国内化学发光免疫分析仪市场占有率TOP10品牌及变化情况（按销售金额）

2023年排名	品牌	2022年占比/%	2023年占比/%	占比变化情况/%
1	迈瑞 Mindray	21.54	17.28	↓ 4.26
2	新产业生物 Snibe	10.41	13.01	↑ 2.60
3	罗氏 ACCU-CHEK	17.95	11.77	↓ 6.18
4	安图 Autobio	7.36	7.67	↑ 0.31
5	亚辉龙 YHLO	5.68	6.85	↑ 1.17
6	雅培医疗 Abbott	2.43	6.10	↑ 3.67
7	贝克曼 Beckman	3.90	5.69	↑ 1.79
8	伯乐 Bio-Rad	4.51	4.05	↓ 0.46
9	西门子医疗 SIEMENS	0.76	2.06	↑ 1.30
10	普门科技 Lifotronic	0.99	1.57	↑ 0.58

数据来源：公开招投标数据，医装数胜整理。

从国内各品牌化学发光免疫分析仪销售数量市场占有率来看，2023年迈瑞医疗市场占有率最高，超过15%，较2022年减少5.46%。其次，新产业生物、亚辉龙市场占有率均超过8%，亚辉龙市场占有率增加1.08%，新产业生物市场占有率减少0.82%。此外，雅培医疗市场占有率增加2%以上（表2-34）。

表2-34　2023年国内化学发光免疫分析仪市场占有率TOP10品牌及变化情况（按销售数量）

2023年排名	品牌	2022年占比/%	2023年占比/%	占比变化情况/%
1	迈瑞 Mindray	20.54	15.09	↓ 5.46
2	新产业生物 Snibe	9.47	8.65	↓ 0.82
3	亚辉龙 YHLO	7.22	8.30	↑ 1.08
4	安图 Autobio	7.50	7.84	↑ 0.33
5	罗氏 ACCU-CHEK	8.07	7.13	↓ 0.93
6	雅培医疗 Abbott	1.69	4.09	↑ 2.41
7	贝克曼 Beckman	2.35	3.39	↑ 1.05
8	迈克生物 Maccura	3.10	3.04	↓ 0.05
9	热景生物 Hotgen	2.81	2.92	↑ 0.11
10	基蛋 GP	1.31	2.69	↑ 1.38

数据来源：公开招投标数据，医装数胜整理。

8．尿液分析仪

根据最新数据统计，2019—2023年有销售记录的尿液分析仪品牌中，国内民族自主品牌数量达到50个，外资品牌数量达到13个（图2-199）。

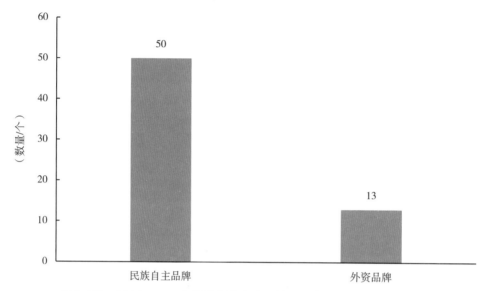

图2-199　2019—2023年国内民族自主品牌和外资品牌尿液分析仪数量
数据来源：医装数胜整理。

2023年，国内民族自主品牌尿液分析仪市场占有率达到82.66%较2022年增加5.18%，外资品牌尿液分析仪市场占有率达到17.34%（图2-200）。

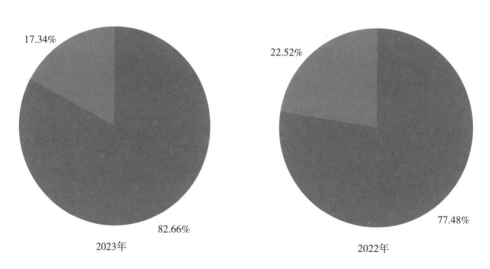

图2-200　2023年和2022年国内民族自主品牌和外资品牌尿液分析仪市场占有率
数据来源：公开招投标数据，医装数胜整理。

从国内各品牌尿液分析仪销售金额市场占有率来看，2023年前三名分别为优利特、迪瑞医疗和迈瑞医疗，市场占有率均超过18%，其中迈瑞医疗和迪瑞医疗市场占有率较2022年均增加1%左右，优利特市场占有率减少2.26%。此外，爱威科技市场占有率增加6%以上，希森美康市场占有率减少3%以上（表2-35）。

表2-35 2023年国内尿液分析仪市场占有率TOP10品牌及变化情况（按销售金额）

2023年排名	品牌	2022年占比/%	2023年占比/%	占比变化情况/%
1	优利特 URIT	28.03	25.77	↓ 2.26
2	迪瑞 DIRUI	17.83	18.76	↑ 0.93
3	迈瑞 Mindray	17.74	18.74	↑ 1.00
4	希森美康 Sysmex	18.61	15.31	↓ 3.30
5	爱威科技	2.77	9.47	↑ 6.70
6	华晟源 HUA SHENG YUAN	1.98	2.55	↑ 0.57
7	美侨医疗 Mejer	3.98	2.51	↓ 1.47
8	中元 Zybio	1.18	1.09	↓ 0.09
9	宝威生物	0.33	0.73	↑ 0.40
10	贝克曼 Beckman	0.88	0.51	↓ 0.37

数据来源：公开招投标数据，医装数胜整理。

从国内各品牌尿液分析仪销售数量市场占有率来看，2023年优利特市场占有率最高，超过30%，较2022年增加2.18%。其次为爱威科技、迪瑞医疗和迈瑞医疗，市场占有率均超过10%，分别增加13.17%、1.96%、0.13%。此外，华晟源市场占有率增加5%以上（表2-36）。

表2-36 2023年国内尿液分析仪市场占有率TOP10品牌及变化情况（按销售数量）

2023年排名	品牌	2022年占比/%	2023年占比/%	占比变化情况/%
1	优利特 URIT	28.38	30.56	↑ 2.18
2	爱威科技	2.73	15.90	↑ 13.17
3	迪瑞 DIRUI	10.93	12.89	↑ 1.96
4	迈瑞 Mindray	10.37	10.50	↑ 0.13
5	华晟源 HUA SHENG YUAN	1.47	7.17	↑ 5.70
6	希森美康 Sysmex	5.61	4.78	↓ 0.82
7	美侨医疗 Mejer	4.41	4.37	↓ 0.05
8	艾康生物 ACON	0.84	3.64	↑ 2.80
9	宝威生物	0.63	1.56	↑ 0.93
9	欧普兰 OPULEN	2.24	1.56	↓ 0.68

数据来源：公开招投标数据，医装数胜整理。

9. 电解质及血气分析设备

根据最新数据统计，2019—2023年有销售记录的电解质及血气分析设备品牌中，国内民族自主品牌数量达到34个，外资品牌达到12个（图2-201）。

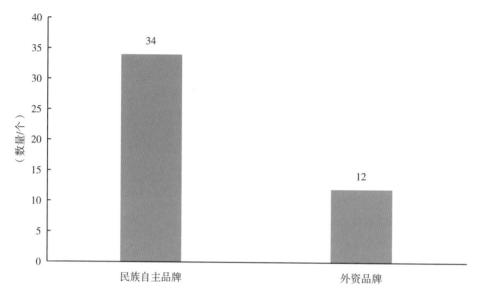

图2-201　2019—2023年国内民族自主品牌和外资品牌电解质及血气分析设备数量

数据来源：医装数胜整理。

在2023年，国内民族自主品牌电解质及血气分析设备市场占有率达到55.07%，较2022年增加13.39%，外资品牌电解质及血气分析设备市场占有率达到44.93%（图2-202）。

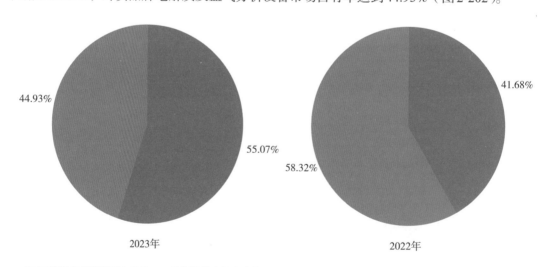

图2-202　2023年和2022年国内民族自主品牌和外资品牌电解质及血气分析设备市场占有率

数据来源：公开招投标数据，医装数胜整理。

从国内各品牌电解质及血气分析设备销售金额市场占有率来看，2023年康立市场占有率最高，超过30%，较2022年增加10.15%。其次，雷度米特、沃芬市场占有率均超过13%，其中沃芬市场占有率增加0.95%，雷度米特市场占有率减少5.96%（表2-37）。

表2-37　2023年国内电解质及血气分析设备市场占有率TOP10品牌及变化情况（按销售金额）

2023年排名	品牌	2022年占比/%	2023年占比/%	占比变化情况/%
1	康立 MEDICONG	23.31	33.46	↑ 10.15
2	雷度米特 RADIOMETER	27.73	21.77	↓ 5.96
3	沃芬 IL	12.88	13.83	↑ 0.95
4	西门子医疗 SIEMENS	5.13	5.73	↑ 0.60
5	理邦 EDAN	2.75	5.44	↑ 2.69
6	普朗医疗	3.93	3.56	↓ 0.37
7	明德生物 EDIAGNOSIS	1.29	2.87	↑ 1.58
8	希莱恒 HORRON	2.57	2.35	↓ 0.22
9	深圳凯特生物	2.03	1.61	↓ 0.42
10	罗氏 ACCU-CHEK	6.68	1.49	↓ 5.19

数据来源：公开招投标数据，医装数胜整理。

从国内各品牌电解质及血气分析设备销售数量市场占有率来看，2023年康立市场占有率最高，达到34.99%，较2022年增加8.58%。其次为雷度米特、沃芬，市场占有率均超过10%，分别减少4.69%、1.13%（表2-38）。

表2-38　2023年国内电解质及血气分析设备市场占有率TOP10品牌及变化情况（按销售数量）

2023年排名	品牌	2022年占比/%	2023年占比/%	占比变化情况/%
1	康立 MEDICONG	26.41	34.99	↑ 8.58
2	雷度米特 RADIOMETER	18.59	13.90	↓ 4.69
3	沃芬 IL	12.05	10.92	↓ 1.13
4	希莱恒 HORRON	6.15	5.58	↓ 0.57
5	西门子医疗 SIEMENS	4.87	4.84	↓ 0.03
6	理邦 EDAN	2.82	4.09	↑ 1.27
6	优利特 URIT	1.28	4.09	↑ 2.81
8	明德生物 EDIAGNOSIS	2.18	2.85	↑ 0.67
8	深圳凯特生物	3.85	2.85	↓ 0.99
10	普朗医疗	4.23	2.48	↓ 1.75

数据来源：公开招投标数据，医装数胜整理。

10. 微生物鉴定与药敏仪

根据最新数据统计，2019—2023年有销售记录的微生物鉴定与药敏仪品牌中，国内民族自主品牌数量达到13个，外资品牌数量达到6个（图2-203）。

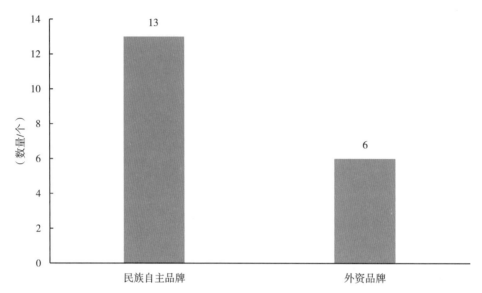

图 2-203 2019—2023年国内民族自主品牌和外资品牌微生物鉴定与药敏仪数量
数据来源：医装数胜整理。

2023年，国内民族自主品牌微生物鉴定与药敏仪市场占有率达到79.21%，较2022年增加8.18%，外资品牌微生物鉴定与药敏仪市场占有率达到20.79%（图2-204）。

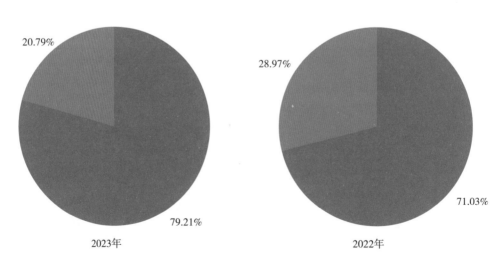

图 2-204 2023年和2022年国内民族自主品牌和外资品牌微生物鉴定与药敏仪市场占有率
数据来源：公开招投标数据，医装数胜整理。

从国内各品牌微生物鉴定与药敏仪销售金额市场占有率来看，2023年安图生物市场占有率最高，超过40%，较2022年减少3.22%。其次，中元市场占有率达到30%左右，同比增加超过15%（表2-39）。

表2-39 2023年国内微生物鉴定与药敏仪市场占有率TOP5品牌及变化情况（按销售金额）

2023年排名	品牌	2022年占比/%	2023年占比/%	占比变化情况/%
1	安图 Autobio	45.69	42.47	↓ 3.22
2	中元 Zybio	12.92	28.19	↑ 15.27
3	布鲁克 Bruker	6.39	11.21	↑ 4.82
4	生物梅里埃 Biomerieux	16.08	9.58	↓ 6.50
5	复星运涛光电	2.27	5.13	↑ 2.86

数据来源：公开招投标数据，医装数胜整理。

从国内各品牌微生物鉴定与药敏仪销售数量市场占有率来看，2023年安图生物市场占有率最高，超过35%，较2022年增加0.16%。其次，中元市场占有率达到25.00%，市场占有率增加13.89%（表2-40）。

表2-40 2023年国内微生物鉴定与药敏仪市场占有率TOP5品牌及变化情况（按销售数量）

2023年排名	品牌	2022年占比/%	2023年占比/%	占比变化情况/%
1	安图 Autobio	35.56	35.71	↑ 0.16
2	中元 Zybio	11.11	25.00	↑ 13.89
3	生物梅里埃 Biomerieux	15.56	10.71	↓ 4.84
4	复星运涛光电	4.44	10.71	↑ 6.27
5	布鲁克 Bruker	4.44	7.14	↑ 2.70

数据来源：公开招投标数据，医装数胜整理。

11. 质谱检测系统

根据最新数据统计，2019—2023年有销售记录的质谱检测系统品牌中，国内民族自主品牌数量达到34个，外资品牌数量达到26个（图2-205）。

在2023年，国内民族自主品牌质谱检测系统市场占有率达到17.79%，较2022年减少3.67%，外资品牌质谱检测系统市场占有率达到82.21%（图2-206）。

从国内各品牌质谱检测系统销售金额市场占有率来看，2023年安捷伦市场占有率最高，超过33%，较2022年增加13.93%。其次为爱博才思、沃特世，市场占有率均超过13%，均减少3%以上。此外，岛津市场占有率减少6%以上（表2-41）。

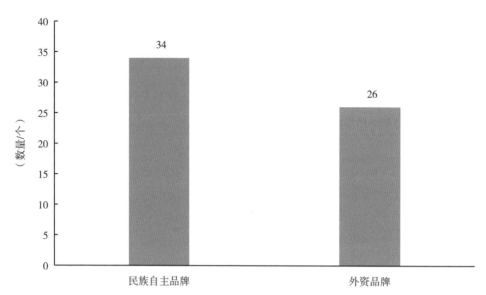

图 2-205　2019—2023 年国内民族自主品牌和外资品牌质谱检测系统数量

数据来源：医装数胜整理。

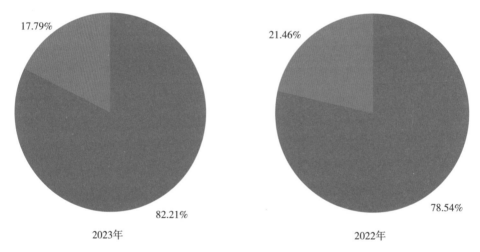

图 2-206　2023 年和 2022 年国内民族自主品牌和外资品牌质谱检测系统市场占有率

数据来源：公开招投标数据，医装数胜整理。

表 2-41　2023 年国内质谱检测系统备市场占有率 TOP10 品牌及变化情况（按销售金额）

2023年排名	品牌	2022年占比/%	2023年占比/%	占比变化情况/%
1	安捷伦 Agilent	19.44	33.37	↑ 13.93
2	爱博才思 AB Sciex	20.46	17.14	↓ 3.32
3	沃特世 Waters	17.66	13.77	↓ 3.89

2023年排名	品牌	2022年占比/%	2023年占比/%	占比变化情况/%
4	岛津 SHIMADZU	16.36	9.66	↓ 6.70
5	凯莱谱 CALIBRA	3.95	2.80	↓ 1.15
6	德国元素 Elementar	0.31	2.08	↑ 1.77
7	品生	2.11	1.95	↓ 0.16
8	英盛	0.51	1.84	↑ 1.33
9	华谱科仪 COREGUARD	0.37	1.73	↑ 1.36
10	LECO	0	1.40	↑ 1.40

数据来源：公开招投标数据，医装数胜整理。

从国内各品牌质谱检测系统销售数量市场占有率来看，2023年安捷伦市场占有率最高，达到40%左右，较2022年增加15.46%。其次，岛津、沃特世和爱博才思市场占有率均达到10%左右，分别减少6.34%、3.73%、4.92%（表2-42）。

表2-42　2023年国内质谱检测系统市场占有率TOP10品牌及变化情况（按销售数量）

2023年排名	品牌	2022年占比/%	2023年占比/%	占比变化情况/%
1	安捷伦 Agilent	24.25	39.71	↑ 15.46
2	岛津 SHIMADZU	20.06	13.72	↓ 6.34
3	沃特世 Waters	13.47	9.75	↓ 3.73
4	爱博才思 AB Sciex	14.67	9.75	↓ 4.92
5	英盛	0.90	2.53	↑ 1.63
6	凯莱谱 CALIBRA	3.29	1.81	↓ 1.49
7	德国元素 Elementar	0.30	1.81	↑ 1.51
8	品生	1.50	1.81	↑ 0.31
9	华谱科仪 COREGUARD	0.30	1.44	↑ 1.14
10	美康盛德 MEDICAL SYSTEM	2.10	1.44	↓ 0.65

数据来源：公开招投标数据，医装数胜整理。

12．血糖仪

根据最新数据统计，2019—2023年有销售记录的血糖仪品牌中，国内民族自主品牌数量达到53个，外资品牌数量达到20个（图2-207）。

2023年，国内民族自主品牌血糖仪市场占有率达到80.07%，较2022年增加12.33%，外资品牌血糖仪市场占有率达到19.93%（图2-208）。

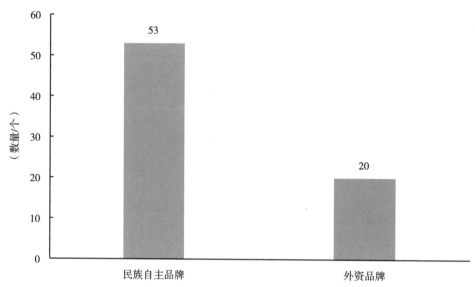

图2-207 2019—2023年国内民族自主品牌和外资品牌血糖仪数量
数据来源：医装数胜整理。

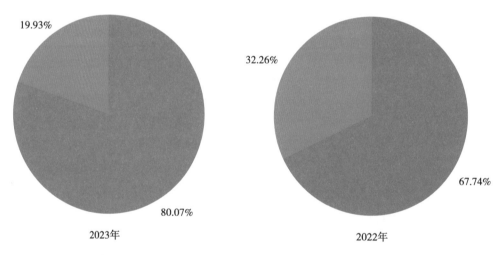

图2-208 2023年和2022年国内民族自主品牌和外资品牌血糖仪市场占有率
数据来源：公开招投标数据，医装数胜整理。

从国内各品牌血糖仪备销售金额市场占有率来看，2023年三诺市场占有率最高，超过20%，较2022年增加11.95%。其次为奥源、仕达思，市场占有率均超过12%，分别增加11.06%、7.65%。此外，宜得孚市场占有率减少8%以上（表2-43）。

表2-43 2023年国内血糖仪市场占有率TOP10品牌及变化情况（按销售金额）

2023年排名	品牌	2022年占比/%	2023年占比/%	占比变化情况/%
1	三诺 SINOCARE	8.06	20.01	↑ 11.95
2	奥源	4.60	15.66	↑ 11.06
3	仕达思 STARS	4.69	12.34	↑ 7.65
4	兰标电子	9.60	8.42	↓ 1.18
5	艾康生物 ACON	1.67	5.87	↑ 4.20
6	微策生物 VivaChek	2.20	5.79	↑ 3.59
7	怡成	0.07	5.67	↑ 5.60
8	宜得孚 EKF-diagnostic	13.82	5.18	↓ 8.64
9	鱼跃 yuwell	8.50	4.40	↓ 4.10
10	普春堂	0	1.91	↑ 1.91

数据来源：公开招投标数据，医装数胜整理。

从国内各品牌血糖仪销售数量市场占有率来看，2023年三诺市场占有率最高，超过25%，较2022年减少17.05%。其次为鱼跃医疗、拜安进，市场占有率均超过10%，分别增加7.22%、10.28%。此外，艾康生物市场占有率减少7%以上（表2-44）。

表2-44 2023年国内血糖仪市场占有率TOP10品牌及变化情况（按销售数量）

2023年排名	品牌	2022年占比/%	2023年占比/%	占比变化情况/%
1	三诺 SINOCARE	42.18	25.14	↓ 17.05
2	鱼跃 yuwell	5.50	12.72	↑ 7.22
3	拜安进	0	10.28	↑ 10.28
4	微策生物 VivaChek	5.06	8.24	↑ 3.18
5	安晟信 Ascensia	0.02	5.16	↑ 5.14
6	五鼎生物 ApexBio	0.18	4.97	↑ 4.78
7	普春堂	0	4.90	↑ 4.90
7	罗氏 ACCU-CHEK	1.44	4.90	↑ 3.46
9	强生医疗 Johnson	0.44	4.22	↑ 3.77
10	艾康生物 ACON	11.34	3.96	↓ 7.39

数据来源：公开招投标数据，医装数胜整理。

二、年度新产品、新技术

（一）生化免疫分析仪

1. 罗氏诊断

2023年，罗氏诊断全新一代cobas® pure及cobas® pro整体解决方案在中国上市，并在

2023年第六届CIIE亮相。cobas® pro与cobas® pure采用无缝衔接的设计，统一的标准化解决方案，可连接罗氏CCM自动化流水线。

新产品新技术一：cobas® pure整体解决方案（图2-209）

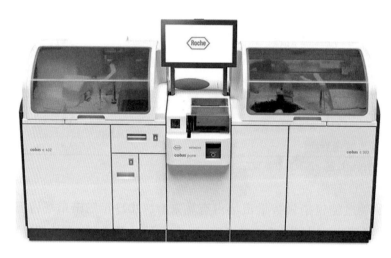

图2-209　罗氏诊断cobas® pure整体解决方案

cobas® pure整体解决方案是罗氏诊断为中小型实验室及急诊实验室提供的全新生化免疫分析整体解决方案。延续罗氏cobas®的设计理念及其先进的技术标准，基于cobas® 4000及cobas® 6000市场的丰富经验和全面的检测菜单而设计。cobas® pure紧凑的解决方案，在仅需2平方米的空间内整合了生化免疫分析单元，为实验室提供了更多的灵活性，适应实验室高效、快速的检测需求。为了简化日常操作，cobas® pure具有自动校准、自动保养、可预测装载列表等新功能，较大程度地减少实验室老师的手工操作，从而节省时间、提升效率。

（1）自动校准功能：简化了更换批次试剂的校准操作，当部分生化检测项目使用新批次试剂时，不再需要手动校准和校准品，系统可自动调整校准曲线。自动校准节省了手动校准操作、时间和校准品成本。

（2）预测装载列表：提供仪器未来24小时不间断运行所需的试剂耗材列表，减少日常试剂耗材规划时间，避免因试剂不足而带来的运行中断。

（3）自动执行日常保养：实验室部分的日保养工作可由cobas® pure系统后台自动执行，如数据库备份、样本针清洗、系统清洗、光度计检查等。使用cobas® pure整体解决方案，为实验室节约日保养时间，减少日保养手动操作，提升工作效率。

（4）检测高效环保：核心急诊免疫项目如心脏标志物仅需9分钟即可出结果，可以帮助急诊实验室快速发出报告，缩短诊治时间，及时挽救急诊患者生命，一次性吸头及反应杯清洗有效降低携带污染，保证急诊检测结果的准确可靠，减少医患纠纷。cobas® pure可进行生化、免疫分析模块的灵活组合成生化免疫整体解决方案，有效处理高峰期样本，缩短样本TAT，适应实验室发展需求，提升效率。cobas® pure样本及试剂的需求量更低，在确保可靠结果和有效操作的同时，尽可能减少每个测试结果产生的液体或固体排废量，以减少对环境的影响。

新产品新技术二：cobas® pro整体解决方案（图2-210）

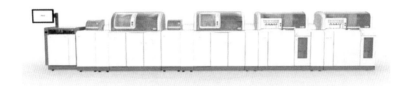

图2-210　罗氏诊断cobas® pro整体解决方案

cobas® pro生化免疫分析系统是罗氏诊断为大型及超大型实验室提供的整体解决方案，通过模块化组合及连接罗氏CCM（cobas connection modules）自动化流水线，可以更好满足不同检测实验室的自动化需求。

（1）快速检测：最高可达4400测试/小时的快速分析系统可完成高效批量测定，智能的样本路径大大提升检测效率，免疫急诊项目支持快速报告，9分钟出结果。

（2）自动校准：当使用生化新批次试剂时，不再需要校准品及手动校准，系统可利用自动校准功能自动生成校准曲线，而所有免疫项目仅需两点定标，减少校准操作，节约时间和校准品成本。

（3）自动保养及超声清洗：大部分日保养工作由系统后台自动执行，如清洗样本冲洗站、样本针清洗等。样本针超声清洗可自动溶解凝块，确保样品完整性，有效降低携带污染，提升结果准确度。

（4）预测装载列表：可预测装载列表减少日常试剂耗材规划时间及运行中断。

（二）凝血分析仪

1. 迈瑞医疗

新产品新技术：CX-6000/CX-6010全自动凝血分析仪（图2-211、图2-212）

CX-6000是400速立式凝血仪，CX-6000/CX-6010全自动凝血分析仪由分析仪主机、机柜、附件组成，基于凝固法、发色底物法和免疫比浊法的原理，与配套的检测试剂共同使用，临床上对患者的血液进行凝血和抗凝、纤溶和抗纤溶功能分析。CX-6000/CX-6010全自动凝血分析仪于2023年4月获得国家药监局批准。

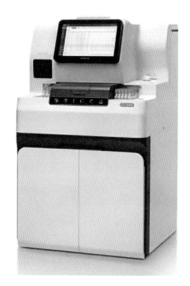

图2-211　迈瑞医疗CX-6000全自动凝血分析仪

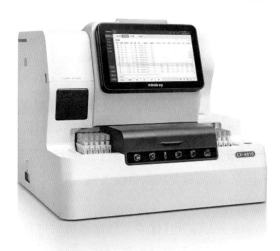

图2-212　迈瑞医疗CX-6010全自动凝血分析仪

CX-6000全自动凝血分析仪技术优势如下：

（1）超稳联杯试剂：一体化联杯试剂，超长在机15天；一撕即用，无须复溶；按人份试剂注册；多组分合一，统装在一个试剂瓶里，方便快捷。

（2）自动进样智能复检：样本自动装载，随时追加。

（3）高性能穿刺针：配备高性能穿刺针，寿命＞10万次。

（4）创新保障系统。

（5）C·Lab Bridge专家解读系统：聚焦日常检测的异常结果，将状态分析－结果分析－处理建议－参考案例固定成自动化处理流程，从多维度给出结果分析及处理建议，该系统通过对迈瑞凝血分析仪使用者的真实使用情况追踪，形成临床案例及相关建议，为临床的诊断和治疗提供更准确更有价值的诊断信息。承载可生长的临床案例库，搭建检验科与临床沟通专业、高效的桥梁。C·Lab Bridge专家解读系统在迈瑞CX系列凝血分析仪中发挥着重要的作用，在业界为迈瑞医疗首创（图2-213）。

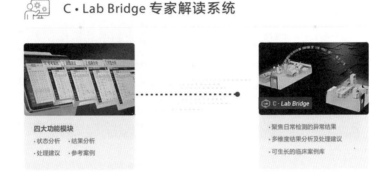

图2-213　C·Lab Bridge专家解读系统

（6）EQC云质评系统：室内质评室间化，每日评估系统正确度及精密度，无额外成本室间质评活动，助力"省考""国考"。

（7）SQV样本质量核查系统：凝块样本精准核查；溶血、黄疸、脂血等干扰样本多级抗扰；样本量实时监测——全方位进行样本前质量核查，守护报告结果。

2．新华医疗

新产品新技术：PCD2100型血栓弹力图仪（图2-214）

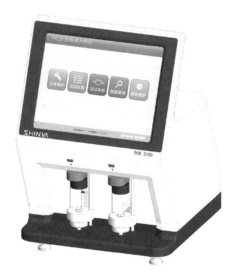

图2-214　新华医疗PCD2100型血栓弹力图仪

PCD2100型血栓弹力图仪是一台用于体外诊断的半自动凝血分析仪器，用于监控和分析血液样品的凝聚状态，以辅助患者的临床评估。血栓弹力图仪与新华医疗生产的试剂配套使用，采用凝固法，对全血样本的血凝时间（R）、血块强度（MA）、血凝速率（Angle）、血块成形时间（K）等指标进行分析，用于在临床上评估凝血和抗凝、纤溶和抗纤溶等功能。PCD2100型血栓弹力图仪于2023年8月获得山东省药监局批准上市。

（1）功能特点

1）自动装杯、卸杯结构：解决了手动装杯、卸杯带来的手动操作误差的影响。

2）软件界面简洁方便：自研软件设计合理，方便操作，可实时显示采集信号，并自动生成曲线图，方便临床使用（图2-215、图2-216）。

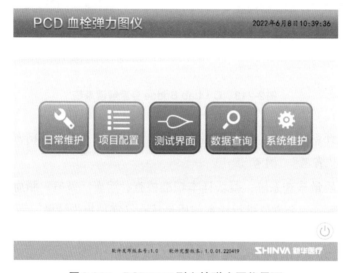

图2-215　PCD2100型血栓弹力图仪界面

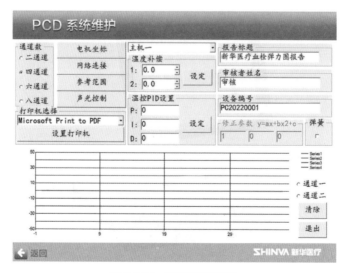

图2-216　系统维护界面

3）设计多机快速串联：实现2～16通道快速拓展，减少临床Lis端口占用（图2-217）。

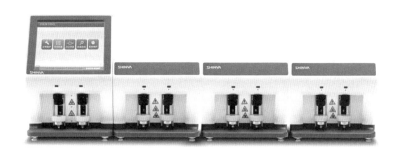

图2-217　多机快速串联

（2）临床诊疗重大意义：解决了传统血栓弹力图仪手动装杯、卸杯力道等产生的位置差异，提高了检测结果的准确性。通过软件界面的优化设计，提高了可操作性，降低了误操作的风险。通过多机快速串联技术，减少了端口占用，降低了临床使用成本。

（3）代表的技术方向和技术先进性：血栓弹力图仪是一种通过检测血液黏度变化来测定血液凝聚状态，从而评估患者凝血特性的仪器。该仪器技术紧跟临床需求，解决了传统血栓弹力图仪临床使用检测结果不稳定、操作不方便、通道少等痛点，在指导临床用药、扩大临床推广应用等方面起着积极的作用。

3. 罗氏诊断

新产品新技术：cobas® t 711全自动凝血分析仪（图2-218）

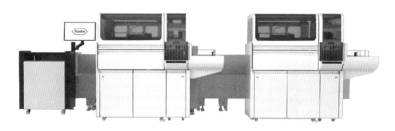

图2-218　罗氏诊断cobas® t 711全自动凝血分析仪

随着世界人口的增长，慢性病及出血与血栓性疾病的发病率持续升高，凝血检测需求也在急剧上升。cobas® t 711是罗氏诊断最新款高通量凝血分析仪，检测速度390 PT/APTT/小时。超过30项仪器及耗材研发专利，囊括了样本运输、耗材管理、试剂管理、试剂及样本针等关键核心部件，为客户的使用保驾护航。通过特有的试剂管理站，t 711可实现凝血试剂的全自动管理，包括条码管理、批号管理、干粉试剂自动复溶、定期试剂混运等多种功能。

t 711也是全球唯一可实现自动复溶的设备。相较于传统的凝血干粉试剂需要用户进行手工处理与复溶，t 711可节省90%的手工流程，节省时间，降低误差。对于急诊而言，cobas® t 711可以提供快、准、简的急诊方案，设有专用的急诊通道，可以做到急诊样本的优先进样、优先检测、优先出结果，8分钟内即可获得急诊凝血检测结果，给患者留出更多的救治时间。试剂开瓶有效期对于急诊也至关重要，t 711配套干粉试剂开瓶有效期长达10天，液体试剂D-dimer开瓶有效期长达84天，全行业最长。2023年，罗氏诊断携cobas® t 711全自动凝血分析仪在第六届CIIE亮相。

为了满足中大型实验室更高的检测需求，cobas® t 711也可连接流水线，提供智慧凝血实验室解决方案。

（1）可根据客户需求，灵活拓展最多4个凝血分析模块，并可连接罗氏前处理p612/p512系统，为实验室提供了更多更灵活的方案，满足实验室未来持续发展需求。

（2）RSC可通过快速的分析单元、智能的样本路径等提高效率，并结合cobas® t 711创新设计，以尽量减少实验室操作人员的手动时间，提高检测效率。

（三）分子诊断系统

罗氏诊断的新产品新技术：全自动分子诊断系统cobas® 5800（图2-219）

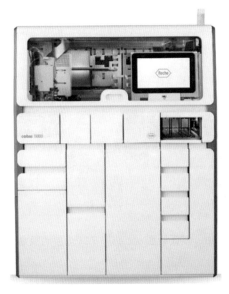

图2-219　罗氏诊断全自动分子诊断系统cobas® 5800

全自动分子诊断系统cobas® 5800能够实现从样本转移到结果计算的全流程自动化，在减少不必要的人工操作的同时，也避免了人为错误，并且更快地产生结果。首报告时间只需要两个半小时，可以连续运行，在24小时内提供528个检测结果。由于它的高度自动化，人员的最长离机时间可以达到4小时之久，极大程度减轻了实验人员的工作负担。该产品于2023年在中国获批上市。

该产品的另外一大亮点是它拥有超前的试剂及质控使用理念。对于试剂来说，仪器整合了独立的试剂储存区，可同时在机储存多达15个试剂盒，用户无须反复上载、卸载试剂。开瓶稳定期长达90天，可最大限度地避免试剂浪费。对于质控来说，提供了可定制的质控方案，用户可以根据实际需求自行选择是每一批检测均进行质控，或是每间隔 x 小时（$x \leqslant 72$小时）进行质控，或是每使用一个新试剂盒进行质控。同时，可为阴、阳性质控及不同检测单独定制质控方案。这种灵活的质控方案可以在确保结果质量的同时降低中低样本量检测的质控品损耗。

在软件方面，通过内置的AI智能数据分析系统，直接报告检测结果，无须人工判读PCR扩增曲线，消除了人工误读风险。同时，系统可实现双向LIS连接，自动响应样本管检测项目，并自动发送检测结果。5800系统延续了适用于大型实验室的cobas® 6800/8800系统的性能，他们使用通用的试剂，更有助于实现标准化的分子检测。5800系统将以上所有特性全部集成在一平方米的空间之内，保证实验室空间的宽敞、舒适。

（四）液相色谱分析仪

新华医疗的新产品新技术：全自动糖化血红蛋白分析仪（图2-220）

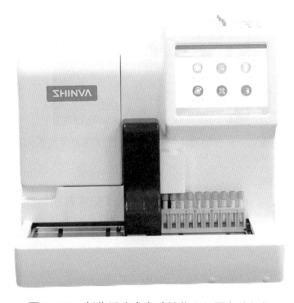

图2-220　新华医疗全自动糖化血红蛋白分析仪

全自动糖化血红蛋白分析仪是一种全自动液相色谱分析仪器，与新华医疗生产的糖化血红蛋白分析用洗脱液（高效液相色谱法）和糖化血红蛋白溶血剂（高效液相色谱法）配套使用，用于测定人体血液样本中糖化血红蛋白的含量。糖化血红蛋白（HbA1c）具有稳定性佳、简便易行等诸多优势，是目前国际公认的糖尿病诊断的金标准。该产品检测速度快、样本量大，为用户解决频繁上样操作，检测时间较长等问题。

（1）功能特点

1）精准高效：本产品采用高效液相色谱法（HPLC），可全自动分离测定糖化血红蛋白及血蛋白的变异体和亚型，仪器具有精密度高、重复性好、操作简单、快速准确的特点，可兼容静脉血、稀释血、指尖血。

2）等梯度洗脱体系：实现被测组分高分离度，分析过程中流速恒定、压力稳定、出峰平稳不拖尾（图2-221）。

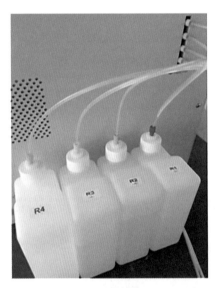

图2-221 全自动糖化血红蛋白分析仪等梯度洗脱体系

3）稳定的压力系统：采用双活塞串联式高压泵，配置有稳压模块，使得压力波动更小，系统压力更稳定，从而使液路流动更稳定，有效避免了检测过程中的波动性，使检测结果重复性小（图2-222）。

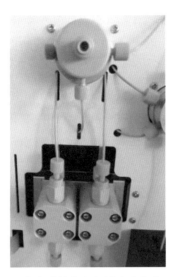

图2-222　全自动糖化血红蛋白分析仪压力系统

4）独特脱气技术：洗脱液在线超净脱气，减少了液体中溶解的气体对于分析模块的干扰和影响，为分析模块提供优质流动相，使分析结果更可靠（图2-223）。

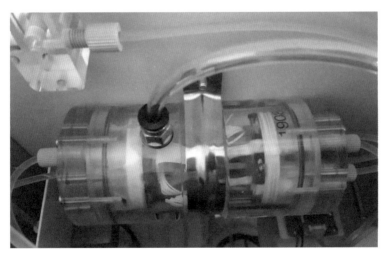

图2-223　全自动糖化血红蛋白分析仪脱气技术

5）自动进样系统：轨道式循环进样，单次上样量达到90个样本，通量大，样本随到随测，减少等待上样的时间。

6）智能化系统管理：具备试剂余量报警功能，提示用户更换；LIS通讯功能，可自动上传检测结果，让医生快速收到报告进行诊断；在线数据自动存储功能，热敏打印机打印中文报告等。

7）一键操作，配有急诊功能：溶血、全血两种检测模式，原始管模式样本直接上机检测，无须前处理，轻松一键启动，仪器自动全血混匀。溶血模式适配指尖血检测，需要的样本量少。同时配有急诊功能，为急诊样本提供快速通道，优先检测，优先报告。

（2）临床诊疗重大意义：在糖尿病患者临床诊断和治疗当中，单次血糖的测定，只能反映抽血当时的血糖水平，并且血糖随进食和糖代谢的变化而有所改变，不能说明前一段较长时间病情的全貌。而通过检测患者体内的糖化血红蛋白含量变化情况，可以得出患者最近2～3个月的平均血糖水平。

有助于对糖尿病慢性并发症的发现和预防。通过对糖尿病患者糖化血红蛋白含量进行监测，可以对患者近期内的血糖含量变化情况进行有效监测，通过检测结果判断糖尿病患者并发症发生与发展情况。

作为怀孕期间糖尿病控制的指标，对预防糖尿病孕妇的巨大胎儿、畸形胎、死胎，以及急、慢性并发症发生发展的监督具有重要意义。

应激性高血糖的鉴别诊断，对于病因尚未明确的昏迷或正在输注葡萄糖（测血糖当然增高）抢救者，急查糖化血红蛋白具有鉴别诊断的价值。对于糖化血红蛋白特别增高的糖尿病患者，应警惕如酮症酸中毒等急性合并症的发生。

（3）代表的技术方向和技术先进性：糖化血红蛋白（glycosylated hemoglobin A1c, HbA1c）在糖尿病管理中是公认的血糖控制金标准。目前，临床实验室中应用的糖化血红蛋白测定方法主要分为两类：一是基于糖化血红蛋白与非糖化血红蛋白的电荷不同，如离子交换层析、电泳法和等电聚集方法；二是基于糖化血红蛋白上糖化基团的结构特点，如亲和层析、离子捕获法和免疫法。

其中，高效液相色谱法（HPLC）是发展较快的一种方法，在国际、国内均公认高效液相色谱法（HPLC）为糖化血红蛋白检测的标准方法。未来高效液相色谱法（HPLC）检测糖化血红蛋白（HbA1c）将为大势所趋，被广泛应用。

三、未来发展趋势

IVD 产品是理、工、医科前沿进展的汇集之地，其技术发展日新月异，促进了 IVD 产品临床诊断性能、使用性能和使用范畴的提升与扩展。IVD 未来发展趋势主要表现为：

一是自动化。IVD 产品的自动化趋势不可逆转，且正在从单机自动化过渡到全实验室自动化。在日本，大型医院、第三方临床检验中心与大型血站等高端临床检验机构，已率先实现了全实验室自动化的推广应用。目前，国内三级医疗机构已安装各类流水线近千条。IVD 产品的自动化，不仅可以显著降低检验中心的人力需求与人工成本，显著减少人工误差与人为错误，同时还可显著提升检测速度，增加单位时间内的检测能力。

二是快速化。现场快速检测（POCT）突破了 IVD 专用实验室的限制，拓展了 IVD 产品的应用场景，成为一个非常重要的发展方向。POCT产品不仅可以满足医疗机构急诊、疫情现场、口岸检疫等情景下及时及地检测需求，还可以满足基础医疗机构对操作简便的需求，同时也适用于居家检测。

三是超高分析灵敏度。以单分子检测为代表的超高灵敏度检测方法也是目前IVD技术的重要发展趋势之一，将在痕量靶标的检测中发挥作用，从而实现疾病的早期诊断。提高灵敏度的主要措施是将信号产生局限在微小体积内，然后通过计数产生可检测信号的微小体积个数而达到低浓度的准确定量，如数字PCR可实现低浓度拷贝数的精确计量，单分子计数技术可以将免疫检测的下限提高1000倍，达到飞克级的检测灵敏度。

四是无创和微创化检测技术。无创和微创化检测是近年来IVD产品重点发展方向。无创检测适用于POCT产品检测，特别是家用POCT产品，而且皮肤渗出汗液、泪腺分泌物等最有可能作为可穿戴式设备的检测标本。微创检测方法在液体活检中大量应用在循环肿瘤细胞、循环肿瘤DNA、外泌体的检测。基于第二代高通量测序技术的染色体无创产前筛查已在临床实现广泛应用。

第四节 手术机器人领域

一、市场概述

（一）整体情况

手术机器人集各种现代技术于一身，具有功能复杂、技术难度大、研制难度高、技术壁垒高、价格昂贵的特点，产品一旦形成技术和知识产权壁垒，竞争对手就难以追赶。从涉及的学科上看，手术机器人是集临床医学、生物力学、机械学、计算机科学、微电子学等诸多学科为一体的新型医疗器械。从自动化水平上看，现阶段的手术机器人仍处于以辅助医生手术为主要功能的半自动化阶段，已应用于普腹外科、泌尿外科、心血管外科、胸心外科、妇科、骨科、神经外科、口腔科等多个领域。

按照手术目标脏器类型，手术机器人可分为硬组织机器人和软组织机器人。硬组织机器人主要包括骨科手术机器人、神经外科手术机器人和口腔手术机器人；软组织机器人主要包括腔镜手术机器人、血管介入手术机器人、经自然腔道手术机器人、经皮穿刺手术机器人和眼科手术机器人（图2-224）。

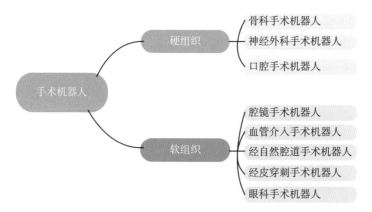

图 2-224　手术机器人分类图

2023 年国内手术机器人领域设备市场规模达到 20.35 亿元，较 2022 年增加 0.47 亿元，增长率为 2.33%（图 2-225）。

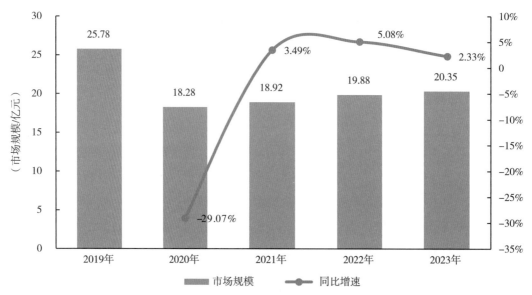

图 2-225　2019—2023 年国内手术机器人领域设备市场规模及同比增速
数据来源：医装数胜基于公开招投标数据、上市企业及细分领域境内营收等数据推算。

从注册人企业来看，截至 2023 年底，国内手术机器人领域注册人企业数量 75 家，其中民族自主品牌注册人企业 47 家，占 62.67%。民族自主品牌注册人企业数量在 2022 年反超外资品牌注册人企业数量后，持续领先。2019—2023 年国内民族自主品牌注册人企业数量复合增速达 40.68%（图 2-226）。

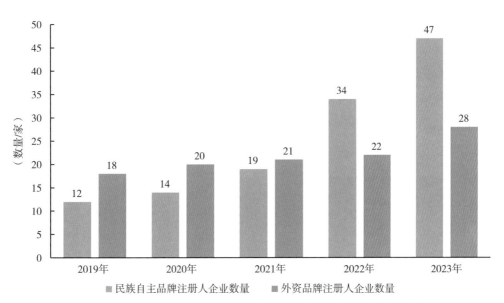

图2-226　2019—2023年国内手术机器人领域注册人企业数量（有效存量）

数据来源：国家及省（自治区、直辖市）药监局，医装数胜整理。

从首次注册来看，2023年，国内手术机器人首次注册的Ⅱ类和Ⅲ类产品数量为60件。2023年"准"字（境内生产的医疗器械）产品数量共44件，占比73.33%。相比2022年，首次注册的Ⅱ类和Ⅲ类产品数量（37件）同比增长62.16%，"准"字产品数量同比增长29.41%（图2-227）。

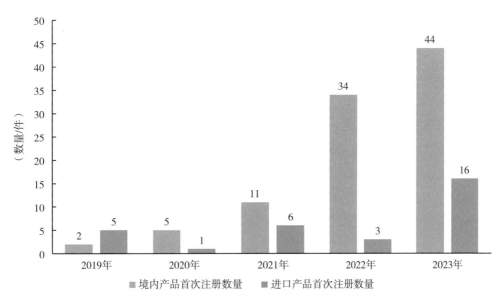

图2-227　2019—2023年国内手术机器人领域产品首次注册数量

数据来源：国家及省（自治区、直辖市）药监局，医装数胜整理。

（二）细分市场

从手术机器人领域细分产品来看，近五年，国内腔镜手术机器人市场规模占比最高，但占比在2023年从2019年的68%降至40%。2023年骨科手术机器人市场规模占比增幅较大，占比首次超过20%，达到了24%。近三年，神经外科手术机器人市场规模占比维持在12%左右（图2-228）。

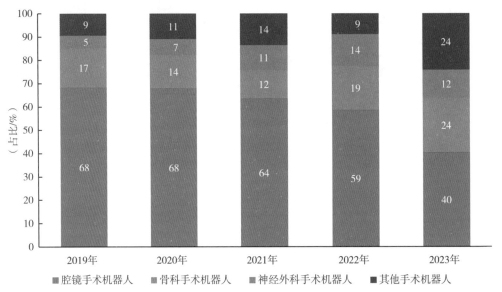

图2-228　2019—2023年国内手术机器人领域细分产品公开市场规模占比分布

数据来源：公开招投标数据，医装数胜整理。

1. 腔镜手术机器人

根据最新数据统计，2019—2023年有销售记录的腔镜手术机器人品牌中，国内民族自主品牌数量达到4个，外资品牌数量达到3个（图2-229）。

2023年，国内民族自主品牌腔镜手术机器人市场占有率达到5.62%，较2022年增加2.69%，外资品牌CT市场占有率达到94.38%（图2-230）。

从国内各品牌腔镜手术机器人销售金额市场占有率来看，2023年直观医疗市场占有率最高，达到95%左右，较2022年减少2.68%。其次为精锋医疗、微创机器人、康多，市场占有率均为2%左右，分别增加1.74%、0.20%、0.75%（表2-45）。

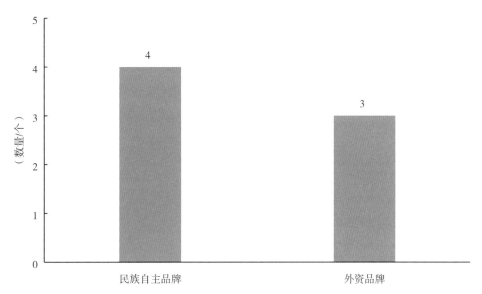

图2-229　2019—2023年国内民族自主品牌和外资品牌腔镜手术机器人数量

数据来源：医装数胜整理。

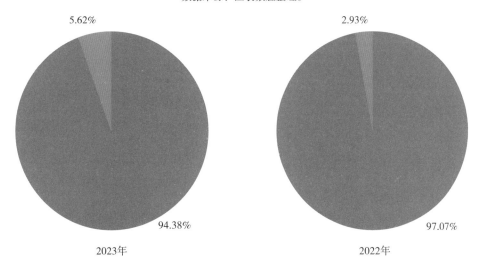

图2-230　2023年和2022年国内民族自主品牌和外资品牌腔镜手术机器人市场占有率

数据来源：公开招投标数据，医装数胜整理。

表2-45　2023年国内腔镜手术机器人各品牌市场占有率及变化情况（按销售金额）

2023年排名	品牌	2022年占比/%	2023年占比/%	占比变化情况/%
1	直观医疗 Intuitive	97.07	94.38	↓ 2.68
2	精锋医疗	1.19	2.93	↑ 1.74
3	微创机器人	1.28	1.48	↑ 0.20
4	康多 KD	0.46	1.21	↑ 0.75

数据来源：公开招投标数据，医装数胜整理。

从国内各品牌腔镜手术机器人销售数量市场占有率来看，2023年直观医疗市场占有率最高，达到90%以上，较2022年减少2.84%。其次为微创机器人、康多、精锋医疗，市场占有率均为2.70%，均增加0.95%（表2-46）。

表2-46 2023年国内腔镜手术机器人各品牌市场占有率及变化情况（按销售数量）

2023年排名	品牌	2022年占比/%	2023年占比/%	占比变化情况/%
1	直观医疗 Intuitive	94.74	91.89	↓ 2.84
2	微创机器人	1.75	2.70	↑ 0.95
2	康多 KD	1.75	2.70	↑ 0.95
2	精锋医疗	1.75	2.70	↑ 0.95

数据来源：公开招投标数据，医装数胜整理。

2．骨科手术机器人

根据最新数据统计，2019—2023年有销售记录的骨科手术机器人品牌中，国内民族自主品牌数量达到11个，外资品牌数量达到9个（图2-231）。

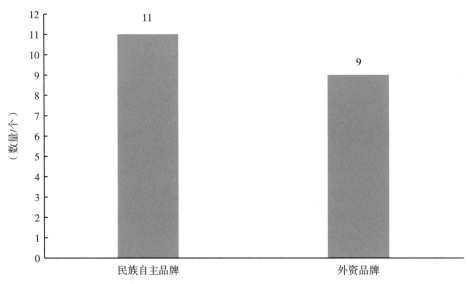

图2-231 2019—2023年国内民族自主品牌和外资品牌骨科手术机器人数量
数据来源：医装数胜整理。

2023年，国内民族自主品牌骨科手术机器人市场占有率达到52.63%，较2022年减少25.52%，外资品牌骨科手术机器人市场占有率达到47.37%（图2-232）。

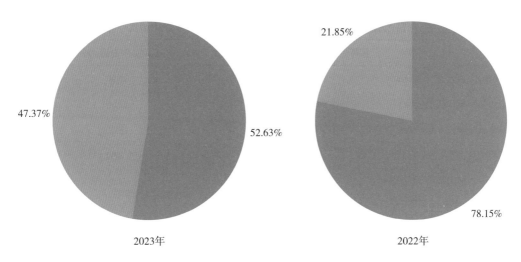

2023年   2022年

■ 民族自主品牌市场占有率 ■ 外资品牌市场占有率   ■ 民族自主品牌市场占有率 ■ 外资品牌市场占有率

图2-232　2023年和2022年国内民族自主品牌和外资品牌骨科手术机器人市场占有率
数据来源：公开招投标数据，医装数胜整理。

从国内各品牌骨科手术机器人销售金额市场占有率来看，2023年天智航市场占有率最高，达到34.89%，较2022年减少27.89%。其次为美敦力和史赛克，市场占有率均达到15%以上，均显著增长（表2-47）。

表2-47　2023年国内骨科手术机器人市场占有率TOP8品牌及变化情况（按销售金额）

2023年排名	品牌	2022年占比/%	2023年占比/%	占比变化情况/%
1	天智航 TINAVI	62.78	34.89	↓27.89
2	美敦力 Medtronic	4.30	25.34	↑21.04
3	史赛克 Stryker	7.46	16.49	↑9.03
4	博医来 Brainlab	3.57	4.64	↑1.07
5	键嘉医疗 Arthrobot	9.06	4.28	↓4.78
6	微创医疗	0	3.16	↑3.16
7	佗道医疗	0	3.02	↑3.02
8	和华瑞博	0	2.72	↑2.72

数据来源：公开招投标数据，医装数胜整理。

从国内各品牌骨科手术机器人销售数量市场占有率来看，2023年美敦力市场占有率最高，达到30.00%，较2022年增加20%左右。其次，天智航市场占有率达到26.00%，减少26.17%，博医来市场占有率为12.00%，增加3.30%（表2-48）。

表2-48　2023年国内骨科手术机器人市场占有率TOP8品牌及变化情况（按销售数量）

2023年排名	品牌	2022年占比/%	2023年占比/%	占比变化情况/%
1	美敦力 Medtronic	10.87	30.00	↑ 19.13
2	天智航 TINAVI	52.17	26.00	↓ 26.17
3	博医来 Brainlab	8.70	12.00	↑ 3.30
4	史赛克 Stryker	6.52	8.00	↑ 1.48
5	键嘉医疗 Arthrobot	6.52	4.00	↓ 2.52
6	微创医疗	0	4.00	↑ 4.00
7	和华瑞博	0	4.00	↑ 4.00
8	博仕康 BOSSCOME SCIENCE&TECHNOLOGY	4.35	4.00	↓ 0.35

数据来源：公开招投标数据，医装数胜整理。

3. 神经外科手术机器人

根据最新数据统计，2019—2023年有销售记录的神经外科手术机器人品牌中，国内民族自主品牌数量达到7个，外资品牌数量达到9个（图2-233）。

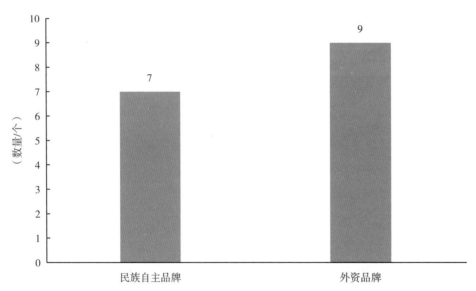

图2-233　2019—2023年国内民族自主品牌和外资品牌神经外科手术机器人数量

数据来源：医装数胜整理。

2023年，国内民族自主品牌神经外科手术机器人市场占有率达到64.98%，较2022年增加2.32%，外资品牌神经外科手术机器人市场占有率达到35.02%（图2-234）。

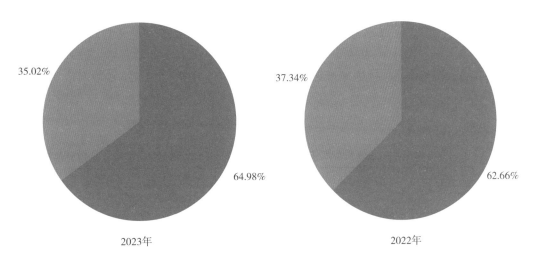

图2-234　2023年和2022年国内民族自主品牌和外资品牌神经外科手术机器人市场占有率

数据来源：公开招投标数据，医装数胜整理。

　　从国内各品牌神经外科手术机器人销售金额市场占有率来看，2023年华科精准市场占有率最高，达到37%左右，较2022年减少3.93%。其次，柏惠维康、美敦力、博医来市场占有率均超过10%，其中柏惠维康、博医来市场占有率分别增加7.19%、4.01%，美敦力市场占有率减少0.96%（表2-49）。

表2-49　2023年国内神经外科手术机器人市场占有率TOP8品牌及变化情况（按销售金额）

2023年排名	品牌	2022年占比/%	2023年占比/%	占比变化情况/%
1	华科精准 Sinovation	41.68	37.75	↓ 3.93
2	柏惠维康 Remebot	18.46	25.65	↑ 7.19
3	美敦力 Medtronic	19.75	18.79	↓ 0.96
4	博医来 Brainlab	8.46	12.47	↑ 4.01
5	法国医疗科技 MEDTECH	9.14	1.69	↓ 7.45
6	复迪麦 FDIM	0.49	1.31	↑ 0.82
7	阿尔法医疗 ALPHA OMEGA	0	1.04	↑ 1.04
8	康帕 Compass	0	0.90	↑ 0.90

数据来源：公开招投标数据，医装数胜整理。

从国内各品牌神经外科手术机器人销售数量市场占有率来看，2023年华科精准市场占有率最高，达到35%以上，较2022年减少6.55%。其次，美敦力、柏惠维康、博医来市场占有率均超过10%，柏惠维康、博医来市场占有率分别增加6.64%、1.15%，美敦力市场占有率减少2.39%（表2-50）。

表2-50 2023年国内神经外科手术机器人市场占有率TOP8品牌及变化情况（按销售数量）

2023年排名	品牌	2022年占比/%	2023年占比/%	占比变化情况/%
1	华科精准 Sinovation	42.03	35.48	↓ 6.55
2	柏惠维康 Remebot	15.94	22.58	↑ 6.64
3	美敦力 Medtronic	21.74	19.35	↓ 2.39
4	博医来 Brainlab	10.14	11.29	↑ 1.15
5	复迪麦 FDIM	1.45	3.23	↑ 1.78
6	康帕 Compass	0	1.61	↑ 1.61
7	法国医疗科技 MEDTECH	2.90	1.61	↓ 1.29
8	阿尔法医疗 ALPHA OMEGA	0	1.61	↑ 1.61

数据来源：公开招投标数据，医装数胜整理。

二、年度新产品、新技术

（一）腔镜手术机器人

直观复星的新产品新技术一：国产达芬奇Xi手术机器人

达芬奇Xi手术系统包含医生控制台、患者手术平台和影像处理平台。功能强大且灵活的达芬奇手术系统具有智能设置引导功能，可提高手术室整体效率；全象限可触及的设计适用于各种复杂术式，并能够兼容不断革新的前沿科技。达芬奇手术系统是当今外科领域先进的高科技产品。它的出现使我们在微创外科领域找到了发展的方向和目标。它不仅具备传统微创外科手术的所有优点，同时还拥有更多、更突出的优势。2023年10月11日，直观复星首台国产达芬奇Xi手术机器人揭幕仪式在上海浦东直观复星总部及产业化基地举行，标志着全球领先的达芬奇手术机器人正式实现国产化。

（1）技术优越性及先进性：达芬奇Xi手术机器人是第四代达芬奇手术系统，它在继承现有系统优点的同时，新增以下先进特点。

1）革命性手术通路：达芬奇Xi手术系统将头顶悬吊装置的实用性与电动平台的灵活性

相结合。这种混合式架构使得手术平台可以放置在患者周围任何位置，同时实现腹部四个象限的手术通路。

2）功能强大、易学易用的患者手术平台：分步指导和声音辅助功能使得机器入位更加快捷精准。激光定位系统消除了患者手术平台在泊位时的估测。一旦安装上内窥镜后，仅需将镜头对向目标解剖位置，系统自动将吊杆定位至优化的手术位置。

3）全新的内窥镜设计和一体化设计：摄像头、内窥镜和光缆均已经整合成一体化、小巧、手持式的设计。无须铺设无菌罩，进行对焦、白平衡或十字校准等操作。光学装置安装在内窥镜的尖端，摄像头在患者体内，内窥镜通过新的颜色模式，更精准地呈现组织特征，两种荧光显影模式可以提供实时的图像引导，识别血管、胆管和评估组织灌注情况。

4）为先进技术量身打造的平台：达芬奇 Xi 手术系统内建的扩展特性，可兼容操控未来的先进技术。系统设计成一个动态的平台，实现无缝对接未来创新技术，如高级器械、软件升级和其他功能升级等。

5）支持完全可转腕的高级手术器械：达芬奇 Xi 手术系统支持完全可转腕的高级手术器械，例如 SureForm 达芬奇直线型切割吻合器和 VSE（vessel sealer extend）达芬奇双极血管闭合系统。

6）SureForm 达芬奇直线型切割吻合器：具备 120° 锥形活动范围及 540° 杆身旋转，实现以任意角度触达目标解剖位置。器械搭载了直观医疗公司研发的 SmartFire 智能技术，通过每秒超过 1000 次的智能监测，实时感知组织厚度和钳口压力，智能调整击发进程，确保实现不同厚度组织高质量的切割吻合效果。

7）VSE 达芬奇双极血管闭合系统：其搭配动态调整能量输出的 ERBE 能量平台使用，可帮助进一步减少手术过程中的焦痂和烟雾形成。VSE 可凝闭直径高达 7mm 的血管及组织束，使得外科医生对血管、组织束/网膜的处理更加得心应手。具备 60° 可转弯关节及 540° 杆身旋转，实现以任意角度触达目标解剖位置。器械实现凝闭、切割、分离、抓持多功能合一，使得术中操作更加流畅。

（2）临床应用

1）达芬奇手术系统在泌尿外科的临床价值及应用：泌尿外科的临床价值在于悬吊式结构及灵动关节增加侧面操作范围，单次入位即可完成输尿管切除术；放大的三维高清手术视野可以利于前列腺尖部和 NVB 的暴露，实现精确的筋膜内或筋膜间保留神经技术；极佳的 DVC 暴露视角，安全处理耻骨前列腺韧带，确保 DVC 完全结扎不会牵拉尿道和前列腺顶部；可转腕手术器械的直觉式操作精细完成膀胱颈和尿道吻合重建，减少尿漏发生；利于快速缝合，减少热缺血时间，保护残肾功能；运用 Firefly 荧光成像技术有助识别肾门血管，实现高选择性肾脏断流技术；用以评估肾实质血流灌注和确定夹闭位置等。

达芬奇机器人辅助泌尿外科手术类型涵盖：机器人前列腺癌根治术、机器人肾癌根治术、机器人肾部分切除术、机器人肾盂整形术、机器人膀胱癌根治术、机器人输尿管肾盂癌根治术、机器人输尿管膀胱再植术、机器人肾上腺肿瘤切除术、机器人输尿管切开取石术、机器人腹膜后肿瘤切除术等所有普通腹腔镜所开展的手术，以及数例小儿泌尿外科手术。其中以机器人前列腺癌根治术居多。

2）达芬奇手术系统在普外科的临床价值及应用：普外科的临床价值在于悬吊式结构及灵动关节实现全腹腔四象限的联合切除手术，实现了超越布孔水平而获得更大的活动范围，可以触及肠系膜下动脉；放大的三维高清手术视野可以有利于自主神经丛保护和膜解剖结构的识别；可转腕手术器械和直觉式操控利于IMA血管游离、系膜平面分离和直肠裸化；运用Firefly荧光成像技术辨识肠系膜血管，利于吻合口血供评估，降低吻合口瘘发生率等。

达芬奇机器人辅助普通外科手术类型涵盖：肝胆胰外科、胃肠外科、结直肠外科绝大多数腔镜手术。肝胆胰方面主要涵盖机器人远端胰腺切除术、机器人胰十二指肠切除术、机器人胰中段切除术、机器人保留幽门的壶腹部肿瘤切除术、机器人胆总管探查术、机器人胆管癌切除并胆肠吻合术、机器人肝脏肿瘤切除术、机器人胆囊癌切除术、机器人胰岛素瘤切除术等。胃肠方面主要涵盖机器人胃大部切除术、机器人全胃切除术、机器人结直肠癌根治术、机器人食管裂孔疝修补术、机器人胃底折叠术、机器人减重手术等。

3）达芬奇手术系统在妇产科的临床价值及应用：妇产科的临床价值在于悬吊式结构设计和患者安全距离关节为举宫助手留出空间；增加了触及近端解剖位的范围，利于盆腔和高位淋巴结的清扫；放大的三维高清手术视野有助于闭孔神经、输尿管等重要组织的识别和完成腹腔全面探查；可转腕手术器械和直觉式操控利于阴道残端闭合、输尿管的保护和粘连松解等。

达芬奇机器人辅助妇产科手术类型涵盖：机器人妇科恶性肿瘤根治术（包括保留神经功能的广泛性全子宫切除，盆腔淋巴结清扫，腹主动脉旁淋巴结清扫术等）、机器人子宫肌瘤挖除术、机器人全子宫切除术、机器人输卵管吻合术、机器人骶骨阴道固定术等。

4）达芬奇手术系统在胸外科的临床价值及应用：胸外科的临床价值在于悬吊式结构及患者安全距离关节设计增加了从横膈膜到胸廓尖的触及范围，减少对肺部牵拉损伤的同时增加了操作的范围和安全性；放大的三维高清手术视野可以清晰分辨肺门解剖结构、利于喉返神经的保护；可转腕手术器械和直觉式操控利于肺门的游离、支气管的袖状切除和吻合；运用Firefly荧光成像技术区分血运阻断区域；识别肺裂、肺段解剖分区等。

达芬奇机器人辅助胸外科手术类型涵盖：机器人肺叶切除术、机器人胸腺瘤切除术、机器人后纵隔肿瘤切除术、机器人食管癌根治术等。

新产品新技术二：达芬奇SP单通道内窥镜手术系统（图2-235）

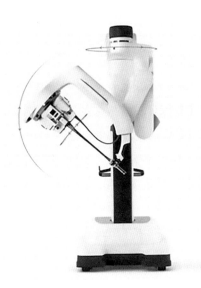

图2-235 直观复星达芬奇SP单通道内窥镜手术系统

2023年12月26日，在上海瑞金医院胸外科主任李鹤成教授及其团队的带领下，"一项评价Da Vinci SP单通道内窥镜手术系统（简称达芬奇SP手术系统）用于胸外科单孔手术的临床性能和安全性的真实世界研究"在瑞金海南医院成功开展，完成了达芬奇SP单孔机器人技术在海南博鳌乐城胸外科真实世界研究中的首次入组。达芬奇SP单通道内窥镜手术系统是一款软件控制的机械臂控制系统，专供医生进行单切口微创手术。该系统实现了由单个机械臂，将三把多关节可转腕的器械和首个达芬奇全转腕的三维高清摄像头通过单通道入路进行微创手术。器械和摄像头均穿过单个套管进入体内，并在目标解剖部位周围形成适当的手术操作三角结构，以避免在体内的狭窄手术空间内操作时发生外部器械碰撞，同时减少了床旁助手协助操作系统的需求。此外，单个机械臂设计有助于有效地重新定位手术器械簇，可触及多象限的手术工作空间。

（1）技术优越性及先进性：达芬奇SP单通道内窥镜手术系统的优越性如下。

1）可触及多达四象限的手术范围：内窥镜和多把器械安装于单个机械臂，通过单通道入路同时保持气腹，无中断可触及多达四象限的手术范围，实现单臂单孔机器人微创手术摄像头和器械的真正单孔入路；最多可完全入路四个象限，同时保持充气，以进行微创手术。

2）双关节设计：器械采用双关节设计，张开后形成三角结构，提升器械运动范围及可达性，实现器械的精准控制；器械远端关节形成的三角结构提供了最佳运动范围。

3）无菌适配器：无菌适配器可实现快速的器械安装和更换，提高了手术效率。

4）便捷的模式切换与直观指示：提供便捷的模式切换，直观的器械位置指示，实现医生对手术的全面自主操控。

（2）临床应用：达芬奇SP单孔手术机器人通过自身特点，除常规手术入路方式，还以创新手术入路探索展望更多应用创新。

1）经口入路：以经口喉咽部肿瘤切除术为例。经口喉咽部肿瘤切除术体现了经自然腔道进行外科手术的新理念，在充分保证美容效果的同时又顺应人体的自然解剖层次，相比传统手术，减小了创伤，康复时间更短，美容效果更佳。

2）经肛门全直肠系膜切除术（Ta-TME）：近年来腹腔镜辅助全直肠系膜切除术治疗直肠癌已经得到广泛应用，同时外科医生仍在不懈努力探索腔镜直肠癌手术的新方法，以期进一步减少创伤。结合经自然孔道内镜外科技术、经肛门内镜外科技术及单孔腹腔镜技术衍生发展出经肛门全直肠系膜切除术（transanal TME，Ta-TME）以及经肛门微创手术（TATMIS），逐渐成为结直肠外科医师新的关注热点，属于NOTES技术范畴，适用于低位直肠或肥胖患者中位直肠手术，极大地降低了手术创伤，达到保肛的效果。

3）经阴道入路子宫及附件切除术：经阴道子宫切除术即阴式子宫切除术，较腹式子宫切除术对患者创伤小，盆腔脏器刺激小，术后恢复较快，且无腹部刀口瘢痕。一般适用于子宫脱垂、良性子宫病变、功能性子宫出血及子宫颈癌前病变等。但因手术野较狭小，开放及传统腔镜操作不方便，截至目前该适应证在临床的应用受到一定的限制。

（3）临床诊疗意义：20世纪以来，随着腔镜技术在外科疾病中的不断应用，微创技术也取得了前所未有的进步。与开腹手术相比，传统腹腔镜手术具有缩短住院时间、减轻术后疼痛、加快恢复、提高患者生活质量等优点。但同时也存在着深度感知受限、视野稳定性欠缺、震颤扩增、人体工程学欠佳、学习曲线长及长时间手术时术者易疲劳等局限性。为克服传统腹腔镜技术所遇到的瓶颈，手术机器人系统应运而生。

达芬奇SP手术系统是达芬奇最新一代——第四代达芬奇系统产品家族的一员。它是达芬奇MP（多孔）机器人系统的有效补充，可以通过单个切口进入体内，进行多象限的手术操作，其特点是更加有利于在狭窄深入的空间内实施微创手术，器械、镜头围绕目标解剖位形成三角操作区，可在一定程度上避免器械在狭窄手术工作区发生碰撞，而减少因操作空间不足而发生的意外损伤的可能性。SP机器人拓展了机器人手术的手术通路方式，在临床上能为微创外科扩展临床适应证带来更多的创新术式，相信随着这项技术的投入临床使用，会推动经自然腔道入路手术的广泛应用和发展，使机器人手术技术应用到更多临床急需的领域，让更多的患者获益。

（二）骨科手术机器人

1. 微创集团

新产品新技术：鸿鹄®髋膝关节置换机器人（图2-236）

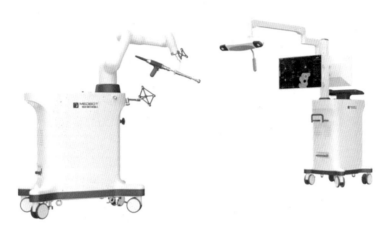

图2-236　微创机器人鸿鹄®髋膝关节置换机器人

鸿鹄®髋膝关节置换机器人用于辅助全膝关节置换手术（TKA）和全髋关节置换手术（THA），是鸿鹄®骨科手术机器人在产品功能及手术适应证上的全新迭代与升级，开创了微创集团在关节外科治疗领域的又一里程碑。2023年9月获得国家药监局批准上市，成为获批的首个搭载自研机械臂的国产髋膝一体骨科手术机器人。

鸿鹄®髋膝关节置换机器人具备平台化、标准化、精准化、个性化的特点，其术前规划系统根据患者术前CT扫描数据建立膝关节、髋关节三维模型，可根据患者生理解剖学特征生成个性化假体植入手术方案。

（1）术中：使用自主研发的高灵巧、轻量化机械臂，人机协同可完成精准截骨、磨削。

（2）术后：下肢力线矫正明显优于传统手术，可提升手术精准度及效率。其智能辅助系统能够避免传统手术髓内定位造成的损伤，降低髋臼杯植入位置不良带来的脱位或手术失败风险，减少手术并发症，帮助患者术后快速康复。

此外，其髋关节磨骨、臼杯安装、膝关节截骨的器械与传统手术基本相同，可很大程度上缩短医生学习曲线。

2. 元化智能科技

新产品新技术：锟铻®全骨科手术机器人（图2-237）

锟铻®全骨科手术机器人是国内第一个同时具备髋、膝关节置换术的国产自研手术机器人，是工信部与国家药监局"创新揭榜挂帅"任务的典型科技创新成果，突破了我国"卡脖子"技术难题，实现国产替代。锟铻®全骨科手术机器人主要由机械臂车、导航仪车、主控

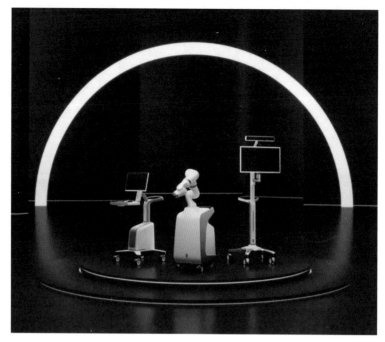

图2-237　锟铻®全骨科手术机器人

台车三部分组成。在功能方面，锟铻®手术机器人可模拟手术操作全流程，通过实时评估角度、距离等关键手术参数，为医生提供全面、丰富的手术信息，实现了骨科手术的智能化、精准化与个性化。2023年3月，锟铻®全骨科手术机器人获得第二张注册证——经国家药品监督管理局批准，锟铻®全骨科手术机器人辅助髋关节适应证上市。

（1）灵活的机械臂车：拥有自由度的医疗专用机械臂具有高度的灵活性与亚毫米级截骨精度，搭载重力补偿算法与控制算法，可实现柔顺拖动，提高人机协作性。机械臂末端连接专用手术工具，仅切换不同组件，即可完成膝关节、髋关节置换手术。

（2）导航仪系统：导航仪系统采用双目红外导航技术，具备335Hz刷新频率。搭配位置传感器等组件，可获取机器人空间坐标系、患者位姿信息，实时跟踪定位术中的动态位姿，为手术的安全性保驾护航。

（3）主控台系统：主控台系统内置手术规划软件和术中导航软件，是机器人系统的运算中心，负责运算和实时处理获取的多维传感信息、机械臂状态信息等，可完成方案规划及机械臂智能路径规划。此外，系统集成了安全预警保护控制算法，控制末端工具在手术操作区域内，确保手术的安全性（图2-238）。

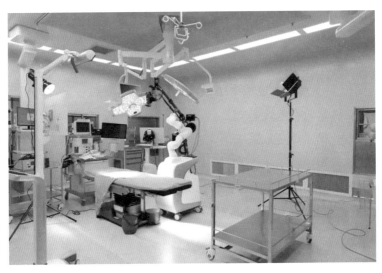

图2-238　手术室内锟铻®全骨科手术机器人术前准备

（三）神经外科手术机器人

联影智融的新产品新技术：神经外科手术导航定位系统uNav-Brain 550（图2-239）

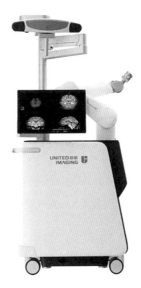

图2-239　联影智融神经外科手术导航定位系统uNav-Brain 550

联影智融的神经外科手术导航定位系统uNav-Brain 550可辅助临床医生在多种立体定向手术中精准判断，助力神经外科精准诊疗。该产品有望突破传统外科手术操作局限，助力医生降低手术并发症，提高手术效率和安全性，帮助广大患者早日恢复健康。该产品于2023年10月获国家药监局批准上市。

神经外科手术导航定位系统uNav-Brain 550产品优势如下。

（1）高效：无框架手术极大地减少了手术死角，同时联影智融神外机器人系统操作简便，极大地提高了立体定向手术效率。

（2）智能：智能化的术前规划系统，实现了多模态影像自动配准融合、重要核团一键提取和手术路径的智能预警。

（3）精准：高精度空间注册与路径执行，确保手术计划的精确实施。

（4）稳定：机械臂辅助的器械导航定位与操作一体化，可最小化与术者相关的人为错误，提高手术稳定性。

（四）其他

1. 直观复星

新产品新技术：Ion支气管镜控制系统（图2-240）

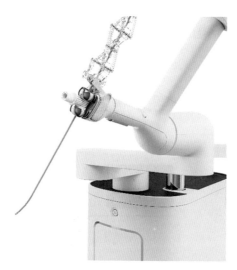

图2-240 直观复星Ion支气管镜控制系统

Ion支气管镜控制系统是一种新型的机器人辅助支气管镜控制系统，用于通过支气管对肺外周病灶进行精准诊疗操作。系统主要由医生控制台、机械臂平台和预装在电脑中的Planpoint规划软件组成。操作时，医生不需要手持支气管镜，只需要操作控制台上的滚轮和轨迹球，遥控机械臂控制全向动作导管和视觉探头进入支气管。机械臂平台通过气管插管和患者气道联通，全向动作导管外径仅3.5mm，前端具备任意方向180度主动弯曲功能，可顺利通过角度最大的支气管分支到达肺的最外侧。区别于传统的磁导航技术，Ion采用了在全新导航技术——

光纤形状感知导航下，全向动作导管精准到达目标病灶处，完成活检或者其他的诊疗操作（如术前定位等）。2022年11月15日，Ion通过国家药监局审评，获准进入创新医疗器械特别审查程序，在中国市场上市以服务于更多的中国患者。

（1）技术优越性及先进性：Ion支气管镜控制系统主要优势如下。

1）形状感知导航：区别于传统的电磁导航技术，Ion独有的形状感知技术，通过集成在导管中的光纤进行每秒数百次运算，在整个导航和活检过程中提供导管的实时精确位置和形状，Ion的腔内罗盘也可指示导管头端方向，无电磁干扰，在受到外力时也可回到原来的形态和位置。

2）纤细灵活导管：Ion的全向动作导管外径3.5mm，工作通道2.0mm，导管前端可向所有方向180°主动弯曲，更好地到达外周肺。

3）直觉精准操控：使用操作台上的滚轮和轨迹球控制机械臂和导管运动，操作直观稳定，到达靶点后，手离开操作台，导管保持稳定，即使在外周肺也可进行精准调节，支持针对单个结节的多点云活检。

（2）临床诊疗应用及社会意义：肺癌是中国人群发病率、死亡率最高的癌症，肺癌人群整体5年生存率不足20%，大量的肺癌患者因为得不到早期诊断和治疗错失最佳时机。随着早癌筛查意识的普及，LDCT筛查数量增多，越来越多的肺结节被发现，使得大量肺结节尤其是外周肺小结节的精准诊断和治疗成为当务之急。目前常规支气管镜技术或是现有的导航技术如虚拟导航到达病灶效率和准确性仍不理想，特别是一些在肺外周、无支气管征的小病灶，经气道的操作诊断率仍旧非常低。CT引导的经胸壁穿刺带来气胸等并发症而让临床困扰。Ion支气管镜控制系统可经自然腔道对外周肺小结节进行早期诊断和治疗，通过早诊早治提高肺癌患者的5年生存率。

以支气管镜控制系统为代表的经自然腔道系统由于其固有的无表面创伤进入人体的特性，无疑是未来微创诊疗操作发展的一个重要方向。自然腔道系统采用了柔性内窥镜控制技术，其本体均能大角度自由弯曲，从而可以沿着人体自然腔道的复杂曲线进入体内，到达手术部位。系统内集成的内窥镜系统使得医生可以在目视引导下控制全向动作导管在患者体内的运动。与内窥镜控制系统类似，支气管镜控制系统也采用了远程操控的系统结构。医生并不直接物理控制内窥镜，而是通过控制台间接操作系统在腔内的运动。这种设计提供了直观的操作方式，大大降低了系统在人体自然腔道复杂结构中的操控难度。

2. 微创集团

iSR'obot® Mona Lisa前列腺穿刺定位设备改变了传统人工穿刺模式，通过智能导航定位系统，进一步推动临床精准穿刺，标志着国内前列腺穿刺活检术取得了跨越式的革新与进步，填补了国内市场空白，为前列腺活检穿刺患者提供更多医疗选择、创造更优条件。该产品已于2023年5月获得国家药监局批准上市，成为国内首款在泌尿外科领域获证的前列腺穿刺机器人（图2-241）。

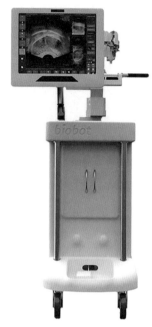

图2-241　微创集团iSR'obot® Mona Lisa 前列腺穿刺定位设备

（1）术前：医生可通过智能软件进行手术规划和交互调整。

（2）术中：强大的弹性MRI-超声融合算法可实时引导医生，使得目标靶点无论位于前列腺尖部、基底部或外周带，都能容易且准确地被取样。创新的经会阴两点式入针法可以最大限度地减少耻骨弓的干扰、减少患者创口，并实现完全的前列腺覆盖。

（3）术后：iSR'obot® Mona Lisa 可生成包含3D图像和临床数据的完整报告。

3．强生医疗

新产品新技术：Monarch®经自然腔道诊疗机器人（图2-242）

Monarch®经自然腔道诊疗机器人能在体表没有切口的情况下，以双机械臂驱动伸缩式设计的柔性带镜通道轻松抵达位置较深、难以触达的结节，进行低侵入性的诊断和治疗，更大限度减少患者创伤，推动肺癌诊治的精准化和微创化。该产品于2023年9月获得国家药监局批准上市，是全球也是中国境内首个用于诊断和治疗肺部结节的商业机器人平台。

Monarch®经自然腔道诊疗机器人主要具备深度抵达、全程可视、精准操控三大创新性。

（1）深度抵达：多模态融合导航技术能够提供精准、实时、自适应的导航功能，更精准抵达肺外周；内镜加外鞘伸缩式设计的柔性带镜通道，分别由两个机械臂进行控制，可以实现任意方向弯转以及最大310º的镜身弯曲，更易实现肺上尖等困难部位抵达。

（2）全程可视：集成了一体化摄像头的柔性带镜通道，提供入路及诊疗全程连续视觉；

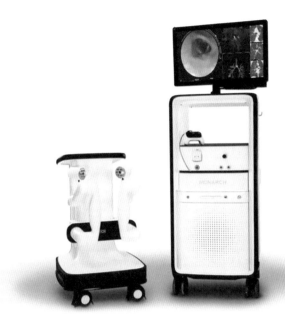

图2-242 强生医疗 Monarch® 经自然腔道诊疗机器人

集成冲洗/抽吸功能，可及时清理气道内分泌物，确保术野清晰，提高手术的流畅度。

（3）精准操控：机械臂的高精度运动控制，可以实现通道头端"亚毫米"级位移，帮助确保建立精准稳定的工作通道；游戏式的控制手柄符合人体工程学设计，易于学习上手，且集成多个功能按键，操作指令丰富。

基于对未被满足临床需求的深度洞察和创新的产品设计，Monarch可以实现全肺18个肺段抵达，平均到达深度相比传统支气管镜提升4.2cm，经Monarch肺活检相比ENB技术肺结节诊断率提升15%，相比经胸壁穿刺活检具有更低的气胸发生率，提高了整体手术的有效性和安全性，是肺部结节诊治的全新选择。

三、未来发展趋势

医疗机器人技术加快迭代，将成为提升医疗服务效率及质量的助推器。医疗机器人基于机器人硬件，将人工智能、脑机接口、大数据等前沿技术与医疗诊疗手段结合，对数据、物体和环境等有更精准的感知能力，推理、语态等认知能力和学习能力也将不断提高。医疗机器人产品人机交互、感知认知能力全面增强，医生、患者之间的交互水平有望提升。随着医工结合深入，将共同推动医疗机器人产业发展。医疗机器人同时跨越医学和工学，研发周期长，门槛高。医疗机器人的研发人员通过与医生深度沟通，将临床需求转化为工程语言，双方共同参与迭代与完善，将呈现多种资源融合发展形态，提高资源间联系的紧密度以及合作深度，合力推动产业发展。

医疗机器人愈发深度地参与到医疗的全部流程，涵盖咨询、诊疗、配药、手术、康复、医废处理等各个环节。随着医疗机器人整体技术水平的提升，人们对高品质医疗服务需求的增长，医患对医疗机器人接受程度逐步提升，医疗机器人拥有巨大的发展潜力，商业化、市场化步伐将不断加快。但医疗机器人面临严格的医疗产品准入机制，认证时间较长，同一种类医疗机器人在国际、国内需要不同的认证体系（美国FDA、欧洲CE、中国NMPA等），因此加快产品认证，形成统一国家标准或行业标准将加快医疗机器人产业化进程。

目前，我国民族自主品牌的医疗机器人产品类型增多，且具备价格优势，随着不断加速的迭代创新，不断增强的研发、生产和服务能力，我国民族自主品牌有望逐步在手术机器人等高端领域成为国际市场的有力竞争者。

第五节　生命支持领域

一、市场概述

（一）整体情况

生命支持类装备作为重要的医学装备，需要长时间维持患者的生命体征，其安全性和可靠性对患者的生命安全至关重要。常见的生命支持类装备可分为监护类（监护仪、心电图机等）、器官支持类（呼吸机、麻醉机、血液净化装备、ECMO等）、急救类（反搏泵、除颤仪、输注泵、心肺复苏机等）及其他类型（降温毯、排痰仪等）。本报告分析的生命支持装备包括呼吸机、监护仪、麻醉机、血液净化装备、体外膜氧合装置（ECMO）、心电图机等（图2-243）。

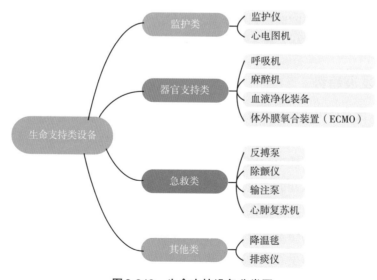

图2-243　生命支持设备分类图

2023年国内生命支持领域设备（本书涵盖的生命支持设备，下同）市场规模达到305.22亿元，较2022年增加48亿元左右，增长率为18.57%。2019年至2023年国内生命支持领域设备市场规模复合增速达到16%（图2-244）。

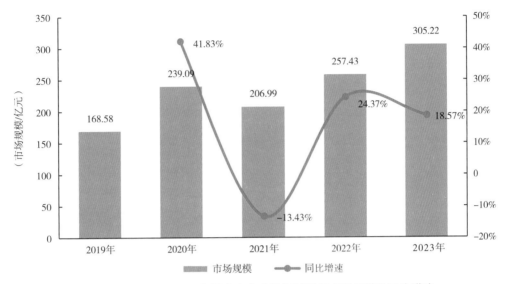

图2-244　2019—2023年国内生命支持领域设备市场规模及同比增速

数据来源：医装数胜基于公开招投标数据、上市企业及细分领域境内营收等数据推算。

从注册人企业来看，截至2023年底，国内生命支持设备注册人企业数量近700家，其中民族自主品牌注册人企业593家，占85.08%。2019—2023年国内民族自主品牌注册人企业数量复合增速达8.37%（图2-245）。

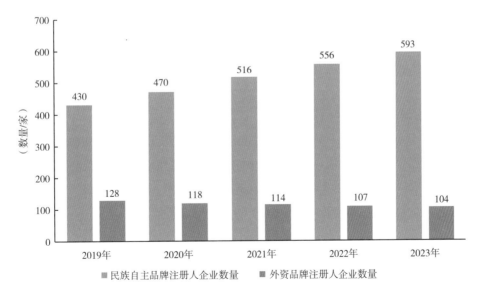

图2-245　2019—2023年国内生命支持领域注册人企业数量（有效存量）

数据来源：国家及省（自治区、直辖市）药监局，医装数胜整理。

从首次注册来看，2023年，国内生命支持设备首次注册的Ⅱ类和Ⅲ类产品数量为186件。2023年"准"字（境内生产的医疗器械）产品数量共176件，占比94.62%。相比2022年，首次注册的Ⅱ类和Ⅲ类产品数量（162件）同比增长14.81%，"准"字产品数量同比增长15.79%（图2-246）。

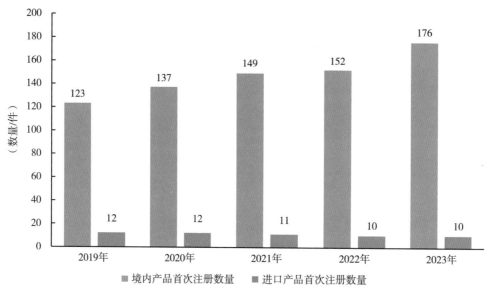

图2-246 2019—2023年国内生命支持设备领域产品首次注册数量

数据来源：国家及省（自治区、直辖市）药监局，医装数胜整理。

从出口情况来看，根据海关总署相关数据不完全统计，2023年国内生命支持领域设备出口金额约为100亿元人民币，其中监护仪出口金额38.23亿元人民币，呼吸机出口金额33.66亿元人民币。

（二）细分市场

从生命支持领域细分产品[1]来看，2023年，国内呼吸机、监护仪和血液净化设备市场规模占比均超15%，其中呼吸机市场规模占比较2022年增加6%，监护仪和血液净化设备市场规模占比均下降3%左右。此外，近几年麻醉机市场规模占比小幅下降，ECMO和心电图机市场规模占比均稳定在5%左右（图2-247）。

---

[1] 其中"其他生命支持设备"包括除颤仪、心肺复苏设备、输液泵、排痰机等。

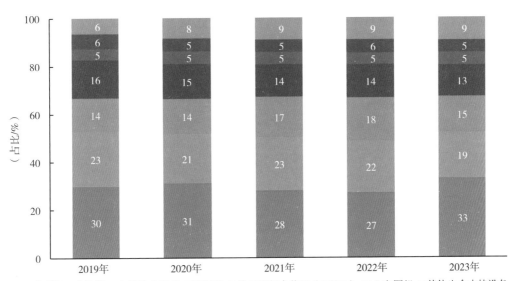

图2-247 2019—2023年国内生命支持领域细分产品公开市场规模占比分布

数据来源：公开招投标数据，医装数胜整理。

1. 呼吸机

根据最新数据统计，2019—2023年有销售记录的呼吸机品牌中，国内民族自主品牌数量达到167个，外资品牌数量达到65个（图2-248）。

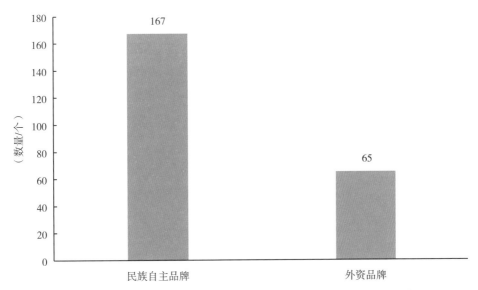

图2-248 2019—2023年国内民族自主品牌和外资品牌呼吸机数量

数据来源：医装数胜整理。

在2023年，国内民族自主品牌呼吸机市场占有率达到75.86%，较2022年增加15.00%，外资品牌呼吸机市场占有率达到24.14%（图2-249）。

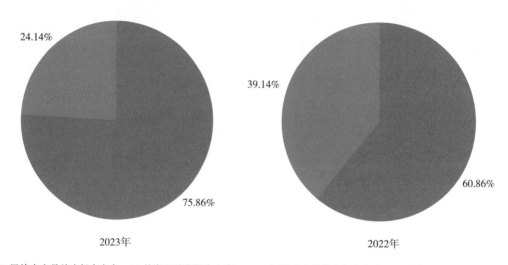

2023年　　　　　　　　　　2022年

■ 民族自主品牌市场占有率　　■ 外资品牌市场占有率　　　■ 民族自主品牌市场占有率　　■ 外资品牌市场占有率

图2-249　2023年和2022年国内民族自主品牌和外资品牌呼吸机市场占有率
数据来源：公开招投标数据，医装数胜整理。

从国内各品牌呼吸机销售金额市场占有率来看，2023年迈瑞医疗市场占有率最高，达到32.00%，较2022年减少3.88%。其次，科曼市场占有率超过10%，增加5.26%（表2-51）。

表2-51　2023年国内呼吸机市场占有率TOP10品牌及变化情况（按销售金额）

2023年排名	品牌	2022年占比/%	2023年占比/%	占比变化情况/%
1	迈瑞 Mindray	35.88	32.00	↓ 3.88
2	科曼 COMEN	8.37	13.63	↑ 5.26
3	德尔格医疗 Dräger	13.14	7.39	↓ 5.75
4	谊安 Aeonmed	3.49	6.70	↑ 3.21
5	鱼跃 yuwell	0.35	4.40	↑ 4.05
6	斯百瑞 micomme	2.42	4.02	↑ 1.60
7	迈柯唯 Maquet	5.75	3.40	↓ 2.35
8	普博 prunus	2.39	3.00	↑ 0.61
9	安保医疗	1.87	1.88	↑ 0.01
10	柯惠 Covidien	3.49	1.76	↓ 1.73

数据来源：公开招投标数据，医装数胜整理。

从国内各品牌呼吸机销售数量市场占有率来看，2023年迈瑞医疗市场占有率最高，达到23%以上，较2022年减少6.21%。其次，科曼、斯百瑞市场占有率均超过10%，分别增加9.21%、3.91%（表2-52）。

表2-52 2023年国内呼吸机市场占有率TOP10品牌及变化情况（按销售数量）

2023年排名	品牌	2022年占比/%	2023年占比/%	占比变化情况/%
1	迈瑞 Mindray	29.27	23.06	↓ 6.21
2	科曼 COMEN	6.79	16.00	↑ 9.21
3	斯百瑞 micomme	7.03	10.94	↑ 3.91
4	谊安 Aeonmed	4.65	6.34	↑ 1.69
5	德尔格医疗 Dräger	7.97	3.92	↓ 4.05
6	鱼跃 yuwell	2.00	3.22	↑ 1.21
7	费雪派克 Fisher&Paykel	2.87	2.82	↓ 0.05
8	安保医疗	3.02	2.65	↓ 0.37
9	怡和嘉业 BMC	0.75	2.60	↑ 1.85
10	普博 prunus	2.87	2.55	↓ 0.31

数据来源：公开招投标数据，医装数胜整理。

2. 监护仪

根据最新数据统计，2019—2023年有销售记录的监护仪品牌中，国内民族自主品牌数量达到307个，外资品牌数量达到58个（图2-250）。

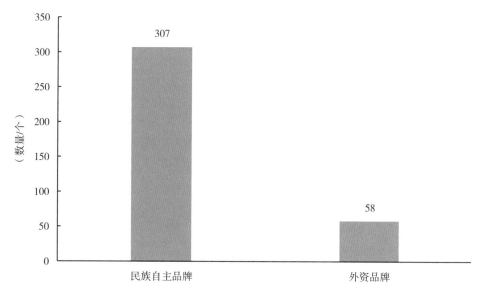

图2-250 2019—2023年国内民族自主品牌和外资品牌监护仪数量
数据来源：医装数胜整理。

2023年，国内民族自主品牌监护仪市场占有率达到85.16%，较2022年增加7.05%，外资品牌监护仪市场占有率达到14.84%（图2-251）。

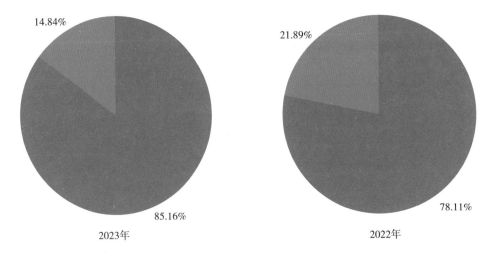

14.84%

21.89%

85.16%

78.11%

2023年 　　　　　　　　　　　　　　　　2022年

■ 民族自主品牌市场占有率　■ 外资品牌市场占有率　　　■ 民族自主品牌市场占有率　■ 外资品牌市场占有率

图2-251　2023年和2022年国内民族自主品牌和外资品牌监护仪市场占有率
数据来源：公开招投标数据，医装数胜整理。

从国内各品牌监护仪销售金额市场占有率来看，2023年迈瑞医疗市场占有率最高，达到55%以上，较2022年增加1.79%。其次为科曼、理邦，市场占有率均超过7%，其中科曼市场占有率增加2.61%，理邦市场占有率减少0.53%。此外，飞利浦市场占有率减少5.14%（表2-53）。

表2-53　2023年国内监护仪市场占有率TOP10品牌及变化情况（按销售金额）

2023年排名	品牌	2022年占比/%	2023年占比/%	占比变化情况/%
1	迈瑞 Mindray	53.34	55.13	↑ 1.79
2	科曼 COMEN	6.44	9.05	↑ 2.61
3	理邦 EDAN	7.89	7.36	↓ 0.53
4	飞利浦 PHILIPS	9.90	4.76	↓ 5.14
5	宝莱特 BLT	2.21	3.47	↑ 1.26
6	通用电气 GE	4.47	2.83	↓ 1.64
7	爱德华兹 Edwards	0.95	1.81	↑ 0.86
8	日本光电 NIHON KOHDEN	1.99	1.55	↓ 0.44
9	马门多夫医学 MIPM	0.83	1.45	↑ 0.62
10	德尔格医疗 Dräger	0.83	0.81	↓ 0.02

数据来源：公开招投标数据，医装数胜整理。

从国内各品牌监护仪销售数量市场占有率来看，2023年迈瑞医疗市场占有率最高，达到50%以上，较2022年减少3.28%。其次为科曼、理邦，市场占有率均超过10%，分别增加3.28%、1.14%（表2-54）。

表2-54　2023年国内监护仪市场占有率TOP10品牌及变化情况（按销售数量）

2023年排名	品牌	2022年占比/%	2023年占比/%	占比变化情况/%
1	迈瑞 Mindray	55.87	52.59	↓ 3.28
2	科曼 COMEN	8.96	12.24	↑ 3.28
3	理邦 EDAN	10.08	11.23	↑ 1.14
4	宝莱特 BLT	3.97	4.15	↑ 0.17
5	飞利浦 PHILIPS	5.81	3.90	↓ 1.91
6	日本光电 NIHON KOHDEN	1.60	1.38	↓ 0.22
7	中旗 ZONCARE	0.29	1.28	↑ 0.99
8	通用电气 GE	1.52	1.18	↓ 0.34
9	邦健 biocare	0.10	0.75	↑ 0.65
10	三瑞 Sunray	0.35	0.54	↑ 0.19

数据来源：公开招投标数据，医装数胜整理。

3. 血液净化装备

根据最新数据统计，2019—2023年有销售记录的血液净化装备品牌中，国内民族自主品牌数量达到72个，外资品牌血液净化装备品牌数量达到29个（图2-252）。

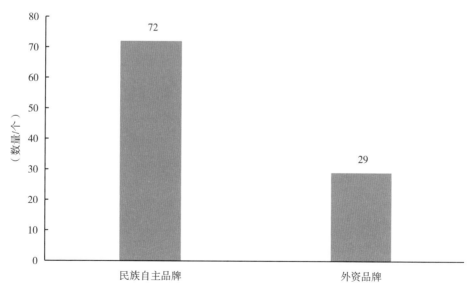

图2-252　2019—2023年国内民族自主品牌和外资品牌血液净化装备数量
数据来源：医装数胜整理。

2023年，国内民族自主品牌血液净化装备市场占有率达到40.99%，较2022年增加4.16%，外资品牌血液净化装备市场占有率达到59.01%（图2-253）。

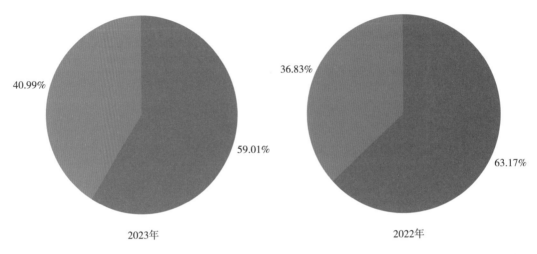

图2-253　2023年和2022年国内民族自主品牌和外资品牌血液净化装备市场占有率
数据来源：公开招投标数据，医装数胜整理。

从国内各品牌血液净化装备销售金额市场占有率来看，2023年威高、费森尤斯市场占有率较高，均达到20%以上。其次为贝朗、山外山，市场占有率均超过10%，其中山外山市场占有率同比增加4.99%，贝朗市场占有率同比减少6.54%（表2-55）。

表2-55　2023年国内血液净化装备市场占有率TOP10品牌及变化情况（按销售金额）

2023年排名	品牌	2022年占比/%	2023年占比/%	占比变化情况/%
1	威高 WEGO	21.37	20.98	↓0.39
2	费森尤斯 FRESENIUSSE	20.54	20.53	↓0.01
3	贝朗 B.Braun Auitum AG	23.93	17.39	↓6.54
4	山外山	6.02	11.01	↑4.99
5	百特金宝 Gambro Lundia AB	7.24	6.66	↓0.58
6	JMS	1.40	4.54	↑3.14
7	健帆 JaFron	3.56	3.13	↓0.43
8	日机装 Nikkiso	2.33	3.07	↑0.74
9	东丽医疗 TMQ	1.93	3.00	↑1.07
10	康盛生物	0.10	1.62	↑1.52

数据来源：公开招投标数据，医装数胜整理。

从国内各品牌血液净化装备销售数量市场占有率来看，2023年威高市场占有率最高，达到24.26%，较2022年增加0.79%。其次为费森尤斯、贝朗、山外山，市场占有率均超过10%，其中山外山市场占有率增加5.10%，贝朗、费森尤斯市场占有率分别减少4.06%、3.18%（表2-56）。

表2-56 2023年国内血液净化装备市场占有率TOP10品牌及变化情况（按销售数量）

2023年排名	品牌	2022年占比/%	2023年占比/%	占比变化情况/%
1	威高 WEGO	23.47	24.26	↑0.79
2	费森尤斯 FRESENIUSSE	21.93	18.75	↓3.18
3	贝朗 B.Braun Auitum AG	21.59	17.53	↓4.06
4	山外山	7.86	12.96	↑5.10
5	百特金宝 Gambro Lundia AB	7.15	6.92	↓0.23
6	东丽医疗 TMQ	2.11	3.91	↑1.80
7	JMS	0.91	3.42	↑2.51
8	健帆 JaFron	2.95	2.55	↓0.40
9	日机装 Nikkiso	1.60	2.09	↑0.50
10	宝莱特 BLT	1.17	1.95	↑0.78

数据来源：公开招投标数据，医装数胜整理。

4．麻醉机

根据最新数据统计，2019—2023年有销售记录的麻醉机品牌中，国内民族自主品牌数量达到59个，外资品牌数量达到20个（图2-254）。

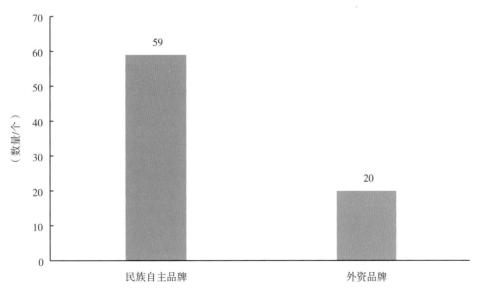

图2-254 2019—2023年国内民族自主品牌和外资品牌麻醉机数量
数据来源：医装数胜整理。

2023年，国内民族自主品牌麻醉机市场占有率达到63.32%，较2022年增加9.73%，外资品牌麻醉机市场占有率达到36.67%（图2-255）。

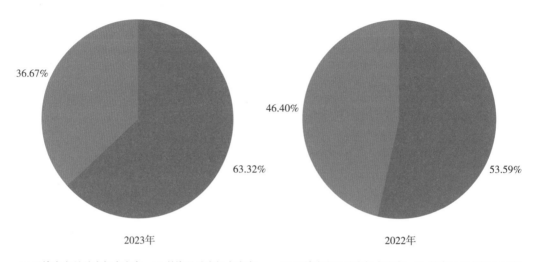

图2-255　2023年和2022年国内民族自主品牌和外资品牌麻醉机市场占有率

数据来源：公开招投标数据，医装数胜整理。

从国内各品牌麻醉机销售金额市场占有率来看，2023年迈瑞医疗市场占有率最高，达到50.51%，较2022年增加9.03%。其次为德尔格医疗、GE医疗，市场占有率均超过15%，分别减少4.15%、6.04%（表2-57）。

表2-57　2023年国内麻醉机市场占有率TOP10品牌及变化情况（按销售金额）

2023年排名	品牌	2022年占比/%	2023年占比/%	占比变化情况/%
1	迈瑞 Mindray	41.48	50.51	↑ 9.03
2	德尔格医疗 Dräger	21.88	17.73	↓ 4.15
3	通用电气 GE	22.64	16.60	↓ 6.04
4	科曼 COMEN	6.28	7.15	↑ 0.87
5	谊安 Aeonmed	1.71	2.57	↑ 0.86
6	舒普思达 SUPERSTAR MED	1.48	0.90	↓ 0.58
7	迈柯唯 Maquet	0.62	0.73	↑ 0.11
8	德国律维施泰因	0.35	0.72	↑ 0.37
9	飞利浦 PHILIPS	0.64	0.43	↓ 0.21
10	普博 prunus	0.78	0.41	↓ 0.37

数据来源：公开招投标数据，医装数胜整理。

从国内各品牌麻醉机销售数量市场占有率来看，2023年迈瑞医疗市场占有率最高，达到50%以上，较2022年增加9.44%。其次为德尔格医疗、GE医疗，市场占有率均超过10%，分别减少3.55%、8.33%（表2-58）。

表2-58 2023年国内麻醉机市场占有率TOP10品牌及变化情况（按销售数量）

2023年排名	品牌	2022年占比/%	2023年占比/%	占比变化情况/%
1	迈瑞 Mindray	43.81	53.25	↑ 9.44
2	德尔格医疗 Dräger	18.30	14.76	↓ 3.55
3	通用电气 GE	19.85	11.52	↓ 8.33
4	科曼 COMEN	7.03	8.35	↑ 1.32
5	谊安 Aeonmed	2.41	3.43	↑ 1.03
6	舒普思达 SUPERSTAR MED	2.00	1.49	↓ 0.51
7	STA	0.10	1.39	↑ 1.29
8	飞利浦 PHILIPS	0.74	0.88	↑ 0.13
9	普博 prunus	1.21	0.61	↓ 0.61
10	迈柯唯 Maquet	0.45	0.46	↑ 0.01

数据来源：公开招投标数据，医装数胜整理。

5. 体外膜氧合装置（ECMO）

根据最新数据统计，2019—2023年有销售记录的ECMO品牌中，国内民族自主品牌数量达到16个，外资品牌ECMO品牌数量达到8个（图2-256）。

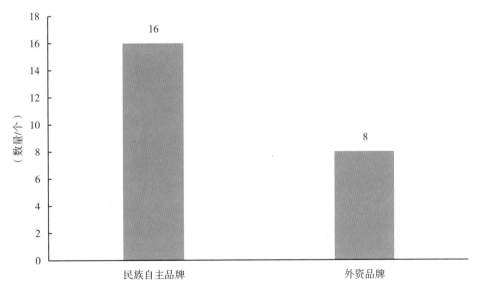

图2-256 2019—2023年国内民族自主品牌和外资品牌ECMO数量
数据来源：医装数胜整理。

2023年，国内民族自主品牌ECMO市场占有率达到8.83%，较2022年增加4.24%，外资品牌ECMO市场占有率达到91.16%（图2-257）。

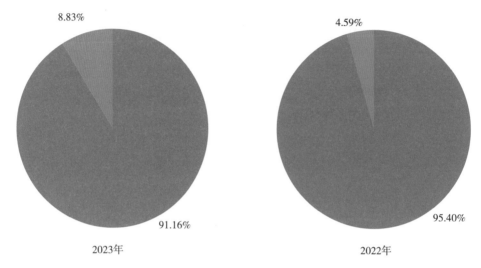

图2-257　2023年和2022年国内民族自主品牌和外资品牌ECMO市场占有率

数据来源：公开招投标数据，医装数胜整理。

从国内各品牌ECMO销售金额市场占有率来看，2023年迈柯唯市场占有率最高，达到44.89%，较2022年减少5.43%。其次，理诺珐市场占有率超过30%，减少5.96%。此外，美敦力、西恩尤斯、汉诺医疗市场占有率均增加3%左右（表2-59）。

表2-59　2023年国内ECMO市场占有率TOP10品牌及变化情况（按销售金额）

2023年排名	品牌	2022年占比/%	2023年占比/%	占比变化情况/%
1	迈柯唯 Maquet	50.32	44.89	↓ 5.43
2	理诺珐 LivaNova	37.19	31.23	↓ 5.96
3	美敦力 Medtronic	5.22	8.51	↑ 3.29
4	西恩尤斯 Xenios	2.31	5.25	↑ 2.94
5	汉诺医疗	0	2.42	↑ 2.42
6	哈特凯尔 HEARTCARE	2.25	1.18	↓ 1.07
7	赛腾医疗	0	1.10	↑ 1.10
8	优斯特拉	0	1.08	↑ 1.08
9	汉诺康	0	1.07	↑ 1.07
10	天津汇康	1.41	0.98	↓ 0.43

数据来源：公开招投标数据，医装数胜整理。

从国内各品牌ECMO销售数量市场占有率来看，2023年迈柯唯市场占有率最高，达到44.59%，较2022年减少7.05%。其次为理诺珐，市场占有率为27.71%，同比减少4.65%（表2-60）。

表2-60　2023年国内ECMO市场占有率TOP10品牌及变化情况（按销售数量）

2023年排名	品牌	2022年占比/%	2023年占比/%	占比变化情况/%
1	迈柯唯 Maquet	51.63	44.59	↓ 7.05
2	理诺珐 LivaNova	32.35	27.71	↓ 4.65
3	美敦力 Medtronic	4.58	7.36	↑ 2.78
4	西恩尤斯 Xenios	1.96	5.19	↑ 3.23
5	哈特凯尔 HEARTCARE	6.86	3.90	↓ 2.97
6	汉诺医疗	0	3.46	↑ 3.46
7	赛腾医疗	0	1.73	↑ 1.73
8	汉诺康	0	1.30	↑ 1.30
9	优斯特拉	0	0.87	↑ 0.87
10	天津汇康	1.31	0.87	↓ 0.44

数据来源：公开招投标数据，医装数胜整理。

6．心电图机

根据最新数据统计，2019—2023年有销售记录的心电图机品牌中，国内民族自主品牌数量达到165个，外资品牌数量达到38个（图2-258）。

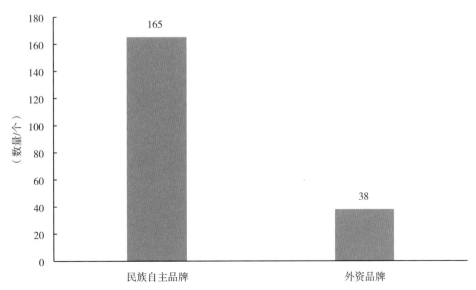

图2-258　2019—2023年国内民族自主品牌和外资品牌心电图机数量

数据来源：医装数胜整理。

2023年，国内民族自主品牌心电图机市场占有率达到72.10%，较2022年减少4.56%，外资品牌心电图机市场占有率达到27.89%（图2-259）。

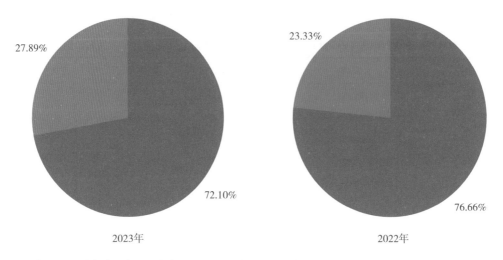

图2-259　2023年和2022年国内民族自主品牌和外资品牌心电图机市场占有率

数据来源：公开招投标数据，医装数胜整理。

从国内各品牌心电图机销售金额市场占有率来看，2023年理邦市场占有率最高，达到16.04%，较2022年增加3%。其次，纳龙科技市场占有率为9.03%，增加3.84%。此外，麦迪克斯市场占有率下降19.35%（表2-61）。

表2-61　2023年国内心电图机市场占有率TOP10品牌及变化情况（按销售金额）

2023年排名	品牌	2022年占比/%	2023年占比/%	占比变化情况/%
1	理邦 EDAN	13.04	16.04	↑ 3.00
2	纳龙科技 ALONG N	5.19	9.03	↑ 3.84
3	锦江电子	5.84	6.66	↑ 0.82
4	日本光电 NIHON KOHDEN	4.92	6.04	↑ 1.12
5	雅培医疗 Abbott	8.93	4.54	↓ 4.39
6	麦迪克斯 MEMRS	23.78	4.43	↓ 19.35
7	中旗 ZONCARE	4.34	3.94	↓ 0.40
8	波士顿科学 Boston Scientific	1.29	3.60	↑ 2.31
9	迪姆 DMS	1.45	3.43	↑ 1.98
10	科曼 COMEN	2.28	2.80	↑ 0.52

数据来源：公开招投标数据，医装数胜整理。

从国内各品牌心电图机销售数量市场占有率来看，2023年理邦市场占有率最高，达到17.02%，较2022年减少4.11%。其次为纳龙科技，市场占有率为9.33%，减少0.87%，麦邦市场占有率同比增加7%以上（表2-62）。

表2-62 2023年国内心电图机市场占有率TOP10品牌及变化情况（按销售数量）

2023年排名	品牌	2022年占比/%	2023年占比/%	占比变化情况/%
1	理邦 EDAN	21.13	17.02	↓ 4.11
2	纳龙科技 ALONG N	10.21	9.33	↓ 0.87
3	麦邦 M&B	0.04	7.88	↑ 7.84
4	中旗 ZONCARE	6.05	7.36	↑ 1.31
5	麦迪克斯 MEMRS	9.89	6.55	↓ 3.35
6	迪姆 DMS	2.83	4.88	↑ 2.04
7	宝莱特 BLT	0.59	4.60	↑ 4.01
8	日本光电 NIHON KOHDEN	6.21	4.28	↓ 1.93
9	科曼 COMEN	4.86	3.97	↓ 0.89
10	博英 MOBI	4.02	3.39	↓ 0.63

数据来源：公开招投标数据，医装数胜整理。

二、年度新产品、新技术

（一）呼吸机

迈瑞医疗新产品新技术：TV50转运呼吸机（图2-260）

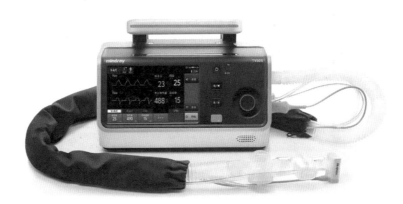

图2-260 迈瑞医疗TV50转运呼吸机

迈瑞医疗TV50转运呼吸机以其高度集成的设计、先进的技术和贴近临床的功能，致力打造业界极致小巧但功能强大的电动转运呼吸机，旨在让机械通气的患者转运过程更加轻松可靠。该产品于2023年5月获得国家药监局批准上市。

（1）极致轻便：TV50S转运呼吸机轻盈的身躯和强大的功能，让转运过程轻松自如。配备多功能把手，灵活满足转运过程中各种携带需求（图2-261）。

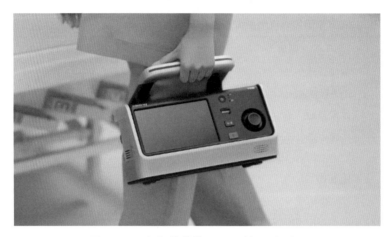

图2-261　轻便携带的TV50S转运呼吸机

（2）省心易用：TV50S转运呼吸机以易用的设计、科学的电池和氧气管理功能（图2-262），让转运呼吸机的日常使用和维护更加得心应手。

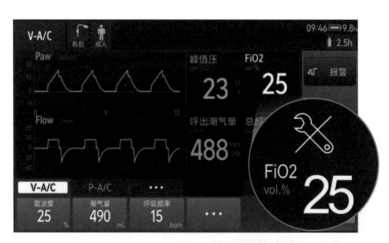

图2-262　科学的电池和氧气管理功能

（3）满足直升机转运，更可靠：TV50S转运呼吸机超越严苛的转运标准，即使直升机转运也轻松应对，是医护人员在极端环境下的可靠助手。

（4）功能强大：TV50S转运呼吸机配备了丰富的通气模式和监测参数，支持有创、无创和氧疗，可配备CO_2监测，旨在转运途中为患者提供高效的通气支持（图2-263）。

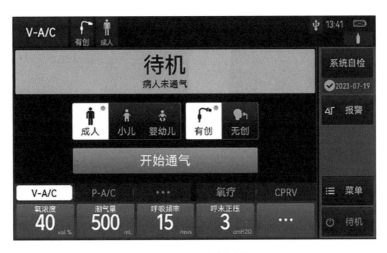

图2-263　强大的功能

（5）数据互联：TV50S转运呼吸机可配备5G、Wi-Fi、蓝牙等通信接口，实现患者通气和监护数据远程实时传输至院内（图2-264），将急救的部分工作前移，由此抢占黄金时间，实现"上车即入院"，缩短抢救响应时间，为患者争取更大生机。

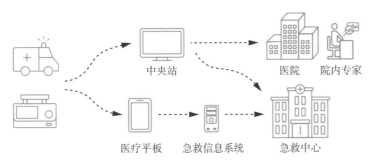

图2-264　数据互联

（二）监护仪

1. 理邦仪器

新产品新技术：iX系列病人监护仪（图2-265）

iX系列病人监护仪是理邦公司推出的第三代监护产品。其在理邦已有成熟的监护产品的基础上，对软硬件平台进行升级，并对测量的参数性能进行优化，对操作业务流进行了重构，使其拥有更高的参数性能，更稳定的设备指标，以及更流畅的使用体验。除此以外，iX系列病人监护仪还搭载了理邦公司自研的深圳首创的CNBP连续无创血压测量算法，使得在进行连续血压监测过程中，避免了传统无创血压在连续测量过程中对病患的干扰及带来的不适感，极大提升了病患的使用体验。iX系列病人监护仪于2023年6月获得国家药监局批准上市。

257

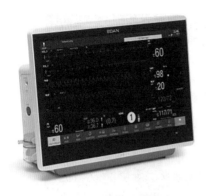 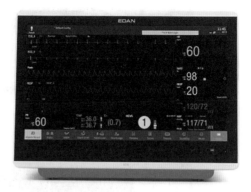

图2-265 理邦仪器iX系列病人监护仪

CNBP技术的创新点在于以下几点。

（1）相比于传统的袖带式血压测量，CNBP技术的去袖带化使得在心电和血氧的常规监护的同时即可得到连续血压值，操作简单，这极大地减轻了医护人员的工作负担，同时提升患者的舒适度。相比于CNAP的双指套佩戴，以及重庆脉联的耳夹和趾夹，理邦精密仪器的CNBP不需要额外的附件，因此对于本身就需要进行心电和血氧监护的患者来说，无须佩戴额外的附件即可进行连续血压监控。

（2）CNBP技术基于患者自身的脉搏传导时间和脉搏波特征进行分析测算，通过识别血流动力学变化规律进行分型，建立了多参数特征协同的连续血压模型，在保证群体适配的同时，保证了对患者的特异性分析。

（3）CNBP技术仅需要在开始测量时进行校准，校准示波法或听诊法测量出来的无创血压，后续可连续监护患者长达24小时，尤其适用于常规病房的夜间监护。市场上的其他产品（如CNAP）需要定期使用袖带充气测量NIBP来校准CNAP，理邦精密仪器的CNBP无须定期校准，提高了患者的舒适度，同时也避免了定期充气导致的淤血、血流不畅等问题。

（4）CNBP技术极大地弥补了血压监护方面传统有创血压（IBP）和袖带式无创血压（NIBP）的不适用情况。既可以应用于中小手术中不适合进行IBP测量的患者，对其进行连续血压监测；又可以应用于袖带适配度低的患者，如臂围过大或过小而无合适的袖带、侧卧位无法保证袖带位置与心脏齐平、患者不愿长时间佩戴袖带等情况。作为传统IBP和NIBP血压测量的补充，CNBP具有极大的临床意义。

2. 迈瑞医疗

新产品新技术：mWear穿戴监护产品（图2-266）

迈瑞医疗医疗级穿戴监护产品mWear由主机（EP30/35）、血氧传感器、多参数移动模块（ES30）、心电导联、NIBP移动模块（BP20）、无线接收模块（R20）、充电器等部分组成。mWear通过无线方式与床旁监护仪或中央监护系统实时传输数据，除监测心电、脉搏血氧饱和度、无创血压、脉搏、呼吸等生命体征参数外，还可监测患者运动、睡眠时间，灵活满足患者下床活动的需求，实时识别患者跌倒事件，并予以报警，该产品进一步促进术后康复患者早期下床活动，提升医疗质量，同时保证患者医疗安全。医疗级穿戴监护产品mWear已于2023年发布（图2-267）。

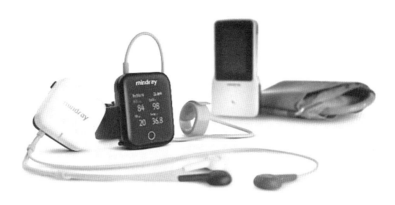

图2-266　迈瑞医疗mWear产品示意图

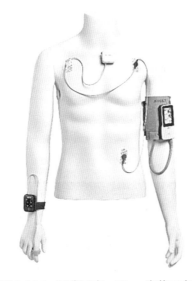

图2-267　迈瑞医疗mWear穿戴示意图

（1）精准可靠的多参数监测：基于迈瑞多年监护技术的积累，为临床提供精准可靠的医疗级多参数监测，保障患者安全（图2-268）。

（2）专利抗运动算法：穿戴监护的应用会带来更多运动干扰的挑战，迈瑞创新研发了专利抗运动算法，显著提升mWear在应对运动干扰时的监护性能，保障精准监测（图2-269）。

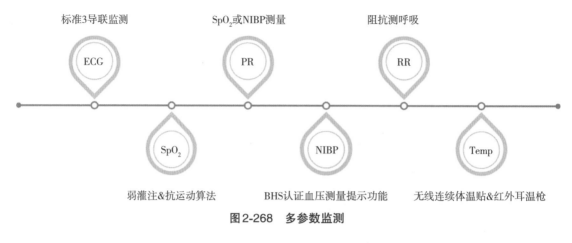

图 2-268　多参数监测

标准3导联监测 ECG
SpO₂或NIBP测量 PR
阻抗测呼吸 RR
弱灌注&抗运动算法 SpO₂
BHS认证血压测量提示功能 NIBP
无线连续体温贴&红外耳温枪 Temp

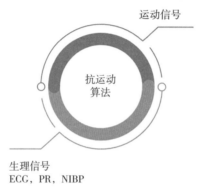

图 2-269　抗运动算法

（3）健康参数监测：创新健康参数监测，精准监测患者的运动时间和睡眠时间；同时能够识别患者四种状态，分别为跌倒、运动、睡眠、休息，协助医护对患者、康复状况的全面了解与评估（图2-270）。

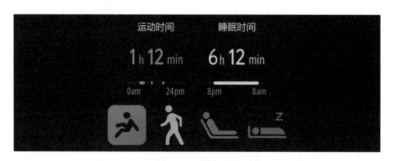

图 2-270　健康参数监测

3. 科曼医疗

新产品新技术：病人监护仪C100S（图2-271）

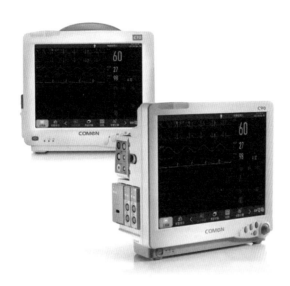

图2-271 科曼医疗病人监护仪C100S

科曼医疗病人监护仪C100S由主机、插件模块和附件组成。可对患者进行心电（含ST段测量及心律失常分析）、阻抗呼吸、体温、脉搏血氧饱和度、脉率、无创血压、有创血压、呼吸及呼吸末二氧化碳、麻醉气体、无创心输出量（仅适用于成人患者）、有创心输出量（仅适用于成人患者）监护，同时具有心电图、PICC、呼吸氧合图、肾功能计算、血流动力学计算、氧合计算、通气计算、药物计算、记录仪功能。该产品预期在医疗机构由经培训合格的专业临床医生和护士使用，其应用领域包括手术室、ICU和普通科室。该产品已于2023年1月获得国家药监局批准上市。

该产品采用了心电信号自适应滤波技术和四电极心电系统技术，可通过实时观察腔内心电图P波的变化，反馈导管末端位置，实现置管操作过程中对导管末端的实时定位。与传统中心静脉置管术方法相比，该产品具有中心静脉置管末端定位功能，有助于提高PICC导管到位率。

4. 飞利浦医疗

新产品新技术：IntelliVue X3转运监护仪（图2-272）

IntelliVue X3转运监护仪是一款紧凑、高度便携、具有双重用途的患者监护仪，它可以从多参数测量模块即刻转变成坚固耐用、功能齐全的转运监护仪。患者转运之前或者返回病床时都无须更换患者电缆，使客户在设备上花费的时间更少，有更多的时间专注于患者。其特有的智能手机式显示与操作，使用方便且上手快速，带来更好的用户体验。产品所整合的创新材料，能够承受多种感染控制清洁方案所用的烈性化学清洁用品，进而更好地满足医院感控要求。该监护仪上的一系列可扩展的基础和高级临床测量功能也可根据每一位患者的病情程度来进行轻松定制。

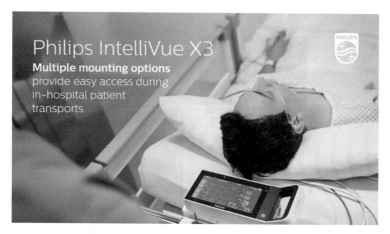

图2-272　飞利浦 IntelliVue X3 转运监护仪

　　IntelliVue X3 高度模块化的结构和创新的滑出式抽屉设计，所有组件均可拆卸且可更换，节约院方维护成本。X3 已集成 IntelliVue 病人监护解决方案，为各科室和护理级别提供了通用的界面，有助于减少对培训的需求。该监护仪还兼容现有的 IntelliVue 多功能测量模块、主机、病人监护信息中心（Classic 和 PIC iX）、临床网络架构以及其他组件。

　　IntelliVue X3 转运监护仪产品特点及临床获益如下。

　　（1）无缝转运：患者转运期间的医疗信息缺失会导致治疗延误、工作低效，甚至可能影响诊疗质量。IntelliVue X3 专为不间断的患者监护而设计——无论是床旁还是转运期间都能保持连续监测。

　　（2）转运携带：人体工程学设计的便携式提手，屏幕显示可以三个方向自动旋转，随时随地方面观察患者状态（图2-273）。

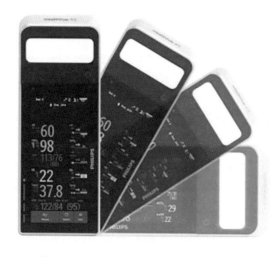

图2-273　三个方向自动旋转的屏幕显示

（3）提高效率：监测参数全面，IntelliVue X3通过减少患者转运准备中的工作步骤来加快整个工作流程的推进。从主监护仪上脱离后，X3即是一款结构紧凑、高度耐用的转运监护仪，在高清显示屏上不断显示患者的生命体征、波形和警报。转运前后均无须更换患者导联线。转运回来后无须重新设置报警参数和患者信息（图2-274）。

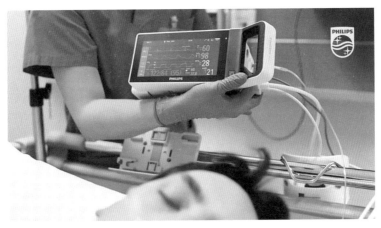

图2-274　全面监测参数

（4）操作方便：配置了高清电容触摸屏，支持滑屏方式切换监护界面，操作如智能手机一样简单易上手。产品的易用性已经通过专业工程指南第三方实验室可用性认证。

（5）支持感控：屏幕采用康宁大猩猩（Corning® Gorilla®）抗菌玻璃的设计，本身具备抗菌杀菌的效果，同时支持更多的医院常用清洁剂直接擦拭。全部X3的表面都采用了创新的耐化学腐蚀材料，显示屏幕在设计上能够承受多种清洁剂，因此完全可以使用强力清洁剂和消毒剂而不会损坏监护仪（图2-275）。

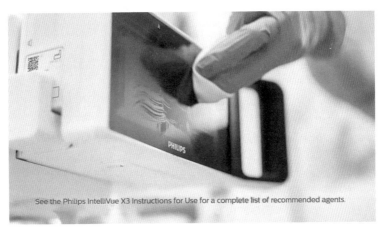

图2-275　耐化学腐蚀，可承受常用清洁剂

（6）耐用防摔：医院内充斥着忙碌和紧张，IntelliVue X3作为一款坚固耐用的设备，可承受日常转运监护时的各种碰撞、反弹和冲击。该设备经测试可经受1米（3.3英尺）跌落。

（7）功能扩展：可连接飞利浦的XDS临床工作站，扩展使用功能，实现大屏显示、打印、扩展存储等。

（三）血液透析设备及其辅助设备

1. 新华医疗

新产品新技术：Pure系列血液透析用水处理设备

Pure系列血液透析用水处理设备，是专为血液净化领域设计的系列设备，是一款安全、高效、节能、可靠的设备，Pure系列设备外观简洁大气，功能配置齐全，配备全中文操作界面，自动化一键操作，简化工作流程。该产品适用于血液透析和相关治疗用水的生产。

（1）功能特点

1）双极反渗透+EDI，多重除盐，提高供水纯净度：Pure系列设备采用双极反渗透配置（图2-276），通过二次反渗透过滤，去除水中各种盐离子及预处理未过滤掉的微小颗粒等，能实现脱盐率95%以上；在双极反渗透之后，通过EDI（电去离子装置），再次去除水中盐离子，脱盐率达到98%以上。Pure系列血液透析用水处理设备标配双极反渗透功能，具有一级反渗透、二级反渗透及双极反渗透三种模式，以应对不同的工作需求，最大可能满足各种极端工作要求。

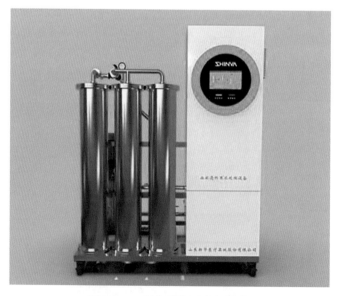

图2-276　设备反渗透主机样式

2）配备全自动消毒系统（图2-277）：①配有大功率（18kW）热消毒设备，消毒灭菌安全高效，绿色环保，避免化学消毒残留，提高安全性能。②配有全自动化学消毒系统，设备消毒快速、高效，具有较强细菌杀灭能力。③全自动一键式操作，可无人值守，全自动完成，自动记录消毒过程，全过程有声光提示，避免无关人员接触热源，杜绝人员伤害。④配备高效、高可靠性循环泵，不锈钢管道，使用寿命长，运行稳定。

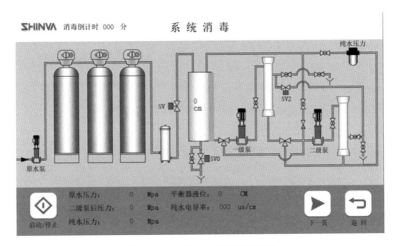

图2-277　设备自动消毒样式

3）全中文控制系统、一键自动化操作：Pure系列血液透析用水处理设备，配备全中文触控操作系统，制水、消毒一键式操作，同时配有手动控制模式，为不同使用场景提供便利（图2-278）。

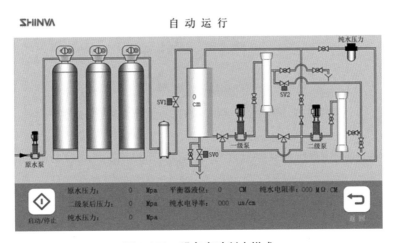

图2-278　设备自动制水样式

（2）临床诊疗重大意义

1）更安全的透析用水：通过双极反渗透及EDI技术的配备，可将水中的各种离子成分、悬浮物等去除更加彻底，配合高效内毒素过滤器，去除水中热源，保证用水安全。

2）更环保的制水方式：①浓水的重复利用，利用双极反渗透模式，对产水后浓水进行多次反复反渗透处理，提高回收率，减少废水的产生。②浓水回收系统，对制水后产生的浓水进行回收再利用，实现超高的水资源利用率，同时保护RO膜，提高RO膜的使用寿命。

（3）代表的技术方向和技术先进性

1）远程联网控制：可实现远程监控设备运行，通过设备上传服务器运行数据，实现设备数字化管理。

2）智能化自动运行：相对比传统水处理设备，本产品可通过事件预设，实现全自动无人值守运行，开机、运行、消毒、关机自动进行；设备通过变频控制，根据实际需求自动调整运行状态，降低整体功耗，提高使用寿命。

2．费森尤斯

新产品新技术：6008 CAREsystem血液透析系统（图2-279）

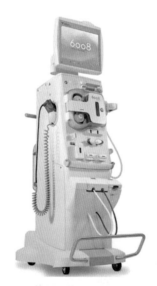

图2-279　费森尤斯6008 CAREsystem血液透析系统

费森尤斯6008 CAREsystem血液透析系统利用领先的技术，更容易地提供先进的透析治疗，为医护人员节省更多时间以用于直接患者照护，使更多患者可以从临床结局改善和更高医疗质量中获益。该产品于2023年2月获得国家药监局批准上市。

（1）先进疗法：降低治疗的复杂性。6008 CAREsystem通过减少必要的操作步骤和简化工作流程，使肾脏替代治疗变得不再复杂，为患者护理留下更多时间。血液管路已被完整预连接的一体式盒式管路适用于所有治疗模式，可以实现不同治疗模式间的轻松切换和高容量HDF的达成，这为患者的治疗提供了很大的灵活性。创新技术实现了管路系统的无空气设计和低体外循环量，这均有助于将治疗过程中的凝血风险降低。

（2）患者和用户安全：设定患者安全基准。安全性是透析治疗中一个不言而喻、不可妥协的方面。6008 CAREsystem的创新安全功能减少操作步骤和卫生相关关键接触点，降低感染和交叉感染的风险，有助于提高患者和用户的安全性。各种创新功能，如闭合管路回血，确保了患者和工作场所的高度安全。

（3）简化流程：提高医疗质量。当治疗管理变得越来越复杂时，对易操作性的要求越来越高。如今同样的护理人员护理越来越多的患者是另一个挑战，提高透析治疗效率非常重要。为了优化流程，为透析中心带来经济优势，6008 CAREsystem为护理人员提供改进的工作流程。智能技术有助于减少在安装和断开阶段所需的用户交互，降低医护人员的压力。设计专注于操作的简单和易用性，产品特点旨在简化治疗的实施。6008 CAREsystem的所有组件都有助于简化日常程序，以便给医护人员更多的时间进行患者护理。患者也受益于护理质量的提高。

（4）直接节约成本：经济效益和生态友好。理想情况下，综合治疗方法不仅可以改善临床疗效，提高患者的生活质量，而且可以加强对治疗成本的控制。6008 CAREsystem提供了一种高效的方式进行先进的肾脏治疗，包括经济和环境方面。一体式管路系统设计紧凑，由轻质材料制成，简化了物流，减少了废物的重量，从而有助于优化经济效益和生态友好性。

（四）麻醉机

迈瑞医疗新产品新技术：A7麻醉机（图2-280）

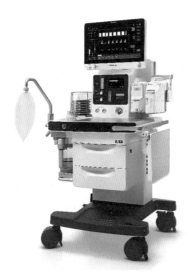

图2-280　迈瑞医疗A7麻醉机

A7麻醉系统打破了麻醉机、监护仪、输注泵无线互联传输壁垒，打造AnaeSight™静吸复合麻醉解决方案，实现生命体征、静脉麻药与吸入麻药的同屏幕显示与同界面调节，简化临床工作流，辅助麻醉医生整合评估患者麻醉状态。迈瑞医疗新款A7中高端麻醉机于2023年正式发布。

A7麻醉机实现了一系列突破性功能，其中就包括如下内容。

（1）静吸复合麻醉解决方案AnaeSight™：让麻醉医生在同一界面完成静脉和吸入麻药的调节，有机融合患者多维生命体征参数，辅助进行整合评估和精准决策，提升麻醉的安全和效率。AnaeSight功能通过物联网技术可以实现以下功能。

1）集中控制：医生可在麻醉机屏幕上设置输注泵静脉给药，即静脉麻药和吸入麻药的输送均可在麻醉机上控制，麻醉医生无须来回走动，即可观察和调整患者当前麻醉用药。经由50多例临床病例统计，在手术全程，该功能可将医生走动调节输注泵次数降低约70%，而走动观察输注泵的次数降低近100%，因为输注泵的给药信息以及报警信息均可在麻醉机上直接观察。

2）综合药效：基于成熟的药代和药效动力模型，计算并呈现多种镇静/镇痛麻醉药物的综合药效eMAC，定量化辅助麻醉给药决策。当前临床研究试验数据表明，eMAC在手术全程中对于麻醉深度的变化趋势的指示，与BIS是一致的。并且eMAC对于伤害性刺激反应的预测概率，与BIS等现有指标基本相当。eMAC无须额外的耗材，更经济，数值比照经典MAC概念易理解。

3）整合评估：来自麻醉机、监护仪的患者生命体征参数，如监护仪监测的心率、有创血压等参数，以及来自输注泵的历史用药情况，可在麻醉机上同屏显示。在AnaeSight界面可以观察过去30分钟的生命体征趋势和用药历史信息，便于麻醉医生整合评估患者的麻醉状态（图2-281）。

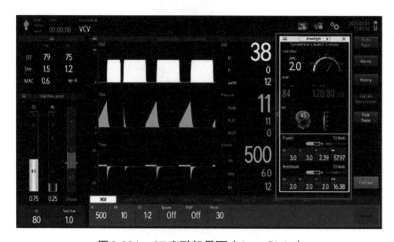

图2-281　A7麻醉机界面（AnaeSight）

（2）喷射通气功能：迈瑞创新地将双频率叠加喷射通气融合于A7麻醉系统。常频喷射保证充足通气量，减少CO_2潴留；高频喷射提高肺泡氧浓度，维持氧合。

（五）心电图机

理邦仪器新产品新技术：EHG系列胎儿/母亲动态心电检测仪（图2-282）

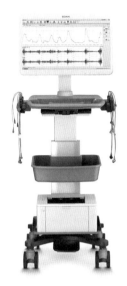

图2-282　理邦仪器EHG系列胎儿/母亲动态心电检测仪

理邦EHG系列胎儿/母亲动态心电检测仪是一款完全自主研发的多功能、多用途、多场景设备，它采用母体腹壁电生理技术提取母亲心电、胎儿心电、子宫肌电信号，实现了一个探头完成胎儿心电、胎心率、母亲心电、母胎心率、宫缩压、子宫肌电、胎动监测，其产品形式和核心功能均为国内首创，在国际上亦处于技术先进水平。它具有轻便可穿戴的特点，监护过程中不需要调整探头位置，可以给孕妇带来全新的监护体验。它实现了母/胎监测和宫缩监测两大创新，一是大幅拓宽产品临床应用领域，既可用于常规母胎监测，又可用于母胎心电监测，还可用于早产、产时、产后宫缩监测，对母胎监测的范围拓展至全围产期，补充了现有母胎监护设备的覆盖范围，降低设备使用成本和临床误诊率，提高医护人员工作效率，有效保障母胎安全。二是产品通过子宫肌电原理实现子宫收缩监测和评估，使得宫缩监测由产程拓展到先兆流产、早产、产程、产后，对于降低流产率、早产率及产后出血率都具有重要的临床意义。

EHG系列胎儿/母亲动态心电检测仪采用的新技术如下。

（1）母体腹壁胎儿心电监测技术：该技术在母胎监护领域是一项创新技术。它通过电极从母体腹壁采集母胎混合心电信号后进行分离计算母亲心电、母亲心率、胎儿心电、胎儿心率，该技术实现了母胎心电心率的同步实时监测，通过RR间期识别的心率更加精准。同时它具有单个探头监测多个参数、轻便可穿戴、监护过程中无须调整探头的特点，在长时间待产的应用场景下具有独特的优势，可以作为现有母胎监护方式的有效补充。另外，它拓展了母/胎心电监测功能，实现了母胎心率心电同步实时监测和分析，可以为医护人员提供母胎儿心电的临床信息，为临床提供更加便捷、精准、有效、多样的诊断参数，使临床诊断更全面高效，降低设备使用成本和临床误诊率，提高医护人员工作效率，有效保障母胎安全。

（2）母胎心电心率自动分析技术：该技术实现对母胎心电和心率的同步实时自动分析，支持母胎短时心电和动态心电检测及自动分析，为判断母/胎心律失常提供依据，通过心率异常点快速定位对应母胎心电信号，可对该时段内的母胎心电心率进行自动心率变异分析，包括长变异、短变异、SDNN、三角指数等参数（图2-283）。

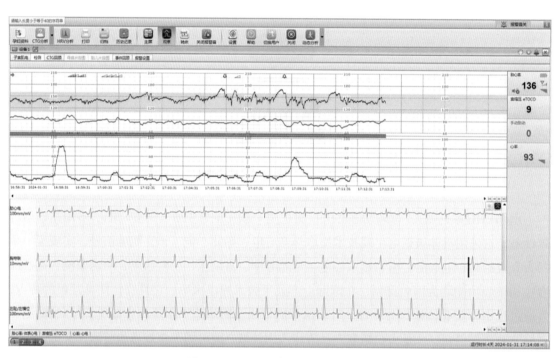

图2-283　母胎心电心率监测主界面

（3）子宫肌电监测技术：子宫肌电监测技术在宫缩监测领域是一项革命性的技术。它通过体表电极无创地采集母体子宫肌电信号，经过滤波、干扰抑制等处理实现子宫收缩监测和评估，为临床提供了另外一种宫缩监测方式，缓解了TOCO监测方式存在的依赖绑带、依赖医护人员操作经验、监测结果应用局限性强等缺点，具有显著的临床应用价值。它填补了国内子宫肌电临床应用空白，实现宫缩监测结果的定量化和标准化，同时大幅拓展宫缩监测的临床应用范围，使得宫缩监测不再局限于产程，而是可以拓展到整个围产期甚至产后。例如，利用子宫肌电宫缩监测孕早、中期，可以为早产发展进程、早产抑制用药效果评估以及早产发生概率预测提供临床数据支撑；在产程中可以用于宫缩强度、频率、持续时间等的标准化测量，评估产程进展情况；在产后可以用于胎盘、产后恶露排出期的宫缩强度评估，为产后出血及产后用药提供量化的临床数据支持（图2-284）。

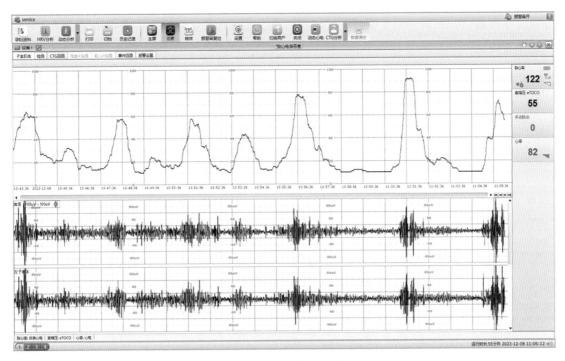

图2-284　子宫肌电监测主界面

（4）宫缩自动分析技术：该技术实现实时对宫缩的自动识别和标记，宫缩幅值、持续时间、间隔时间、能量等参数的自动计算和趋势分析，实现子宫肌电信号幅值、均值、功率等高级参数的自动计算和趋势分析。辅助医护人员对宫缩进行诊断，减轻工作负担。

三、未来发展趋势

生命支持装备是挽救急、危重患者生命的关键手段，在挽救生命的医学救治过程中扮演着关键角色。疫情冲击后，全球政府开始重视医疗基础设施建设，对生命支持装备提出了更高的要求。

一是加强创新力度，抢占新赛道。《"十四五"医疗装备产业发展规划》提出，在生命支持领域要研制脑损伤、脑发育、脑血氧、脑磁测量等新型监护装备，发展远程监护装备，提升装备智能化、精准化水平。推动透析装备、呼吸机等产品的升级换代和性能提升。攻关基于新型传感器、新材料、微型流体控制器、新型专用医疗芯片、人工智能和大数据的医疗级可穿戴监护装备和人工器官。

二是加快数字医疗发展。根据"十四五"规划要求,"十四五"期间,要加快数字化发展,建设数字中国。要聚焦教育、医疗、养老、抚幼、就业、文体、助残等重点领域,推动数字化服务普惠应用,持续提升群众获得感。其中在医疗服务方面提出,推进学校、医院、养老院等公共服务机构资源数字化,加大开放共享和应用力度。推进线上线下公共服务共同发展、深度融合,积极发展互联网医院,探索建立在线医疗监管框架,完善相关法律法规和伦理审查规则。

(张笑潮　成希革　延廷芳　孙伟森　杜小琴　李俊耀　李　涛　李培勇　李瑞雪
杨　征　谷　田　张丹丹　张正一　陈德伟　徐　俊　徐　健　韩利忠)

第三章　年度政策

第一节　行业政策解读

一、《医药工业高质量发展行动计划（2023—2025年）》和《医疗装备产业高质量发展行动计划（2023—2025年）》

国务院总理李强于2023年8月25日主持召开国务院常务会议，审议通过《医药工业高质量发展行动计划（2023—2025年）》和《医疗装备产业高质量发展行动计划（2023—2025年）》。

会议强调，医药工业和医疗装备产业是卫生健康事业的重要基础，事关人民群众生命健康和高质量发展全局。要着力提高医药工业和医疗装备产业韧性和现代化水平，增强高端药品、关键技术和原辅料等供给能力，加快补齐我国高端医疗装备短板。要着眼医药研发创新难度大、周期长、投入高的特点，给予全链条支持，鼓励和引导龙头医药企业发展壮大，提高产业集中度和市场竞争力。要充分发挥我国中医药独特优势，加大保护力度，维护中医药发展安全。要高度重视国产医疗装备的推广应用，完善相关支持政策，促进国产医疗装备迭代升级。要加大医工交叉复合型人才培养力度，支持高校与企业联合培养一批医疗装备领域领军人才。

二、《关于全面推进紧密型县域医疗卫生共同体建设的指导意见》

2023年12月，经国务院同意，国家卫生健康委、中央编办、国家发展改革委、财政部、人力资源和社会保障部、农业农村部、国家医保局、国家中医药局、国家疾控局、国家药监局10个部门联合印发了《关于全面推进紧密型县域医疗卫生共同体建设的指导意见》（以下简称《指导意见》），文件印发至各省、自治区、直辖市人民政府，新疆生产建设兵团，国务院各部委、各直属机构。现对《指导意见》有关情况解读如下。

（一）出台的背景和意义

推进县域医共体建设是习近平总书记多次强调的一项重点工作，是推进健康中国和分级诊疗制度建设的有力抓手，也是深化医改的一项重要举措，根本的出发点和落脚点是要让人民群众获得更高质量、更加便捷、更为经济的医疗卫生服务。近年来，我国医疗卫生服务能力整体提高，群众健康保障水平不断提升。但总的看，我国优质医疗资源的供给总量仍然不足，结构不合理，质量和效益还没有得到充分体现，尤其是部分地区基层医疗服务能力有所弱化，与群众能够就近"看得好病"的期望还存在差距。为此，2017年，国务院办公厅印发

《关于推进医疗联合体建设和发展的指导意见》，明确在县域主要组建医疗医共体，推动优质医疗资源向基层和边远贫困地区流动。

2019年，国家卫生健康委启动紧密型县域医疗卫生共同体建设试点工作，重点围绕建设责任共同体、管理共同体、服务共同体、利益共同体，更好实现资源下沉和县域整体能力提升。试点开展以来，先后有山西、浙江、新疆3个省份被确定为试点省，以及其他省份551个县（区、市）共828个县被确定为试点县。各地积极探索，在优化县域医疗卫生资源配置、提高县域服务能力、改善群众就医体验、完善管理体制和运行机制等方面取得积极进展和成效。2020年以来，中央一号文件连续4年对推进紧密型县域医共体建设提出要求，各级党委政府和相关部门对县域医共体建设认识程度逐步统一，重视程度和工作力度明显加强。

2023年初，中共中央办公厅、国务院办公厅先后印发《关于进一步深化改革促进乡村医疗卫生体系健康发展的意见》《关于进一步完善医疗卫生服务体系的意见》，提出加快构建紧密型县域医共体。紧密型县域医共体是对县域内医疗卫生资源的系统重塑，是对卫生健康治理体系的创新，既需要地方党委政府的领导和支持，也需要部门之间协调和密切配合。年初以来，国家卫生健康委会同中央编办、国家发展改革委等9个部门，共同研究起草了《指导意见》。《指导意见》的印发，标志着紧密型县域医共体建设由试点阶段进入全面推进阶段，为各地规范稳健开展紧密型县域医共体建设提供了遵循和指南。

（二）框架内容和特点

《指导意见》坚持顶层设计与地方实践相结合，将地方好经验好做法上升为政策措施；坚持因地制宜和稳中求进，不搞"一刀切"，为地方进一步细化完善措施留有余地；坚持系统观念和目标导向、问题导向，强调以城带乡、以乡带村和县乡一体、乡村一体，着力解决各地开展试点过程中遇到的难点堵点。《指导意见》提出了紧密型县域医共体的内涵，即围绕"县级强、乡级活、村级稳、上下联、信息通"目标，通过系统重塑医疗卫生体系和整合优化医疗卫生资源，推进以城带乡、以乡带村和县乡一体、乡村一体，加快建设紧密型县域医共体，大力提升基层医疗卫生服务能力，让群众就近就便享有更加公平可及、系统连续的预防、治疗、康复、健康促进等健康服务，为健康中国建设和乡村振兴提供有力保障。

《指导意见》从5个方面提出20条重点任务和要求，对县域医共体的外部管理、内部运行、完善服务、支持政策等方面作出了明确的规定，内容丰富全面，坚持守正创新，提出了具体目标要求。《指导意见》强调了医共体建设的政策导向，就是"强县域、强基层"，推动实现一般疾病在市县解决、日常疾病在基层解决。明确了工作路径，就是建设责任、管理、服务、利益"四个共同体"，增强医共体建设的内生动力和可持续性。提出了发展要求，就是"紧密型、同质化、控费用、促分工、保健康"，确保医共体建设行稳致远。

（三）全面推进紧密型县域医共体建设的总体要求和目标

《指导意见》坚持以习近平新时代中国特色社会主义思想为指导，全面贯彻党的二十大精神，落实新时代党的卫生与健康工作方针，深化"三医"联动改革，要求围绕"县级强、乡级活、村级稳、上下联、信息通"目标，通过系统重塑医疗卫生体系和整合优化医疗卫生资源，推进以城带乡、以乡带村和县乡一体、乡村一体，加快建设紧密型县域医共体，大力提升基层医疗卫生服务能力，让群众就近就便享有更加公平可及、系统连续的预防、治疗、康复、健康促进等健康服务，为健康中国建设和乡村振兴提供有力保障。具体目标是，到2024年6月底前，以省为单位全面推开紧密型县域医共体建设；到2025年底，县域医共体建设取得明显进展，力争全国90%以上的县（市）基本建成布局合理、人财物统一管理、权责清晰、运行高效、分工协作、服务连续、信息共享的紧密型县域医共体；到2027年，紧密型县域医共体基本实现全覆盖。

（四）对科学构建县域医共体的理解

在总结前期试点经验基础上，《指导意见》提出，根据地理位置、服务人口、现有医疗卫生机构布局等，组建由县级医院牵头，其他若干家县级医疗卫生机构及乡镇卫生院、社区卫生服务中心等组成的县域医共体。组建数量不搞"一刀切"，可由地方结合实际确定，给地方留出了较大的自主空间。对于人口较多或面积较大的县可组建2个以上县域医共体。县域医共体牵头医院一般为二级以上非营利性综合医院或中医医院。根据自愿原则，以业务同质化管理和加强乡村服务为重点，鼓励引导社会力量办医疗机构加入县域医共体。

（五）对紧密型县域医共体建设中加强上下联动和医防协同方面提出的要求

在城乡联动方面，《指导意见》强调深化城市支援农村工作，二三级医院要通过专家派驻、专科共建、临床带教、远程协同、科研和项目协作等方式，提升县域医共体服务能力和管理水平。在以县带乡方面，《指导意见》提出牵头医院要向乡镇（街道）常年派驻临床、管理人才，帮助解决基层问题，面向乡村开展巡回医疗。促进人员合理流动，优先保障基层医疗卫生机构用人需要，确保每个乡镇卫生院（社区卫生服务中心）至少有1名牵头医院主治医师以上职称人员常年服务。在以乡带村方面，《指导意见》提出将符合条件的公办村卫生室逐步转为乡镇卫生院延伸举办的村级医疗服务点，实行行政、人员、业务、药品、财务、绩效等统一管理。对其他性质的村卫生室，继续深化乡村卫生一体化管理。在医防协调方面，《指导意见》提出建立健全专业公共卫生机构对县域医共体开展技术指导和业务培训，下派人员到乡镇服务，以及加强医防协同和资源信息共享等工作机制。探索专业公共卫生机构参与县域医共体管理和服务。

（六）在规范县域医共体内部运行管理方面的具体要求

《指导意见》从四个方面对规范县域医共体内部运行管理提出任务要求。一是完善内部决策机制。要求制定县域医共体章程，明确组织架构，完善议事决策制度。加强县域医共体内党组织建设，切实发挥党委把方向、管大局、做决策、促改革、保落实作用。选强配齐县域医共体负责人员，负责人员中要有基层医疗卫生机构代表。二是加强绩效考核。要求各地明确县域医共体年度任务目标和绩效考核指标，引导资源向乡村下沉，考核结果与公共卫生服务经费补助、医保基金支付、绩效工资总量核定以及负责人员薪酬、任免、奖惩等挂钩。建立健全内部考核机制，考核指标向资源下沉、巡诊派驻、家庭医生签约、成本控制等方面倾斜，建立长效激励机制。三是优化内部管理。要求逐步实现县域医共体内部行政、人事、财务、业务、用药、信息、后勤等统一管理。整合县域医共体现有资源，合理建立人力资源、财务管理、医疗质控、医保管理、信息数据等五大管理中心。四是提高管理服务质量。要求统一县域医共体内规章制度和技术规范、人员培训、质量控制等标准，强化县域医共体医疗质量和安全管理，完善查房、病案管理、处方点评、机构间转诊等工作流程和标准，加强检查检验、疾病诊断质量监测评价。

（七）在提升县域医疗卫生服务能力方面提出的任务要求

《指导意见》从五个方面对提升县域医共体整体服务能力提出具体要求。一是促进资源服务共享。统筹建立县域内医学检验、医学影像、心电诊断、病理诊断、消毒供应五大资源共享中心，统筹建立县域肿瘤防治、慢病管理、微创介入、麻醉疼痛诊疗、重症监护五大临床服务中心，提高资源配置和使用效率，提升服务能力。二是提升重大疫情应对和医疗应急能力。要求健全县域医共体传染病监测预警机制，健全分级分层分流的重大疫情救治机制，加强县域医疗急救体系建设，强化牵头医院对基层的指导，加强重大疫情医疗资源和物资储备等。三是拓展家庭医生签约服务。要求依托基层医疗卫生机构开展家庭医生签约服务，扩大做实一般人群和重点人群签约服务。四是创新医防融合服务。要求围绕慢病患者、老年人、儿童、孕产妇、重大传染病患者等重点人群，开展融合疾病预防、筛查、诊治、护理、康复等一体化服务。五是提升中医药服务能力。要求县级中医医院统筹县域中医药服务资源，发挥县域中医医疗、预防保健、特色康复、人才培养、适宜技术推广和中医药健康宣教龙头作用。

（八）在投入保障、人事编制和薪酬等方面对支持县域医共体提出的具体举措

在投入保障方面，《指导意见》强调落实政府投入保障责任，政府办基层医疗卫生机构的基本建设和设备购置等发展建设支出，由地方政府根据发展建设规划足额安排；人员经费和业务经费等运行成本通过服务收费和政府补助补偿。中央财政通过基本公共卫生服务、基本药物制度补助资金对乡村医疗卫生机构予以支持。中央预算内投资对县域医共体内符合条件的项目加大支持力度。地方政府新增财政卫生健康支出向县域医共体内基层医疗卫生机构适当倾斜。在人事编制方面，《指导意见》提出在编制使用、人员招聘、人事安排、绩效考核、职称评聘等方面赋予县域医共体更多自主权。在县域医共体内公立医疗卫生机构编制分别核定的基础上，更加注重人员统筹使用，根据岗位需要，实行县管乡用、乡聘村用。以县域医共体为单位，充分利用专业技术岗位职数，适当提高基层医疗卫生机构中级、高级专业技术岗位比例。在薪酬方面，《指导意见》强调落实"两个允许"要求，统筹平衡县乡两级绩效工资水平，合理调控各级各类医疗卫生机构间人员收入差距。鼓励对县域医共体内各医疗卫生机构负责人实行年薪制。

（九）对医保支持县域医共体提出的具体举措

一是完善医保支付政策。《指导意见》明确对紧密型县域医共体实行医保基金总额付费，加强医疗费用增长率、医保报销比例、基层就诊率、县域内基金支出比例、县域内基层医疗卫生机构医保基金占比等方面的考核，完善结余留用机制，结余资金作为县域医共体业务收入，健全合理超支分担机制。对适宜基层开展的部分病种，逐步探索不同层级医疗机构同病同付。继续对不同层级医疗机构实行差别化支付政策，对符合规定的转诊住院患者连续计算起付线。二是加强医疗保障政策协同。《指导意见》强调各地实施动态调整医疗服务价格时，要统筹支持乡村医疗卫生机构发展。落实一般诊疗费政策，有条件的地方可以调整乡镇卫生院、村卫生室等基层医疗卫生机构一般诊疗费。医保报销目录中增设农村地区适宜卫生服务项目，逐步提高乡村医疗卫生机构服务性收入占比。对于换药、注射、输液、采血等均质化程度高的医疗服务项目，可以明确具体范围，逐步实施县域同城同价。落实"互联网＋"医疗服务价格政策，促进互联网诊疗、远程会诊等医疗服务向基层延伸。

（十）落实好提出的任务要求

一是加强组织推动。卫生健康行政部门发挥牵头协调作用，相关部门密切配合。各地建立健全工作机制，结合实际制定时间表、路线图，制订相关配套文件或实施细则。二是强化监测评价。突出乡村诊疗量占比持续提升结果导向，健全县域医共体建设监测评价指标体系，开展年度监测评价，加强数据分析和共享。三是加强宣传引导。深入总结推广紧密型县域医共体建设经验做法，宣传进展成效和先进典型。加强舆论引导，及时回应社会关切，调动各方积极性和主动性，为县域医共体建设营造良好环境和氛围。

三、《深化医药卫生体制改革2023年下半年重点工作任务》

2023年7月，经国务院同意，国家卫生健康委、国家发展改革委、财政部、人力资源和社会保障部、国家医保局、国家药监局联合印发《深化医药卫生体制改革2023年下半年重点工作任务》（以下简称《任务》），明确了2023年下半年深化医改的重点任务和工作安排。

（一）出台的背景

党的十八大以来，以习近平同志为核心的党中央把保障人民健康放在优先发展的战略位置，将深化医改纳入全面深化改革统筹推进，推动"以治病为中心"转变为"以人民健康为中心"，围绕解决"看病难""看病贵"两个重点难点问题，推出一系列重要改革举措，深化医改取得显著阶段性成效。当前，我国进入高质量发展阶段，党的二十大对持续深化医改作出全面部署。2023年是全面贯彻落实党的二十大精神的开局之年，深化医改要全面贯彻落实党的二十大精神，以习近平新时代中国特色社会主义思想为指导，牢牢把握中国式现代化的主要特征和重大原则，准确把握深化医改所处的高质量发展新阶段新要求，坚持"一个中心"，即以人民健康为中心；用好"一个抓手"，即促进"三医"协同发展和治理；突出"一个重点"，即深化以公益性为导向的公立医院改革，不断将深化医改向纵深推进。

（二）主要内容

2023年下半年医改工作主要包括六个方面20条具体任务。一是促进优质医疗资源扩容和区域均衡布局。推进国家医学中心和国家区域医疗中心设置建设，持续提升地市和县级医疗水平，加强社区和农村医疗卫生服务能力建设，完善促进分级诊疗的体制机制，促进中医药传承创新发展，推动"大病重病在本省就能解决，一般的病在市县解决，头疼脑热在乡镇、村里解决"。二是深化以公益性为导向的公立医院改革。推进医疗服务价格改革和规范化管理，深化公立医院薪酬制度改革，加快推进公立医院高质量发展，规范民营医院发展，全面加强医药领域综合监管，形成风清气正的行业环境。三是促进多层次医疗保障有序衔接。巩固健全全民基本医保，完善多层次医疗保障制度，深化多元复合式医保支付方式改革，最大化发挥各项制度效应，有效减轻群众看病就医负担。四是推进医药领域改革和创新发展。支持药品研发创新，常态化开展药品和医用耗材集中带量采购，加强药品供应保障和质量监管，确保"供好药""用好药"。五是健全公共卫生体系。促进医防协同、医防融合，推进疾病预防控制体系改革，提升公共卫生服务能力，从制度完善、人才队伍建设、评价考核等多方面共同努力推动公共卫生体系建设和能力提升。深入开展健康中国行动和爱国卫生运动，持续提高群众健康素养。六是发展壮大医疗卫生队伍。加强紧缺专业和高层次人才培养，加强以全科医生为重点的基层队伍建设，实施大学生乡村医生专项计划，深化基层薪酬、岗位设置等方面的改革，提高基层医务人员积极性，提高基层医疗卫生服务能力，切实把工作重点放在社区和农村。

（三）党的二十大明确提出"深化以公益性为导向的公立医院改革"，下一步的具体安排

公立医院是我国医疗卫生服务体系的主体，以公益性为导向的公立医院改革是深化医改的重要内容。2017年9月和2019年底，全国公立医院分别取消药品和医用耗材加成，旧的运行机制已破除，下一步的重点是持续巩固和完善运行新机制。一是落实政府投入责任，夯实公益性基础。重点推动落实对符合区域卫生规划的公立医院基本建设和设备购置、重点学科发展、人才培养、符合国家规定的离退休人员费用和政策性亏损补贴等投入。根据经济社会发展、财政状况和人民群众卫生健康需求，逐步加大政府卫生投入力度，加强政府对基本医疗保障的投入，夯实公立医院公益性基础。二是推动医疗服务价格改革和规范化管理。国家卫生健康委将会同有关部门继续做好医疗服务价格改革和规范化管理工作，使医疗服务价格更好地体现技术劳务价值，保障公立医院人员薪酬的来源，促进维护公益性。推动各地进一步落实价格动态调整机制，每年开展调价评估，符合条件的及时调价，在动态调价的基础上逐步理顺医疗服务比价关系，合理体现医务人员的技术劳务价值，确保公立医院实现收支平衡、持续发展。总结并推广深化医疗服务价格改革试点城市经验，对5个试点城市医疗服务价格改革情况开展评估总结推广，启动医疗服务价格改革省级试点，建立健全适应经济社会发展、更好发挥政府作用、医疗机构充分参与、体现技术劳务价值的医疗服务价格形成机制。推动药品耗材集中带量采购提质扩面，适时开展新批次国家组织集采，覆盖更多药品和耗材，持续放大改革效应。到2023年底，每个省份的国家和省级集采药品数将累计达到450种。三是深化人事薪酬制度改革，调动医务人员积极性。将推动有关部门进一步深化公立医院人事薪酬制度改革，指导地方落实公立医院内部分配自主权，合理确定内部薪酬结构，注重医务人员的稳定收入和有效激励，发挥薪酬制度的保障功能，让医务人员全身心投入到工作中，用不断提高的医疗服务质量和水平诠释公益性。四是强化公益性为导向的绩效考核。发挥绩效考核指挥棒作用，继续组织做好二级及以上公立医院绩效考核，统筹开展以公益性为导向的考核评价有关工作，重点考核医疗质量、运行效率、持续发展、满意度等，考核结果和医院等级评审、医保支付、工资总额等挂钩，引导公立医院坚持公益性、落实功能定位，促进公立医院沿着公益性的正确方向改革发展。

（四）推动公立医院高质量发展的具体安排

2021年5月，国务院办公厅印发《关于推动公立医院高质量发展的意见》（国办发〔2021〕18号）。为贯彻落实党中央国务院决策部署，国家卫健委采取点面结合的方式推动公立医院高质量发展落地见效。一是以省为单位，指导11个综合医改试点省份率先推动公立医院高质量发展。指导各省份出台公立医院高质量发展实施方案，建立公立医院高质量发展评价机制，对各省份推进公立医院高质量发展情况开展评价，并对各省份逐一反馈评价意见，要求各地及时巩固拓展已经取得的成效，研究分析存在的问题和不足，完善改进举措并抓好落实。二是以地市为单位，实施公立医院改革与高质量发展示范项目。通过竞争性评审，遴选一批改革创新积极性高、基础条件好的城市，实施公立医院改革与高质量发展示范项目，按照3年一个周期，对每个城市中央财政补助5亿元，激励引导改革创新，率先形成市、县级公立医院高质量发展经验。目前已遴选两批30个城市。三是以医院为单位，在9个省（市）的14家大型高水平公立医院开展试点。通过委省共建的方式，中央和地方共同发力，突破政策壁垒，整合优质资源，推动医疗技术和医院管理升级换代、弯道超车，打造公立医院高质量发展的样板、现代医院管理制度的模板。目前各试点医院均已制定实施方案，委、省、院三方协同发力，从加强党的全面领导、建设高水平临床学科、开展前沿科技创新、打造高质量人才队伍、实施科学化精细化管理、提供一流医疗服务等六个方面，落实共建协议。

下一步，将指导试点示范项目加大改革探索力度，扎实推进公立医院高质量发展工作。

启动2023年推进公立医院高质量发展评价工作，并用好评价结果。研究制定示范项目管理办法、示范项目绩效评价细则等，探索高质量发展试点医院专项绩效评价。协调推动高质量发展试点医院落实委省共建协议，梳理协议落实中的问题，组织相关部门专题研究推进协议落实。开展区域医疗中心运行机制与政策清单落实情况的阶段总结，及时向地方反馈评估结果并指导整改完善。开展现代医院管理制度试点工作总结评估。

（五）在构建有序的就医和诊疗新格局方面，目前相关工作进展以及下一步的具体考虑和举措

2021年，习近平总书记在视察福建省三明市沙县总医院时，对深化医药卫生体制改革作出重要指示，强调要均衡布局优质医疗资源，做到大病重病在本省就能解决，一般的病在市县解决，头疼脑热在乡镇、村里解决。习近平总书记的重要指示为我们加快建立分级诊疗制度，构建有序的就医和诊疗新格局指明了方向，提供了根本遵循。近年来，国家卫生健康委员会同有关部门通过持续推动深化改革，不断完善医疗卫生服务体系，增加优质医疗资源，分层分级提高医疗卫生服务能力，有效地满足了群众就医需求。一是建设国家医学高峰和省级医疗高地。推进国家医学中心和国家区域医疗中心规划设置和布局建设，集中力量开展疑难危重症诊治技术攻关。截至目前，已设置心血管、儿科、呼吸等13个类别的国家医学中心；确定五批125个国家区域医疗中心建设项目，实现覆盖所有省份的目标。省级区域医疗中心建设有序开展。二是提升市级和县级医院专科能力。聚焦重点病种和专科，布局省级区域医疗中心，缩小地市重点疾病诊疗水平与省会城市的差距。同时，加大城市医院对口支援力度，持续推进县级医院专科建设，补齐短板弱项。2022年，全国87.71%的县级医院达到医疗服务能力基本标准。三是完善基层医疗卫生服务体系。加强乡镇卫生院和社区卫生服务机构建设，发展社区医院，深入开展"优质服务基层行"活动。截至2022年底，全国累计达到服务能力标准的乡镇卫生院和社区卫生服务中心超过3万家。四是开展县域医共体和城市医疗集团建设试点。加强人、财、物、技等一体化管理，并以高血压、糖尿病等慢性病为切入点，畅通双向转诊机制。成立专科联盟，扩大优质专科资源辐射面。目前，全国组建各种形式医联体1.5万个，通过区域优质资源整合共享，为同质化医疗服务提供了有力支撑。2022年双向转诊的人次数达到2984.7万，双向转诊结构得到优化。五是发展互联网诊疗和远程医疗服务。完善互联网诊疗管理，促进互联网医院健康发展。健全省—地市—县—乡—村五级远程医疗服务网络，提升基层服务水平。截至2022年10月，全国设置超过2700家互联网医院，地市级、县级远程医疗服务实现全覆盖。

下一步，国家卫生健康委将会同有关部门持续推进分级诊疗制度建设，建立国家医学中心、国家区域医疗中心运行新机制，完善医疗联合体运行机制，深化医疗服务价格改革，推进多元复合式医保支付方式改革。同时，加强以全科医生为重点的基层医疗卫生队伍建设，发挥家庭医生团队"健康守门人"作用，夯实城乡基层医疗卫生服务网底。

（六）"推动建立与国家区域医疗中心相适应的管理体制和运行机制"，下一步的考虑

2019年10月，国家发展改革委、国家卫生健康委等4部门联合印发《区域医疗中心建设试点工作方案》（发改社会〔2019〕1670号），启动国家区域医疗中心建设试点，并提出加大政策支持力度，在价格、用药、人才等方面给予更为灵活的政策，为建立调动积极性、保障可持续的现代医院管理制度探路子、摸经验。2022年3月，在总结前期试点经验基础上，国家发展改革委、国家卫生健康委等4部门联合印发《有序扩大国家区域医疗中心建设工作方案》（发改社会〔2022〕527号），要求加强改革配套，在国家区域医疗中心建设中，先行先试建立健全现代医院管理制度，确保公益性、调动积极性、保障可持续，实现优质医疗资源引得进、留得住、用得好，力争在改革的关键环节取得突破创新，发挥示范引领作用。2022年底，前四批76个国家区域医疗中心建设项目所在的省份，均已出台支持国家区域医疗中心发展建设和运行的政策清单（方案），紧紧围绕建立健全国家区域中心管理体制、人事薪酬制度、补偿机制、应用创新医疗技术机制、自我持续发展机制、输出医院优质医疗资源生成机制等方面，加大政策支持力度。

下一步，国家卫生健康委将协调推动相关部门研究制定国家区域医疗中心建设指导意见，进一步明确财政投入、人员编制和人才引进、薪酬职称、医疗服务价格与医保管理、医疗技术准入与科研创新、大型医用设备配置和药品器械使用管理等方面的改革要求和政策保障。同时，会同有关部门督促指导各地进一步细化完善支持政策清单（方案），适时开展国家区域医疗中心运行机制与政策清单落实情况的阶段总结和反馈指导，压实属地责任，推动落地见效。

（七）抓好组织实施

《任务》明确了各项具体任务的负责部门，要求各地各有关部门切实加强组织领导，持续推进深化医改。强化宣传引导，及时回应社会关切，凝聚改革共识。综合医改试点省份要进一步探索创新，发挥示范带动作用。下一步，国家卫生健康委将进一步加强医改工作统筹协调，会同有关部门强化督促指导和监测评估，确保各项改革任务落地见效。一是继续做好医改监测工作。围绕医改重点工作优化完善医改监测指标体系，制定年度医改监测方案，通过监测数据及时了解掌握各地医改工作进展情况，并建立健全与地方的沟通反馈机制，指导地方发现问题，完善措施，加快进度，推进改革举措落实落地。二是继续做好医改调度工作。对《任务》进行分解、细化，围绕改革重点落实"季调度、年通报"工作机制，按季度对医改重点任务进行调度指导，抓好工作落实。三是适时组织开展专项调研指导。围绕地方改革推进过程中遇到的难点、堵点问题，组织有关部门和专家，深入基层、深入一线，开展专项调研指导，重点对改革存在困难多、问题多、工作打不开局面的地方加强督促指导力度，协调解决困难和问题，推动落实医改工作任务。

四、《全面提升医疗质量行动计划（2023—2025年）》

（一）制定背景

医疗质量安全直接关系到人民群众的获得感，是人民健康的重要保障和卫生健康事业发展的基石。持续改进医疗质量、保障医疗安全，是落实党中央、国务院战略部署，推进健康中国建设的基础性、核心性工作。为此，国家卫生健康委和国家中医药局开展了医院管理年、医疗质量万里行、"三好一满意"、改善医疗服务行动以及"方便看中医、放心用中药、看上好中医惠民便民活动"等深入民心、效果显著的活动，对保障医疗质量安全、维护人民群众健康权益发挥了重要作用。

近年来，随着我国进入新发展阶段和健康中国战略的深入实施，人民群众生活品质不断提升，健康意识不断提高，对医疗服务质量有了更高的期待和要求。同时，我们在医疗质量安全领域还存在一些薄弱环节，一些制度要求还没有完全落实，基础质量安全还需要进一步夯实，对新发展理念、方法的理解和实施还需要加强。这就需要我们在既往工作基础上，按照继承与发展的原则，坚持系统观念和守正创新，立足新发展阶段，紧扣公立医院高质量发展新形势、新任务，制定本行动计划。

（二）主要内容

本次行动以习近平新时代中国特色社会主义思想为指导，全面贯彻落实党的二十大精神，践行新发展理念，全面加强医疗质量安全管理，促进优质医疗资源扩容和均衡布局。从基础质量安全管理、关键环节和行为管理、质量安全管理体系建设等维度提出了28项具体措施和5个专项行动。主要内容包括3大方面：一是加强基础质量安全管理，夯实结构质量。围绕医疗质量安全管理组织体系、制度体系、工作机制以及医务人员、药品器械、医疗技术等核心要素指导二级以上医疗机构进行完善落实，并着力加强急诊、门诊、日间、手术、患者随访等薄弱环节的质量安全管理。二是强化关键环节和行为管理，提高过程质量。围绕日常诊疗行为、患者评估、三级查房、合理用药、检查检验、病历质量、会诊行为、急难危重患者救治、患者安全管理、护理服务等10个方面进行部署，指导医疗机构提升全诊疗流程的质量安全。三是织密质量管理网络，完善工作机制。要求卫生健康行政部门进一步健全质控体系和工作机制、加强质量安全信息公开、探索建立"以质为先"的绩效管理机制，并在工作中强化目标导向、充分发挥考核评估的指挥棒作用，督促指导医疗机构落实相关工作要求。

同时，行动设立了手术质量安全提升行动、"破壁"行动、病历内涵质量提升行动、患者安全专项行动、"织网"行动5个专项行动，就手术质量安全管理、建立"以疾病为链条"的诊疗模式、病历内涵质量、患者安全管理、质控组织体系建设等5个方面的工作提出了具体要求和目标，也是本次行动的核心任务。

（三）工作要求

各地和各二级以上医疗机构要充分认识行动的意义和必要性，进一步提高政治站位，从完善制度要求、健全质控组织、优化工作机制、强化结果应用等各个方面发力，本着对人民健康高度负责的态度落实有关工作要求。卫生健康行政部门负责同志要亲自抓，按年度进行行动工作部署，细化政策措施，明确责任分工，层层压实责任，每年进行工作总结，推进工作有序开展。医疗机构主要负责人要亲自研究、靠前领导，落实落细各项工作，强化基础医疗安全管理，加强医疗质量安全日常监测、分析和反馈，推动行动顺利开展。同时，发掘先进做法和经验，遴选年度典型案例，在工作中加强宣传推广，并从制度和机制层面总结经验，将好的做法、好的措施以制度的形式固定下来，为医疗卫生行业的高质量发展奠定更为坚实的基础。

五、《手术质量安全提升行动方案（2023—2025年）》

（一）制定背景

手术作为医务人员诊断和治疗疾病的重要手段，是医疗机构服务患者的重要方式之一。加强手术管理对保障医疗质量安全，提升人民群众就医获得感、安全感具有重要意义。近年来，国家卫健委组织制定了手术分级管理、手术安全核查等一系列制度措施，对保障手术质量安全发挥了重要作用。但随着医疗技术进步和疾病谱变化，手术的种类和方式也不断变化。持续的监测显示，近年来我国医疗机构开展的手术种类中位数和手术例次数快速增长，手术方法也不断改良，手术质量安全水平稳步提升，但包括手术并发症、麻醉并发症等在内的负性事件发生率在少数医疗机构呈上升趋势，需要进一步加强科学管理。因此，国家卫健委将"手术质量安全提升行动"作为《全面提升医疗质量行动计划（2023—2025年）》（以下简称《行动计划》）的子行动进行了安排。按照《行动计划》总体要求，为指导医疗机构进一步落实落细手术质量安全管理要求，进一步提升手术质量安全，研究制定了《手术质量安全提升行动方案（2023—2025年）》（以下简称《方案》）。

（二）主要内容

《方案》从术前、术中、术后风险管理和系统持续改进等4个方面提出15条具体举措。一是以科学评估为抓手，加强术前风险管理。指导医疗机构围绕手术风险、手术人员能力、患者风险加强评估与管理，科学制定手术方案并做好术前准备，尽可能地降低手术风险。二是以强化手术核查为基础，严格术中风险管理。指导医疗机构围绕手术设备和设施、手术人员及环节、患者与手术过程等核心要素和环节加强核对核查，防止出现差错，保障手术安全。三是以精细管理为保障，强化术后风险管理。指导医疗机构做好术后转运衔接、即时评估、恢复管理、出院指导等方面工作，尽可能消除术后安全隐患，保障患者术后康复。四是以优化机制为手段，实现系统持续改进。指导医疗机构完善内部管理体系，建立健全手术安全持续改进机制，从系统管理层面保障手术安全。

（三）工作要求

各级卫生健康行政部门要充分认识"手术质量安全提升行动"对于保障人民群众健康权益，促进医疗质量安全提升的重要意义，将其作为落实《行动计划》的重要内容和抓手，着力推进。在工作中，加强对辖区内医疗机构和质控中心的监督指导，坚持惩戒追责与总结经验"双管齐下"，对辖区内发生的严重手术质量安全事件进行全面分析，对相关责任单位和人员依法依规严肃追责；同时及时总结先进经验并转化为政策措施，积极构建长效运行机制。

相关医疗机构和质控组织要将"手术质量安全提升行动"作为年度重点工作，密切关注手术质量安全管理领域前沿进展，吸纳国内外先进管理经验和方法，加强手术质量安全管理相关学习培训，提升医疗机构和医务人员的管理意识和管理能力。同时，应用信息化手段对手术质量安全情况进行分析评估，以循证依据为基础，以问题为导向，科学精准地开展行动。

六、《进一步改善护理服务行动计划（2023—2025年）》

（一）制定背景

国家卫生健康委深入贯彻落实党中央、国务院决策部署，坚持"以病人为中心"的理念，通过开展优质护理、印发护理专项规划、护理服务改革发展意见等系列政策措施，不断改善护理服务，提升群众看病就医体验。一是不断落实责任制整体护理，开展延伸护理服务，群众获得感持续增强。二是"互联网+护理服务"惠民生效果明显，全国计2000余个医疗机构为行动不便老年人等群众提供7类60余项上门医疗护理项目。三是老年护理服务快速发展，从业人员和机构数量不断增加，服务模式不断创新。当前与人民群众日益增长的多样化护理服务需求相比，护理服务内涵与外延仍有一定差距。为进一步贯彻落实党的二十大精神，将深入开展学习贯彻习近平新时代中国特色社会主义思想主题教育成果转化为具体举措，持续提升群众看病就医体验，国家卫健委研究制定了《进一步改善护理服务行动计划（2023—2025年）》。

（二）主要内容

行动计划包括总体要求、任务举措及组织实施等内容。

1. 总体要求

本次行动以习近平新时代中国特色社会主义思想为指导，全面贯彻落实党的二十大精神，聚焦人民群众日益增长的多样化护理服务需求，坚持以人民健康为中心，着力解决群众急难愁盼护理问题，持续提升患者就医体验。力争用3年时间，开展以"强基础、提质量、促发展"为主题的进一步改善护理服务行动，促进护理工作更加贴近患者、贴近临床和贴近社会，人民群众获得感、幸福感、安全感进一步增强。

2. 任务举措

行动计划提出4个方面19项具体任务。一是加强临床护理，促进护理服务贴近患者。包括落实责任制整体护理，加强基础护理，注重沟通交流，强化人文关怀，做好健康指导。二是提高护理质量，促进护理服务贴近临床。包括加强巡视观察，保障护理质量安全，提高护理技术水平，提升中医护理能力，切实为护士减负。三是拓展护理领域，促进护理服务贴近社会。包括开展延续性护理服务，扩大"互联网+护理服务"，提高基层护理服务能力，增加老年护理服务供给。四是加大支持力度，确保工作取得实效。要求医疗机构加大支持保障，加强护士人力配备，充分调动护士积极性，加强信息化技术支撑，加强医疗护理员规范管理。

3. 组织实施

行动计划要求各级卫生健康行政部门加强组织领导，及时跟踪评估，创造有利条件，加大宣传引导。

（三）工作要求

各级卫生健康行政部门和医疗机构要充分认识改善护理服务对于推动医疗机构高质量发展、改善和保障民生的重要意义，主要负责同志亲自抓，结合实际制定具体方案并做好动态监测和评估工作，统筹安排部署、认真组织实施。医疗机构要按照统一部署，结合实际明确本单位改善护理服务目标和任务并有效落实。每年将对各地实施改善护理服务行动情况开展评估总结，及时通报各地进展情况。同时，挖掘先进做法和典型经验，加强宣传推广。

七、《患者安全专项行动方案（2023—2025年）》

（一）主要背景

患者安全关乎人民群众生命健康，是医疗质量管理的底线和核心内容，也是患者对医院信任度和满意度的重要考量。国家卫健委历来高度重视维护患者权益，保护患者安全，制定发布了一系列制度措施，强化有关工作。在各方共同努力下，我国医疗机构患者安全管理水平不断提升，临床合理用药水平和诊疗规范性不断提高，低风险病种住院患者死亡率始终维持在较低水平，一些严重并发症发生率明显下降。但患者安全管理能力和管理意识仍需进一步提高，医务人员主动报告不良事件例次、医院获得性指标总体发生率等指标与国际先进水平相比仍有一定差距。因此，国家卫健委将"患者安全专项行动"作为《全面提升医疗质量行动计划（2023—2025年）》（以下简称《行动计划》）的子行动进行了安排，并研究制定了《患者安全专项行动方案（2023—2025年）》（以下简称《方案》）。

（二）工作内容

按照《行动计划》总体要求，《方案》重点聚焦医疗服务相关患者安全问题提出明确要求，主要内容包含3个方面12条具体措施。一是确保医疗服务要素安全，要求医疗机构加强药品、耗材、医疗设施设备、人员等医疗服务要素的安全管理，规范整体流程、排查风险隐患。二是保障医疗服务过程安全，要求医疗机构加强日常诊疗、检查检验、急诊急救、院内感染控制、深静脉血栓预防等医疗服务过程的安全管理，同时做好诊疗信息的保护与应急处置。三是优化患者安全管理机制，要求医疗机构健全常态化管理体系，完善不良事件报告处理机制，并在机构内提升安全意识、营造安全文化。

（三）工作要求

各地卫生健康行政部门要充分发挥主管部门的统筹指导作用，将保障患者安全工作作为《行动计划》的重要内容推进，运用系统管理方法，加强顶层设计和制度建设，将好的经验做法及时转化为政策要求，不断夯实患者安全管理基础。医疗机构要落实患者安全管理主体责任，将患者安全纳入医疗质量管理和医院管理制度体系，加强组织领导、健全管理体系、明确责任人员、分解工作任务、定期开展自查自纠，聚焦重点部门、重点环节和重点领域，以问题为导向开展改进工作，将工作落到实处。同时，各地卫生健康行政部门和医疗机构要共同营造良好氛围，做好宣传推广，调动医务人员和社会各界参与行动的积极性，进一步巩固患者安全意识，构建"政府主导 – 医院主体 – 社会协同 – 患者参与"的患者安全多元共建共治新格局。

八、《乡镇卫生院服务能力评价指南（2023版）》和《社区卫生服务能力评价指南（2023版）》

2023年12月，国家卫生健康委办公厅印发《乡镇卫生院服务能力评价指南（2023版）》和《社区卫生服务中心服务能力评价指南（2023版）的通知》，有关情况说明如下。

（一）修订背景

为持续提升基层医疗卫生机构服务能力，2018年，国家卫生健康委会同中医药局启动"优质服务基层行"活动，制定了《乡镇卫生院服务能力标准（2018版）》和《社区卫生服务中心服务能力标准（2018版）》，供基层对照标准，补短板、强弱项，提升服务能力。为方便基层医务人员更好理解服务能力标准条款内容，掌握评价方法，2019年，国家卫健委在服务能力标准的基础上，对其内容进一步细化，组织编写了《乡镇卫生院服务能力评价指南（2019版）》和《社区卫生服务中心服务能力评价指南（2019版）》。评价指南对指导各地规范开展能力评价工作发挥了重要作用。

2022年，根据新形势新要求，国家卫健委对2018版服务能力标准进行了修订，印发《乡镇卫生院服务能力标准（2022版）》和《社区卫生服务中心服务能力标准（2022版）》。在此基础上，国家卫健委基层司组织相关行业协会、乡镇卫生院、社区卫生服务中心及综合医院、专科医院有关专家组成修订工作组，对2019版评价指南进行修订，形成《乡镇卫生院服务能力评价指南（2023版）》和《社区卫生服务中心服务能力评价指南（2023版）》。

（二）主要修订内容

1. 新增服务能力"合格标准"档次

为进一步加强分类指导，新版《评价指南》在服务能力分为"基本标准""推荐标准"两个档次的基础上，针对医务人员数少于10人、服务人口少于1万人的乡镇卫生院和社区卫生服务中心，新增"合格标准"档次。评判标准为：所有基本指标条款中，达到C级的比例≥80%，达到B级的比例≥20%，达到A级的比例≥5%。

2. 细化有关指标条款内涵

根据《"十四五"医疗卫生服务体系建设规划》《"十四五"国民健康规划》等要求，《乡镇卫生院服务能力标准（2022版）》和《社区卫生服务中心服务能力标准（2022版）》加强了基层医疗卫生机构全科医生、公卫医师、儿科医生、心理健康服务和儿童保健医务人员的配备，增加了中医馆、急诊急救等科室设置等内容。同时，为应对人口老龄化、乡村振兴及健康中国建设等新要求，能力标准进一步突出了提升基层疫情防控能力、老年人服务能力、儿童服务能力、中医药医疗服务能力等。在质量安全方面，强调坚决守住医疗质量和安全底线，在基层合理用药、医疗质量管理、基层医保管理和安全生产等。根据上述有关指标条款和内容调整，并结合相关部门最新有关规范，如《预防接种工作规范（2023年版）》等要求，新版《评价指南》对相关指标条款的内容、内涵等进行了进一步细化，明确评价方式方法，更新补充参考文献等，提高《评价指南》的指导性、可操作性，使之更加符合基层实际。

九、《企业落实医疗器械质量安全主体责任监督管理规定》

（一）制定背景

经过多年努力，医疗器械生产、经营企业均已建立质量管理体系，风险管理理念被广泛接受和践行。但仍有部分企业未能系统、深入地理解质量安全关键岗位职责，质量安全管理责任未能有效落实到位。为进一步贯彻落实《医疗器械监督管理条例》《医疗器械生产监督管理办法》《医疗器械经营监督管理办法》要求，督促医疗器械注册人、备案人落实质量安全主体责任，强化医疗器生产、经营企业质量安全关键岗位人员责任落实，国家药监局经过研究论证和广泛征求各方意见后，制定印发《规定》，自2023年3月1日起施行。

（二）主要内容

《规定》共六章三十条，主要包括三方面内容：

一是质量安全关键岗位要求，明确生产企业质量安全关键岗位人员包括企业法定代表人和主要负责人（以下简称"企业负责人"）、管理者代表、质量管理部门负责人，经营企业质量安全关键岗位负责人员包括企业负责人、质量负责人、质量管理人员，细化各岗位职责和任职条件。

二是质量安全管理要求，规定了质量安全管理调度和风险会商制度，细化委托生产管理、产品放行等关键环节管理要求，明确各环节负责人员。

三是履职保障机制，要求企业制定质量安全关键岗位说明书并对相关人员进行岗前培训和继续教育，规定生产企业管理者代表、质量管理部门负责人和经营企业质量负责人、质量管理人员应当在职在岗，明确尽职免责制度和企业对相关人员的奖惩制度。

（三）与现行有效的法规制度文件的关系

考虑到政策延续性，《规定》大部分条款是对现有法规、规章和规范要求的细化，少部分条款是对指南文件要求的概括。同时，根据行业发展状况，个别条款对《医疗器械经营质量管理规范》和《医疗器械生产企业管理者代表管理指南》（以下简称《管理者代表指南》）规定进行了微调，如《管理者代表指南》要求第二类医疗器械生产企业管理者代表应当具有医疗器械相关专业大学专科以上学历或者初级以上技术职称，《规定》修改为"具有医疗器械相关专业大学本科及以上学历或者中级及以上技术职称"。

对于上述与现行医疗器械生产、经营相关规范性文件、指南文件规定不同的条款，《规定》施行后，按照《规定》要求执行。下一步，正在组织修订中的医疗器械生产、经营质量管理规范将与《规定》衔接，2018年9月印发的《管理者代表指南》也将适时修订。2023年国家发布的医疗器械相关政策请见附表。

第二节　重大政策影响分析

一、大型医用设备配置规划

（一）"十四五"大型医用设备配置规划

1. 政策解读

（1）规划背景：为深入贯彻落实习近平总书记关于卫生健康工作的重要批示指示精神和党中央、国务院的有关决策部署，立足卫生健康事业新发展阶段，加快推进健康中国建设和公立医院高质量发展，持续深入贯彻落实"放管服"改革要求，依据《中华人民共和国基本医疗与卫生健康促进法》《医疗器械监督管理条例》《大型医用设备配置与使用管理办法（试行）》等法律法规和制度规定以及国务院批准的大型医用设备配置许可管理目录（2023年），结合《国民经济和社会发展第十四个五年规划和2035年远景目标纲要》《"健康中国2030"规划纲要》《"十四五"国民健康规划》，编制本规划。

（2）基本原则：规划坚持以人民为中心，立足新发展阶段，贯彻新发展理念，加快构建新发展格局，推动优质医疗资源扩容下沉和区域均衡布局，促进卫生健康事业高质量发展，推进健康中国建设，更好地满足人民群众多层次、多元化医疗服务需求。规划编制坚持以下原则：一是以人为本、促进发展。充分考虑高质量发展要求，支持医疗机构科学合理配置大型医用设备，推动高端医疗设备在高水平医院合理使用，更好地满足人民群众不断增长的医疗服务需求。二是均衡布局、扩容下沉。聚焦提升医疗卫生服务公平性和可及性，缩小区域之间资源配置和服务能力差异。三是安全审慎、控制费用。坚决维护人民群众生命财产安全和身体健康。

（3）编制过程：委托专业机构和专家开展专题研究，提出规划控制数量和配置标准建议。就分地区规划数量征求地方卫生健康部门意见，向社会公开征求配置标准意见。最终形成此配置规划和配置标准。

（4）主要内容："十四五"期间，全国规划配置大型医用设备3645台，其中：甲类117台，乙类3528台。配置规划将按年度实施，为社会办医配置预留合理空间。《甲类大型医用设备配置准入标准》用于国家卫生健康委负责的甲类大型医用设备配置评审，各地省级卫生健康部门依据《乙类大型医用设备配置标准指引》制定本地区乙类大型医用设备配置评审标准。

下一步，国家卫生健康委将继续做好甲类大型医用设备配置许可，指导省级卫生健康委做好乙类大型医用设备配置规划执行，引导医疗机构科学合理配置大型医用设备，不断提升诊疗服务能力，推动卫生健康事业高质量发展，为人民群众提供更加优质高效的医疗卫生服务。

2. 配置规划情况分析

（1）规划数量情况：从此次"十四五"规划数量来看，国内甲类大型医用设备规划数量达到117台，增幅在170%以上，乙类大型医用设备规划数量达到3528台，增幅在78%以上（表3-1）。增幅较大与"十四五"配置规划数量高、配置许可管理目录调整后目录内设备品目缩减均有一定关系。

表3-1 "十四五"大型医用设备规划数量变化情况 （单位：台）

设备类型	设备名称	规划总数	"十四五"规划数	"十四五"前规划数	"十四五"规划数增幅/%
甲类大型医用设备	重离子质子放射治疗系统	60	41	19	215.79
	高端放射治疗类设备	125	76	49	155.10
	合计	185	117	68	172.06
乙类大型医用设备	正电子发射型磁共振成像系统（PET/MR）	210	141	69	204.35
	X线正电子发射断层扫描仪（PET/CT）	1667	860	807	106.57
	腹腔内窥镜手术系统	819	559	260	215.00
	常规放射治疗类设备	5333	1968	3365	58.48
	合计	8029	3528	4501	78.38

数据来源：国家卫生健康委员会《"十四五"大型医用设备配置规划》。

（2）区域分布情况：从规划数量区域分布来看，此次配置规划中，首次在黑龙江、海南、贵州、山西、内蒙古、西藏、青海、宁夏、新疆、新疆生产建设兵团等区域配置重离子质子放射治疗系统、高端放射治疗类设备。其中，西藏、青海、宁夏、海南、新疆、新疆生产建设兵团等区域乙类大型医用设备的配置率[1]均在60%以上，超过全国平均水平（44%），提升了我国发展相对落后区域的高端医疗服务供给水平（图3-1、图3-2）。

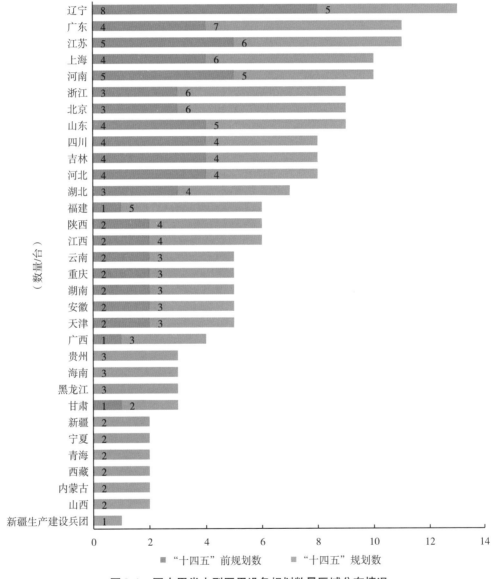

图3-1　国内甲类大型医用设备规划数量区域分布情况

数据来源：国家卫生健康委员会《"十四五"大型医用设备配置规划》。

---

[1]　配置率＝十四五规划数/规划总数。

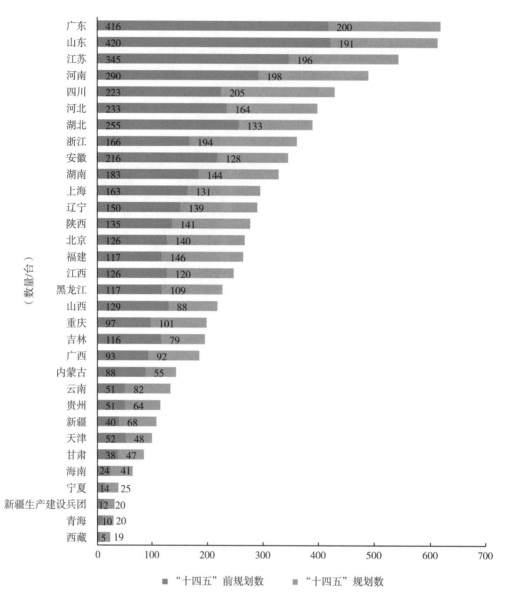

图3-2　国内乙类大型医用设备规划数量区域分布情况

数据来源：国家卫生健康委员会《"十四五"大型医用设备配置规划》。

（二）《大型医用设备配置许可管理目录（2023年）》

1．政策解读

（1）制定背景：为深入贯彻习近平总书记关于卫生健康工作的重要指示批示精神和党中央、国务院决策部署，立足卫生健康事业新发展阶段，进一步落实"放管服"改革要求，国家卫生健康委根据《中华人民共和国基本医疗卫生与健康促进法》《医疗器械监督管理条例》等法律法规和制度规定，在全面梳理大型医用设备配置管理工作基础上，结合高端医用设备研发生产和应用现状，对2018年版大型医用设备管理目录进行评估，广泛征求地方卫生健康行政部门、公立医疗机构、社会办医疗机构、生产企业等相关各方面意见，制定了《大型医用设备配置许可管理目录（2023年）》，会同有关部门报国务院批准同意。

（2）制定原则：一是依法依规。严格按照《中华人民共和国基本医疗卫生与健康促进法》《中华人民共和国行政许可法》《医疗器械监督管理条例》等法律法规和制度规定开展工作。二是简政放权。积极落实"放管服"改革要求，对技术成熟、性能稳定、应用规范的设备，积极推动由甲类改为乙类或由乙类调出目录。三是安全至上。坚持以人民为中心，维护人民群众生命安全和身体健康。四是促进发展。推动优质医疗资源扩容和区域均衡布局，促进卫生健康事业高质量发展。

（3）调整情况：与2018年版目录相比，管理品目由10个调整为6个，其中，甲类由4个调减为2个，乙类由6个调减为4个。

一是正电子发射型磁共振成像系统（PET/MR）由甲类调整为乙类。二是64排及以上X线计算机断层扫描仪、1.5T及以上磁共振成像系统调出管理品目。三是将重离子放射治疗系统和质子放射治疗系统合并为重离子质子放射治疗系统。将甲类螺旋断层放射治疗系统（英文简称Tomo）HD和HDA两个型号、Edge和VersaHD等型号直线加速器和乙类直线加速器、伽马射线立体定向放射治疗系统合并为常规放射治疗类设备。四是将磁共振引导放射治疗系统纳入甲类高端放射治疗类设备。五是规范部分设备品目名称。六是调整兜底标准。将甲类大型医用设备兜底条款设置的单台（套）价格限额由3000万元调增为5000万元人民币，乙类由1000万～3000万元调增为3000万～5000万元人民币。

（4）配套措施：下一步，将立足新发展阶段，贯彻新发展理念，坚持以人民为中心，紧紧围绕健康中国建设，健全大型医用设备配置管理制度，完善准入标准，编制新一轮配置规划，牢牢守住人民群众生命安全底线，推动卫生健康事业高质量发展，更好满足人民群众的健康需求。

2. 管理目录调整品目采购现状分析

（1）64排及以上X射线计算机断层扫描仪（CT）：2019—2022年，国内公立医疗机构64排及以上CT采购数量连年增长。其中在县级医院中，2021年采购数量占比达到最高，接近25%，2022年县级医院采购数量突破200台，2023年采购数量达到140台，占比接近20%（图3-3）。

2019—2023年，国内公立医疗机构64排及以上CT采购数量国产化率持续上升，2023年达到35%左右。其中在县级医院中，2019—2020年，64排及以上CT采购数量国产化率均在30%以上，超过国内公立医疗机构整体水平。但在2021—2023年，县级医院64排及以上CT采购数量国产化率均在25%上下波动，不及国内公立医疗机构整体水平（图3-4）。

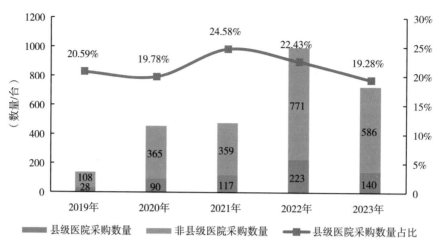

图3-3　2019—2023年国内公立医疗机构64排及以上CT采购情况
数据来源：公开招投标数据，医装数胜整理。

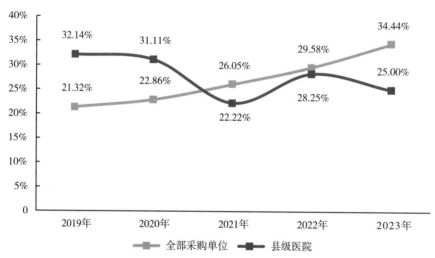

图3-4　2019—2023年国内公立医疗机构64排及以上CT采购数量国产化率
数据来源：公开招投标数据，医装数胜整理。

（2）1.5T及以上磁共振成像系统（MRI）：2019—2022年，国内公立医疗机构1.5T及以上MRI采购数量连年增长。其中在县级医院中，1.5T及以上MRI采购数量由2019年的18台增长至2022年的123台，首次突破100台。2023年县级医院1.5T及以上MRI采购数量达到89台，占比达到近五年最高，为21.7%（图3-5）。

2019—2023年，国内公立医疗机构1.5T及以上MRI采购数量国产化率呈波动上升趋势。其中在县级医院中，变化趋势与国内公立医疗机构整体水平相近，县级医院1.5T及以上MRI采购数量国产化率从2019年的22%增至2020年的近35%，领先全国公立医疗机构整体水平。2021年县级医院1.5T及以上MRI采购数量国产化率又降至不足10%，但2022年和2023年又回升，并与全国公立医疗机构整体水平几乎持平，2023年达到20%左右（图3-6）。

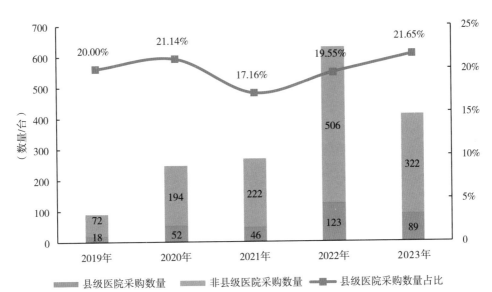

图3-5 2019—2023年国内公立医疗机构1.5T及以上MRI采购情况

数据来源：公开招投标数据，医装数胜整理。

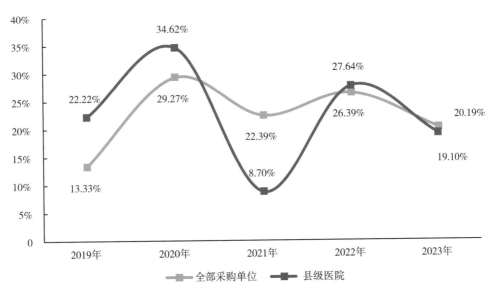

图3-6 2019—2023年国内公立医疗机构1.5T及以上MRI采购数量国产化率

数据来源：公开招投标数据，医装数胜整理。

（3）正电子发射型磁共振成像系统（PET/MR）：2020—2023年，国内公立医疗机构PET/MR采购数量先减后增，2020年采购40台，2023年采购24台。其中县级医院仅在2023年采购了1台外资品牌PET/MR。

（4）医用电子加速器：2019—2023年，国内公立医疗机构医用电子加速器[1]采购数量共计7台，暂无县级医院采购医用电子加速器。

---

[1] 仅包括螺旋断层放射治疗系统HD和HDA两个型号，直线加速器Edge和VersaHD等型号。

此次目录调整后，预计将推动64排及以上CT和1.5T及以上MRI成为大部分医院的主力机型，市场规模增长有望提速。从各层次医疗机构市场来看，近年来，国内64排及以上CT和1.5T及以上MRI的采购数量中县级医院占比均在20%左右。随着这两类产品调出管理目录，将加快县级医院配置速度，同时推动优质医疗资源扩容和区域均衡布局。

从产品国产化情况来看，2023年国内64排及以上CT、1.5T及以上MRI国产化率分别达到35%、20%左右。在国家政策驱动和技术升级的背景下，国产设备的性能和质量日益提升，将进一步推动CT、MRI设备国产化进程。

从整体来看，除中高端CT、MRI设备的配置不再受限以外，64排以下CT、1.5T以下MRI设备，以及DR、数字减影血管造影系统（DSA）等医疗设备同样将迎来快速发展。2023年10月，广东省人民政府印发《关于在我省卫生健康领域开展设备租赁试点的工作方案》，将在广东省卫健委属（管）医院、广东省中医药局属（管）医院开展设备租赁试点，广东省级财政将拨款（补助）购置CT、MRI、DR、数字减影血管造影系统（DSA）、全高清消化内镜系统、彩超等医疗设备，大型医用设备（以国家公布设备品目为准）除外。在卫生健康领域开展医疗设备租赁工作，将有效降低医疗机构运营成本，有效提升卫生健康领域医疗服务供给水平，更好满足人民群众健康需求。

二、2023年医疗器械带量采购

（一）集采回顾

1．国家集采政策风向

（1）年度计划：2023年3月1日，《国家医疗保障局办公室关于做好2023年医药集中采购和价格管理工作的通知》发布，指出2023年重点工作在于按照"一品一策"的原则开展新批次国家组织高值医用耗材集采。做好脊柱类耗材集采中选结果落地执行，参照人工关节置换手术价格专项调整的做法，优先调整与脊柱类耗材集采相关的手术价格。适时启动人工关节集采全国统一接续。聚焦心内科、骨科重点产品，指导更多省份推进吻合器、超声刀等普外科耗材集采，继续探索体外诊断试剂集采，各省份至少开展1批省级耗材集采。重点指导陕西牵头开展硬脑（脊）膜补片、疝修补耗材省际联盟采购，河南牵头开展神经外科等耗材省际联盟采购，安徽牵头开展体外诊断试剂省际联盟采购。

（2）医保目录：2023年9月5日，《国家医疗保障局办公室关于做好基本医疗保险医用耗材支付管理有关工作的通知》发布，鼓励优先将符合现行支付政策的集中带量采购中选耗材纳入目录。探索对独家或高值产品通过谈判等方式准入。鼓励各省探索制定医用耗材医保支付标准，并进行动态调整。完善支付标准与集中采购价格协同机制，集中带量采购中选产品按相关规定确定支付标准。探索以准入谈判等方式合理确定部分高值医用耗材支付标准。

2023年7月26日，《关于做好2023年城乡居民基本医疗保障工作的通知》发布，在医药集中采购和价格管理方面，提出四项具体要求，一是持续扩大药品耗材集中带量采购覆盖面，严格集采量执行，促进医疗机构优先使用集采中选产品。二是持续完善医药集采平台功能，提升药品耗材"网采率"和集采平台统一服务水平。三是持续推进实施全国医药价格监测工程，加强全国挂网药品价格信息共享和价格查询。四是做好医药价格和招采信用评价，开展医疗服务价格改革试点评估。

（3）集采监管：集采监管方面主要工作在于加强非中选品种采购管理以及严格集采"量"的执行。国家医保局联合国家卫健委起草的《关于进一步加强医药集中带量采购执行工作的通知（征求意见稿）》指出，为加强执行集中带量采购结果，国家从医疗机构使用中选产品监管、结余留用政策、医疗服务价格、医疗机构内部考核、招采子系统、各级医保部门监测、政策解读与宣传培训等十方面，对集采全流程管理提出具体工作要求。

2023年7月14日，《2023年医疗保障基金飞行检查工作方案》发布，要求检查内控管理、财务管理、药品耗材集中带量采购执行情况、医保基金使用过程中涉及的医疗服务行为和收费行为等。

2. 国家集采

人工晶体首次纳入、骨科集采全覆盖。2020年10月，国家组织冠脉支架集中带量采购文件发布，启动冠脉药物洗脱支架系统（材质为钴铬合金或铂铬合金，载药种类为雷帕霉素及其衍生物）国家层面的集中带量采购。同年11月公布的中选结果显示，中选产品有10个品类，产品平均降价达93%，支架产品价格从均价1.3万元降至700元左右。此次集采在降低产品价格、满足患者需求、改变行业经营环境等多方面成效显著。

2021年6月，国家医保局发布《国家组织人工关节集中带量采购公告（第1号）》标志着将组织开展针对人工关节的第二批国家集采，在充分总结第一批集采经验的基础上，在报量方式、中选规则、分量规则、伴随服务等方面进行创新性探索，平均降幅达82%。

2022年7月，针对骨科脊柱类耗材的第三批国家集采开标，152家企业中选，中选率89%，平均降幅84%。同年9月，国家启动冠脉支架集中带量采购协议期满后接续采购。

前三批国采聚焦于群众最为关注的心内科、骨科领域，平均降幅超80%，冠脉支架接续更是为地方接续提供"国家模板"。

2023年11月，第四批高值医用耗材国家联采在天津开标，涉及骨科运动医学医用耗材和人工晶体两大类。此轮联采延续了前三轮的部分基本规则（如带量竞价、最高有效申报价限价、差额中选、有保底价、降幅50%限制、设复活机制、价低分量高等）。高值医用耗材每一批联采都会按照产品特点制定特别规则，体现了"因材施策、一品一策"的指导原则。此次集采首次纳入运动医学类耗材产品，使得骨科领域耗材集采基本实现全覆盖，促进骨科类手术费用下降（表3-2）。

表3-2　2020—2023年国家组织医疗器械集中带量采购文件汇总

序号	发布时间	文件名称	采购品种
1	2020年10月16日	《国家组织冠脉支架集中带量采购文件（GH-HD2020-1）》	冠脉支架
2	2021年6月21日	《国家组织人工关节集中带量采购公告（第1号）》	人工关节类
3	2022年7月11日	《国家组织骨科脊柱类耗材集中带量采购公告（第1号）》	骨科脊柱类
4	2022年9月9日	《国家组织冠脉支架集中带量采购协议期满后接续采购公告（第1号）》	冠脉支架
5	2023年9月14日	《国家组织人工晶体类及运动医学类医用耗材集中带量采购公告》	人工晶体类、运动医学类

数据来源：医装数胜整理。

3. 联盟集采

IVD集采时代开启、集采范围不断增大。以省际联盟的模式开展国家组织以外的医疗器械集中带量采购，目前医疗器械集中带量采购的主流模式，形成以陕西、河南、安徽、京津冀、广东等核心区域为主导的省际联盟，瞄准硬脑（脊）膜补片、疝修补耗材、神经外科类等耗材以及体外诊断试剂，将集采范围扩大至多个省份，配合国家进一步挤压医疗器械价格水分。

据最新数据整理，2023年我国共开展15次医疗器械省际联盟集中带量采购[1]。涵盖骨科创伤类、神经外科类、止血材料类等多种医用耗材以及体外诊断试剂。值得一提的是，在2023年以前体外诊断试剂的集中带量采购都是省级形式，2023年开始以省际联盟的形式开展体外诊断试剂的集中带量采购，也就是说IVD行业正式开启集采时代（表3-3）。

表3-3　2023年省际联盟医疗器械集中带量采购文件汇总

序号	采购文件	发布时间	集采产品	联盟地区
1	《京津冀"3+N"联盟冠脉扩张球囊带量联动采购和使用工作方案》	2023年2月9日	冠脉扩张球囊	北京、天津、河北、山西、辽宁、吉林、黑龙江、河南、海南、重庆、四川、贵州、云南、西藏、陕西、甘肃、青海、新疆等省（自治区、直辖市）和新疆生产建设兵团
2	《京津冀"3+N"联盟冠脉导引导管带量联动采购和使用工作方案》	2023年2月9日	冠脉导引导管	北京、天津、河南、广东、四川
3	《京津冀"3+N"联盟冠脉导引导丝带量联动采购和使用工作方案》	2023年2月9日	冠脉导引导丝	北京、天津、河南、广东、海南、四川、甘肃、宁夏

---

[1]　统计时间范围说明：2023年医疗器械集中带量采购统计范围为发布于2023年1月1日—2023年12月31日的首份医疗器械集中带量采购公告/文件。

续 表

序号	采购文件	发布时间	集采产品	联盟地区
4	《关于公布河北省牵头三明采购联盟医用耗材集中带量采购〈采购文件〉的通告》	2023年4月10日	可吸收血管结扎夹、一次性活检针、一次性使用输尿管导引鞘、血管鞘、免打结缝合线、房间隔缺损封堵器、造影导管、Y接头、角膜塑形用硬性透气接触镜（夜戴型）、一次性使用无菌外周血管内药物涂层球囊、颅内支架、动脉瘤夹、心脏固定器（稳定器）、一次性使用温度传感器、一次性使用血氧饱和度传感器、泌尿取石网篮、一次性使用高压造影注射器及附件、一次性压力延长管、医用干式胶片	河北、海南、青海、江西、辽宁、广西、三明
5	《京津冀"3+N"联盟关节骨水泥类医用耗材集中带量采购公告》	2023年5月20日	关节骨水泥类医用耗材	北京、天津、河北、山西、内蒙古、辽宁、吉林、黑龙江、上海、浙江、江苏、安徽、福建、江西、山东、河南、湖北、湖南、广东、广西、海南、重庆、四川、贵州、云南、西藏、陕西、甘肃、青海、宁夏、新疆等省（自治区、直辖市）和新疆生产建设兵团
6	《关于发布〈省际联盟补片类集中带量采购文件〉的公告（第1号）》	2023年5月26日	疝补片（腹股沟疝补片、腹壁疝补片）、硬脑（脊）膜补片	辽宁、山西、内蒙古、吉林、黑龙江、海南、贵州、青海、西藏、宁夏、新疆、新疆生产建设兵团
7	《关于对〈通用介入和神经外科类医用耗材省际联盟带量采购文件〉进行公示的公告》	2023年8月10日	通用介入和神经外科类医用耗材	河南、山西、辽宁、吉林、黑龙江、安徽、江西、湖南、广东、广西、海南、贵州、云南、西藏、青海、宁夏、新疆、新疆生产建设兵团、福建、湖北
8	《省际联盟骨科创伤类医用耗材集中带量采购公告》	2023年9月18日	骨科创伤类医用耗材	天津、河北、山西、内蒙古、辽宁、吉林、黑龙江、安徽、福建、江西、山东、河南、湖北、湖南、广东、广西、海南、重庆、四川、贵州、云南、西藏、陕西、甘肃、青海、宁夏、新疆等省（自治区、直辖市）和新疆生产建设兵团
9	《内蒙古自治区组织止血材料类医用耗材省际联盟集中带量采购公告》	2023年11月15日	止血材料类医用耗材	山西、内蒙古、黑龙江、吉林、辽宁、江西、海南、陕西、甘肃、青海、宁夏、贵州、西藏、新疆生产建设兵团
10	《二十五省（区、兵团）2023年体外诊断试剂省际联盟集中带量采购文件（第一号）》	2023年11月17日	体外诊断试剂	安徽、河北、山西、内蒙古、辽宁、吉林、黑龙江、福建、江西、山东、河南、湖北、湖南、广西、海南、四川、贵州、云南、西藏、陕西、甘肃、青海、宁夏、新疆、新疆生产建设兵团

续 表

序号	采购文件	发布时间	集采产品	联盟地区
11	《肾功和心肌酶生化类检测试剂省际联盟集中带量采购公告》	2023年11月24日	肾功和心肌酶生化类检测试剂	江西、河北、山西、内蒙古、辽宁、吉林、黑龙江、安徽、福建、河南、湖北、湖南、广西、海南、重庆、四川、贵州、西藏、陕西、甘肃、青海、宁夏、新疆、新疆生产建设兵团
12	《关于公布〈输注泵省际联盟集中带量采购文件（ZJHCCG-2023-02）〉的通知》	2023年11月29日	输注泵	北京、天津、河北、山西、内蒙古、辽宁、吉林、黑龙江、上海、江苏、浙江、安徽、福建、江西、山东、河南、湖北、湖南、广东、广西、海南、重庆、四川、贵州、云南、西藏、陕西、甘肃、青海、宁夏、新疆等省（自治区、直辖市）和新疆生产建设兵团
13	《关于公布〈冠脉血管内超声诊断导管省际联盟集中带量采购文件（ZJHCCG-2023-01）〉的通知》	2023年11月29日	冠脉血管内超声诊断导管	北京、天津、山西、内蒙古、辽宁、吉林、黑龙江、上海、浙江、安徽、福建、江西、山东、河南、湖北、湖南、广东、广西、海南、重庆、四川、贵州、西藏、陕西、甘肃、青海、宁夏、新疆等省（自治区、直辖市）和新疆生产建设兵团
14	《京津冀"3+N"联盟28种医用耗材集中带量采购公告》	2023年12月12日	外周血管弹簧圈、一次性输液接头消毒帽、左心耳封堵器及其输送系统、医用胶、止血夹、止血粉、止血纱布、止血海绵、止血非织布、颅内支架（狭窄扩张）、颅内取栓支架、透析用长期中心静脉导管（TCC）、透析用临时中心静脉导管（NCC）、一次性使用医用喉罩、一次性使用植入式给药装置专用针、心肌停跳液、外周溶栓导管、冠脉微导管、冠脉切割/棘突/乳突球囊、吹雾管、气管支气管支架、胆胰扩张球囊、神经介入导引导管及支撑辅助导管、胸骨结扎带、血栓保护装置、经外周中心静脉导管（PICC）、经皮胆道支架、消化介入注射针	安徽、新疆生产建设兵团、广西、贵州、江西、辽宁、西藏、新疆、云南、三明
15	《省际联盟硬脑（脊）膜补片、疝修补材料集中带量采购公告》	2023年12月14日	硬脑（脊）膜补片、疝修补材料	陕西、浙江、江西、湖北、湖南、甘肃

数据来源：医装数胜整理。

4. 省级集采

品种无禁区，集采范围不断扩大。以省级单独开展其他医用耗材集中带量采购，并尝试新的采购品种。省级单独开展集采次数较多的省份为河南省，两次采购产品均为神经介入类、外周介入类医用耗材，实际上是为后续由河南省牵头的大型神经外科类医用耗材省际联盟集中带量采购做好准备。整体来看，省级集采不仅将人工晶体、超声刀、神经介入等群众需求量大的医用耗材纳入采购范围，同时也创新性地纳入弹簧圈等低国产化医用耗材，逐步突破集采"安全区"。

根据最新数据整理，2023年我国10个省（自治区、直辖市）共开展11次医疗器械省级集中带量采购（表3-4）。

表3-4　2023年省（自治区、直辖市）医疗器械集中带量采购文件汇总

序号	省（自治区、直辖市）	采购文件	集采产品	发布时间
1	上海	《上海市人工晶体集中带量采购文件（采购文件编号：SH-HD2023-1）》	人工晶体	2023年1月13日
2	河南	《关于成立河南省公立医疗机构医用耗材采购联盟的通知》	神经介入类、外周介入类医用耗材	2023年3月13日
3	山东	《山东省第三批医用耗材集中带量采购文件》	超声刀头和腔镜切割吻/缝合器及钉仓（钉匣）	2023年3月16日
4	河南	《关于第二批河南省公立医疗机构医用耗材采购联盟事项的通知》	神经介入类、外周介入类医用耗材	2023年3月30日
5	湖南	《关于公布湖南省市际联盟低值医用耗材集中带量采购文件的通知》	一次性使用静脉留置针固定贴膜、一次性使用雾化吸入器、一次性使用避光输液器、一次性鼻氧管（带湿化瓶）、一次性使用真空采血管、一次性使用医用喉罩、医用高分子夹板、医用高分子绷带	2023年4月20日
6	云南	《曲靖市第三批（全省联盟）医用耗材集中带量采购公告（一）》	血糖试纸、可/不可吸收结扎夹－单发、一次性使用包皮切割吻合器、便携式电动输注（液）泵/一次性使用便携式输注泵非电驱动、一次性使用真空采血管	2023年7月31日
7	福建	《福建省第四批医用耗材集中带量采购文件》	输液器、泌尿取石网篮、泌尿介入导丝、输尿管支架等4类医用耗材	2023年8月10日
8	广东	《神经介入弹簧圈类医用耗材集中带量采购文件》	神经介入弹簧圈类医用耗材	2023年9月23日
9	安徽	《安徽省一次性射频、等离子刀头等医用耗材集中带量采购公告》	一次性射频、等离子刀头及电切环医用耗材	2023年11月22日
10	江苏	《江苏省第九轮医用耗材集中带量采购公告（一）》	神经介入支撑辅助导管（中间导管）、微导管（弹簧圈输送）、颅内球囊扩张导管（含输送型颅内球囊扩张导管）	2023年12月1日
11	甘肃	《甲状腺功能检测试剂集中带量采购公告（一）》	甲状腺功能检测试剂	2023年12月27日

数据来源：医装数胜整理。

（二）实施情况

1. 省份采购情况

2023年共有32个省（自治区、直辖市）参与医疗器械的带量采购工作，除国家集中带量采

购外，带量采购工作主要以省际联盟的形式开展。2023年共有32个省（自治区、直辖市）参与联盟带量采购工作。此外，共有10个省份进行单独省级的带量采购工作。

从全国各省（自治区、直辖市）参与集中带量采购次数来看，辽宁、河南和海南省共参与集中带量采购13次，数量居全国首位。新疆生产建设兵团、西藏、青海、江西、贵州和甘肃并列第二，数量均为12次。江苏为本年度开展医疗器械集采次数最少的省份，仅4次。

从各省（自治区、直辖市）参与省际联盟带量采购的次数来看，辽宁和海南参与的省际联盟带量采购次数最多，均为12次。新疆生产建设兵团、西藏、青海、江西和贵州并列第二，数量均为11次。

从单独省级带量采购次数来看，河南省开展单独省级带量采购工作次数最多，共2次（图3-7）。

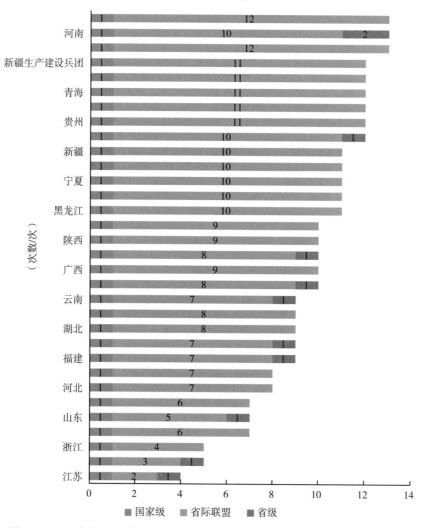

图3-7　2023年全国各省（自治区、直辖市）开展医疗器械集中带量采购次数

数据来源：医装数胜整理。

2. 采购品种分布

截至2023年12月31日，我国医疗器械耗材集采相关产品主要集中在心血管、骨科耗材两个领域，其中骨科耗材类产品中标数量最多（表3-5）。随着医疗器械带量采购工作持续推进，未来可能有更多的省份或联盟参与，采购的种类和范围也会不断扩大。

表3-5　2023年医疗器械集中带量采购产品及覆盖区域

序号	采购产品	项目文件名称	覆盖地区
1	人工晶体类医用耗材	《国家组织人工晶体类及运动医学类医用耗材集中带量采购公告》（第1号）	全国
2	运动医学类		
3	关节骨水泥类医用耗材	《京津冀"3+N"联盟关节骨水泥类医用耗材集中带量采购公告》	北京、天津、河北、山西、内蒙古、辽宁、吉林、黑龙江、上海、浙江、江苏、安徽、福建、江西、山东、河南、湖北、湖南、广东、广西、海南、重庆、四川、贵州、云南、西藏、陕西、甘肃、青海、宁夏、新疆等省（自治区、直辖市）和新疆生产建设兵团
4	骨科创伤类医用耗材	《省际联盟骨科创伤类医用耗材集中带量采购公告》	天津、河北、山西、内蒙古、辽宁、吉林、黑龙江、安徽、福建、江西、山东、河南、湖北、湖南、广东、广西、海南、重庆、四川、贵州、云南、西藏、陕西、甘肃、青海、宁夏、新疆等省（自治区、直辖市）和新疆生产建设兵团
5	可吸收血管结扎夹、一次性活检针、一次性使用输尿管导引鞘、血管鞘、免打结缝合线、房间隔缺损封堵器、造影导管、Y接头、角膜塑形用硬性透气接触镜（夜戴型）、一次性使用无菌外周血管内药物涂层球囊、颅内支架、动脉瘤夹、心脏固定器（稳定器）、一次性使用温度传感器、一次性使用血氧饱和度传感器、泌尿取石网篮、一次性使用高压造影注射器及附件、一次性压力延长管、医用干式胶片	《京津冀"3+N"联盟28种医用耗材集中带量采购公告》	安徽、广西、贵州、江西、辽宁、西藏、新疆、云南、新疆生产建设兵团、三明
6	通用介入类医用耗材	《关于对〈通用介入和神经外科类医用耗材省际联盟带量采购文件〉进行公示的公告》	河南、山西、辽宁、吉林、黑龙江、安徽、江西、湖南、广东、广西、海南、贵州、云南、西藏、青海、宁夏、新疆、新疆生产建设兵团、福建、湖北
7	神经外科类医用耗材		

续 表

序号	采购产品	项目文件名称	覆盖地区
8	肾功生化类检测试剂	《肾功和心肌酶生化类检测试剂省际联盟集中带量采购公告》	江西、河北、山西、内蒙古、辽宁、吉林、黑龙江、福建、河南、湖北、湖南、广东、广西、海南、重庆、贵州、陕西、甘肃、青海、宁夏、新疆、新疆生产建设兵团、云南
9	心肌酶生化类检测试剂		
10	硬脑（脊）膜补片	《省际联盟硬脑（脊）膜补片、疝修补材料集中带量采购公告》	陕西、浙江、江西、湖北、湖南、甘肃、辽宁、山西、内蒙古、吉林、黑龙江、海南、贵州、青海、西藏、宁夏、新疆
11	疝修补材料	《关于发布〈省际联盟补片类集中带量采购文件〉的公告（第1号）》	
12	输注泵	《关于公布〈输注泵省际联盟集中带量采购文件（ZJHCCG-2023-02）〉的通知》	北京、天津、河北、山西、内蒙古、辽宁、吉林、黑龙江、上海、江苏、浙江、安徽、福建、江西、山东、河南、湖北、湖南、广东、广西、海南、重庆、四川、贵州、云南、西藏、陕西、甘肃、青海、宁夏、新疆等省（自治区、直辖市）和新疆生产建设兵团
13	冠脉血管内超声诊断导管	《关于公布〈冠脉血管内超声诊断导管省际联盟集中带量采购文件（ZJHCCG-2023-01）〉的通知》	北京、天津、山西、内蒙古、辽宁、吉林、黑龙江、上海、浙江、安徽、福建、江西、山东、河南、湖北、湖南、广东、广西、海南、重庆、四川、贵州、西藏、陕西、甘肃、青海、宁夏、新疆等省（自治区、直辖市）和新疆生产建设兵团
14	止血材料类医用耗材	《内蒙古自治区组织止血材料类医用耗材省际联盟集中带量采购公告》	山西、内蒙古、黑龙江、吉林、辽宁、江西、海南、陕西、甘肃、青海、宁夏、贵州、西藏、新疆生产建设兵团
15	冠脉导引导管	《京津冀"3+N"联盟冠脉导引导管带量联动采购和使用工作方案》	北京、天津、河南、广东、四川
16	冠脉导引导丝	《京津冀"5+N"联盟冠脉导引导丝带量联动采购和使用工作方案》	北京、天津、河南、广东、海南、四川、甘肃、宁夏
17	冠脉扩张球囊	《京津冀"5+N"联盟冠脉扩张球囊带量联动采购和使用工作方案》	北京、天津、河北、山西、辽宁、吉林、黑龙江、河南、海南、重庆、四川、贵州、云南、西藏、陕西、甘肃、青海、新疆等省（自治区、直辖市）和新疆生产建设兵团
18	体外诊断试剂	《二十五省（区、兵团）2023年体外诊断试剂省际联盟集中带量采购文件（第一号）》	安徽、河北、山西、内蒙古、辽宁、吉林、黑龙江、福建、江西、山东、河南、湖北、湖南、广西、海南、四川、贵州、云南、西藏、陕西、甘肃、青海、宁夏、新疆、新疆生产建设兵团

数据来源：医装数胜整理。

3. 集采价格降幅

相比2020年的降价高达93%冠脉支架全国集采，第四批国采的平均降幅为70%（图3-8）。"唯低价论"的时代已是过往，让价格回归合理区间，同时又避免影响企业生产以及创新的积极性，让市场处于动态竞争的格局，已成为当下耗材集采的一大趋势。

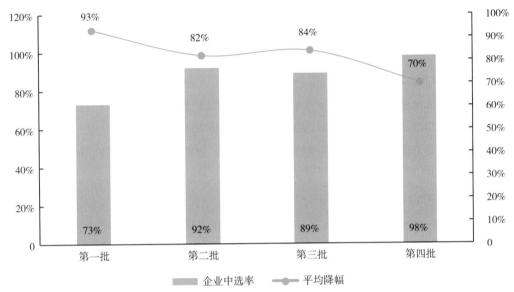

图3-8 国家组织医用耗材集中带量采购企业中选率与平均降幅
数据来源：医装数胜整理。

在2023年医疗器械部分集中带量采购降幅中，省级联盟集采中的骨科创伤类医用耗材平均降幅最高，达到了88.65%，体外诊断试剂的平均降幅最低，仅为53.90%（表3-6）。

表3-6 2023年医疗器械部分集中带量采购降幅

级别	集采产品	平均降幅/%
国家级	人工晶体类耗材	60.00
	运动医学类耗材	74.00
省际联盟	关节骨水泥类医用耗材	83.13
	骨科创伤类医用耗材	88.65
	可吸收血管结扎夹、一次性活检针、一次性使用输尿管导引鞘、血管鞘、免打结缝合线、房间隔缺损封堵器、造影导管、Y接头、角膜塑形用硬性透气接触镜（夜戴型）、一次性使用无菌外周血管内药物涂层球囊、颅内支架、动脉瘤夹、心脏固定器（稳定器）、一次性使用温度传感器、一次性使用血氧饱和度传感器、泌尿取石网篮、一次性使用高压造影注射器及附件、一次性压力延长管、医用干式胶片	62.30
	通用介入类医用耗材	65.40
	神经外科类医用耗材	68.55
	疝补片（腹股沟疝补片、腹壁疝补片）、硬脑（脊）膜补片	72.14
	体外诊断试剂	53.90
省级	神经介入弹簧圈类医用耗材	71.00

数据来源：医装数胜整理。

（三）未来展望

1. 集采范围不断扩大

目前来看，不仅低值耗材领域集采全面铺开、IVD领域集采无禁区，在高值耗材领域，也并非只有同质化、降价空间大的常规产品纳入带量采购范围，国产占比不足10%的耗材领域，低国产化产品也逐渐相继进入集采。此外，集采还蔓延至消费医疗赛道，如口腔类耗材大规模集采，种植牙进入百元时代；毛利率高达90%的OK镜进入千元时代，高毛利的眼科耗材也迈入集采行列。

2. 降幅趋温和，DRG联动威力增强

从首轮冠脉支架国采时降幅击穿出厂价，到第二轮关节、第三轮骨科脊柱国采时逐渐趋于缓和，再到第四批人工晶体类及运动医学类医用耗材70%的平均降幅，从过去四轮国采政策制定来看，政策力度开始逐渐趋于温和，对淘汰率、最高有效报价等规则的制定上做出了较好的平衡。

另外，2023年12月14日，北京市医保局发出《关于推行DRG付费和带量采购联动管理有关问题的通知》，决定在北京市推行DRG付费和带量采购联动管理工作。相比严格控制降价力度，通过带量采购联动DRG改革，将药品耗材从医院的收入来源转变为主要控费目标，让医院掌握主动权，从而全面推动带量采购在医院端全面落地的举措值得关注。

3. 国产化替代加速，中选企业数量增多

从前四批医疗器械国采分析，国产企业申报率增加，可见集采进一步加速了国产化替代进程，部分国产企业通过集采政策实现"弯道超车"，获得大部分市场份额。

例如，2022年，借力集采，爱康、春立与进口厂商一起跻身成为人工关节头部企业；2022年9月，国家组织骨科脊柱类耗材集中带量拟中选结果出炉，国内多家品牌产品位列需求榜首，收获颇丰。

4. 头部企业中选，行业集中度进一步提升

从2023年大批量的集采中标结果来看，集采颠覆了原先的市场逻辑，行业格局重塑，市场份额正在向头部企业聚拢，这一点在2023年低值耗材领域较为明显。

此外，从前几次国采来看，头部企业均中选，品种中选率总体呈上升趋势。由此可见，部分国产企业利用集采政策进入主流市场，同时头部企业也通过集采进一步巩固了优势地位，获得较大市场份额。

（李鹏伟）

附：2023年国家发布的医疗器械相关政策

2023年国家发布医疗器械政策年度汇编

序号	发布单位	文件名称	发布时间	重点内容
1	工信部等十七部门	《"机器人+"应用行动实施方案的通知》	2023年1月	对多个领域的机器人产业提出发展要求。在医疗健康方面,《方案》明确提出了发展医疗机器人产品的要求,包括咨询服务、手术、辅助检查等,特别强调了在神经系统损伤、康复治疗等领域的创新。方案鼓励机器人在医院康复、远程医疗、卫生防疫等场景的应用,并呼吁有条件的医院使用机器人实施微创手术
2	国家卫健委等六部委	《关于开展紧密型城市医疗集团建设试点工作的通知》	2023年1月	要求推进"健康中国"建设,落实深化医药卫生体制改革工作安排,在每个省份选择2～3个设区的市(直辖市的区),统筹区域内医疗资源,科学合理网格化布局紧密型城市医疗集团,推动医疗服务供给侧结构性改革。到2023年上半年,试点城市完成紧密型城市医疗集团网格化布局
3	中共中央办公厅、国务院办公厅	《关于进一步深化改革促进乡村医疗卫生体系健康发展的意见》	2023年2月	要求把乡村医疗卫生工作摆在乡村振兴的重要位置,通过"强化县域内医疗卫生资源统筹和布局优化""发展壮大乡村医疗卫生人才队伍""改革完善乡村医疗卫生体系运行机制""提高农村地区医疗保障水平"等举措健全适应乡村特点、优质高效的乡村医疗卫生体系
4	国家中医药管理局等部门	《关于全面加强县级中医医院建设基本实现县办中医医疗机构全覆盖的通知》	2023年4月	要求充分认识加强县级中医医疗机构建设的重要意义,并以县级中医医院为重点,切实加强县级中医医疗机构建设。各地要尽快开展基线调查,统筹各方力量,加大实施力度
5	市场监管总局等十一部门	《关于进一步加强医疗美容行业监管工作的指导意见》	2023年5月	推进医疗美容行业跨部门综合监管,将涉医疗美容经营活动以及医疗器械等涉及多部门监管的事项纳入综合监管重点事项,明确重点监管清单,并按照深入推进跨部门综合监管总体工作部署,对监管重点事项实施动态更新
6	国家卫健委	《全面提升医疗质量行动计划(2023—2025年)》	2023年5月	医疗机构依法依规确定本机构药品器械供应目录,加强重点监控放射影像设备、植入类器械等常用设备器械等的管理,做好药品器械不良反应的监测报告,对不良反应多且安全隐患突出的药品器械要及时依法依规清退出供应目录
7	国务院	《加大力度支持科技型企业融资行动方案》	2023年6月	引导金融机构根据不同发展阶段的科技型企业的不同需求,进一步优化产品、市场和服务体系,为包括医疗器械企业在内的科技型企业提供全生命周期的多元化接力式金融服务
8	国家卫健委	《"十四五"大型医用设备配置规划》	2023年6月	公布了"十四五"期间全国大型医用设备的配置规划总量,以及各地的详细分配情况。与"十三五"相比,本次大型医用设备配置规划数量显著提升。根据通知,"十四五"期间全国规划配置大型医用设备3645台,其中:甲类117台,乙类3528台。通知要求坚持以人民为中心,更好满足人民群众多层次、多元化就医需求,均衡布局,安全审慎地缩小区域间资源配置的差异,支持医疗机构科学合理配置大型医用设备,推动高端医疗设备在高水平医院合理使用

续　表

序号	发布单位	文件名称	发布时间	重点内容
9	京津冀三地药监部门	《京津冀医疗器械生产跨区域协同监管办法（试行）》	2023年7月	通过明确三地药监部门在监督检查、联合约谈、联合培训、风险会商、信息通报等医疗器械协同监管方面的工作流程和具体要求，将进一步强化三地医疗器械生产协同监管体系建设，实现监管信息和培训资源共享，有力推动京津冀医疗器械生产监管向更高水平、更深层次、更宽领域迈进
10	国家卫健委	《县级综合医院设备配置标准》	2023年7月	规定了县级综合医院万元及以上设备配置的基本原则，并根据医院规模，列出了该采购的设备品目和数量，涉及呼吸内科、消化内科、心血管内科、手术室、麻醉科等42个基础科室，包括CT、超声、心电图机、除颤仪等269种医疗设备都应当采购
11	国家医保局等四部门	《关于开展2023年医疗保障基金飞行检查工作的通知》	2023年7月	在全国范围内组织开展2023年医保基金飞行检查。此次选定医学影像检查、临床检验、康复三个领域作为检查重点，范围包括2021年1月1日—2022年12月31日期间医保基金使用和管理情况，必要时可追溯检查以前年度或延伸检查至2023年度
12	国务院	《医药工业高质量发展行动计划（2023—2025年）》和《医疗装备产业高质量发展行动计划（2023—2025年）》	2023年8月	《计划》提出，力争到2025年，医疗装备产业基础高级化、产业链现代化水平明显提升，主流医疗装备基本实现有效供给，高端医疗装备产品性能和质量水平明显提升，初步形成对公共卫生和医疗健康需求的全面支撑能力。同时《计划》着重强调了增强医药工业和医疗装备产业关键技术和原辅料的供给能力，对创新药械的研发创新给予支持以及维护中医药发展安全，加大人才培养等多方面内容
13	国家药监局	《医疗器械注册与备案管理基本数据集》等4个信息化标准公告	2023年8月	药监局为完善药品监管信息化标准体系，促进医疗器械监管信息共享和数据协同，依据相关规定组织制定了《医疗器械注册与备案管理基本数据集》《体外诊断试剂注册与备案管理基本数据集》《医疗器械（含体外诊断试剂）监管信息基础数据元（注册和备案部分）》《医疗器械（含体外诊断试剂）监管信息基础数据元值域代码（注册和备案部分）》等4个信息化标准，并公布实施
14	国防部	《全军试行低值医用耗材区域带量集采》	2023年8月	在全军医疗机构、药材供应机构试行低值医用耗材区域带量集中采购。采购模式采用医疗机构联采、联勤区域统采。文章也强调，集采将通过建立需求统筹归类机制，采用以量换价采购策略，实行谈判议价评审方法，严格价格监测管控措施，规范采购交易实施行为，在减负增效的同时，最大限度防范廉政风险
15	全国人大常委会	《医疗器械管理法》	2023年9月	十四届全国人大常委会立法规划将《医疗器械管理法》列入第二类立法项目，体现出相关立法工作的重要性

序号	发布单位	文件名称	发布时间	重点内容
16	国家医保局	《关于做好基本医疗保险医用耗材支付管理有关工作的通知》	2023年9月	明确对于通用名管理较为成熟的耗材类别，将逐步制定全国统一的医保目录，并逐步扩大国家目录涵盖的耗材类别范围。通知强调通过推动医用耗材分类和编码统一、明确医用耗材医保支付范围、逐步实行医保通用名管理，"十四五"期间各省统一耗材医保目录并建立健全动态调整机制，在此基础上国家将逐步制定全国统一的医用耗材医保目录。并建立与DRG、DIP支付方式改革等政策的协同推进的医保支付机制
17	国家组织高值医用耗材联合采购办公室	《国家组织人工晶体类及运动医学类医用耗材集中带量采购公告（第1号）》	2023年9月	本次集采主要集中在人工晶体、运动医学两大板块，有望惠及接受晶体植入的白内障患者，以及因劳动、运动肌肉韧带受损需施行运动医学手术的患者。11月公布了中选结果，此次集采拟中选产品平均降价70%左右。市场占有率高的国内外头部企业均有产品中选这次集采。按集采前价格计算，此次集采产品的市场规模约155亿元
18	国家药监局	《医疗机构临床急需医疗器械临时进口使用管理要求（征求意见稿）》	2023年10月	规范医疗机构临床急需医疗器械临时进口使用申请、审核和管理等行为，要求适用管理要求的医疗器械，需医疗机构按规定申请进出口许可方可进口
19	国家药监局	《医疗器械说明书编写指导原则（征求意见稿）》	2023年11月	指导医疗器械注册人/备案人进行产品技术要求的编写，提高了医疗器械技术审评的规范性和科学性
20	国家药监局	《关于施行医疗器械经营质量管理规范的公告》	2023年12月	提出加强医疗器械经营质量管理，规范医疗器械经营行为，促进行业规范发展，保障公众用械安全有效。同时《规范》是医疗器械经营质量管理的基本要求，各主体在从事医疗器械经营活动时，应当在医疗器械采购等各个环节采取有效的质量管理措施，确保医疗器械产品在经营过程中的质量安全与可追溯
21	国家发改委	《产业结构调整指导目录（2024年本）》	2023年12月	由鼓励、限制和淘汰三类目录组成。鼓励类主要是对经济社会发展有重要促进作用的技术、装备及产品；限制类主要是工艺技术落后，不符合行业准入条件和有关规定，不利于安全生产，不利于实现碳达峰碳中和目标，需要督促改造和禁止新建的生产能力、工艺技术、装备及产品；淘汰类主要是不符合有关法律法规规定，严重浪费资源、污染环境，安全生产隐患严重，阻碍实现碳达峰碳中和目标，需要淘汰的落后工艺技术、装备及产品

第四章　综合研究

第一节 2023年中国康复装备产业发展状况与趋势

一、分类界定

（一）概念界定

康复装备通常是指康复医疗中用于康复训练与治疗、帮助功能提高或恢复的器具。在国际上，"辅助产品（Assistive Products）"在最新出版的ISO9999：2011《Assistive Products for Persons with Disabilities—Classification and Terminology（失能者辅助产品——分类与术语）》国际标准中已经成为标准名称。在我国，"辅助产品（Assistive Products）"的概念通常被称为"康复辅具"（如国家康复辅具研究中心）、"康复器具"（如中国康复器具协会）或"辅助器具"（如中国残疾人辅助器具中心），并没有统一的名称。狭义上康复装备指在康复医疗中用于康复训练与治疗、辅助人体功能提高或代偿的器具。广义上康复装备即为能够单独或组合使用从而改善功能障碍者功能状况而适配的或专门设计的器具、设备、仪器、技术和软件。

本报告所指"康复装备"仅指康复器具中隶属于国家药监局管理的医疗器械部分产品。

（二）产品分类

民政部2014年发布的《中国康复辅助器具目录》，将康复辅助器具分为以下12大类：矫形器和假肢、个人移动辅助器具、个人生活自理和防护辅助器具、家庭和其他场所使用的家具及其适配件、沟通和信息辅助器具、个人医疗辅助器具、技能训练辅助器具、操作物体和器具的辅助器具、用于环境改善和评估的辅助器具、家务辅助器具、就业和职业训练辅助器具、休闲娱乐辅助器具。

根据中国康复辅助器具协会公告的《医疗器械分类目录》（康复辅助器具部分）（修订稿），康复装备主要分布在"19医用康复器械"和"09物理治疗器械"等子目录中（表4-1）。

表4-1　国内康复装备产品分类及管理类别

大类	一级产品类别	二级产品类别	品名举例	管理类别
01有源手术器械	02激光手术设备及附件	01激光手术设备	二氧化碳激光治疗机、二氧化碳激光治疗仪	Ⅲ
09物理治疗器械	01电疗设备/器具	03低中频治疗设备	神经和肌肉刺激器、低频电疗仪、低频治疗仪	Ⅱ
	02温热（冷）治疗设备/器具	01热传导治疗设备	热垫式治疗仪、温热理疗床、电脑恒温电蜡疗仪等	Ⅱ
		02热辐射治疗设备	特定电磁波治疗仪、远红外辐射治疗仪、红外热辐射理疗灯、特定电磁波治疗器、红外治疗仪等	Ⅱ
	03光治疗设备	05红光治疗设备	红光治疗仪、旋磁光子热疗仪等	Ⅱ
		07紫外治疗设备	紫外线治疗仪	Ⅱ
	04力疗设备/器具	01负压（振动）治疗设备	男性性功能康复治疗仪、负压抽吸理疗仪、振动理疗仪、振动排痰机	Ⅱ、Ⅲ
		02加压治疗设备	空气压力波治疗仪、肢体加压理疗仪、压力抗栓带、治疗袜	Ⅱ
		03牵引治疗设备	牵引床、牵引床椅等	Ⅱ
		04牵引器具	气囊式颈牵器、颈部牵引器、腰部牵引器、颈椎牵引器等	Ⅱ
		05冲击波治疗设备	电磁式冲击波治疗仪、压力波治疗仪等	Ⅱ
	05磁疗设备/器具	01动磁场治疗设备	经颅磁刺激仪、脉冲磁治疗仪	Ⅱ、Ⅲ
	06超声治疗设备及附件	01超声治疗设备	超声理疗仪等	Ⅱ
	08其他物理治疗设备	03生物反馈治疗设备	生物电反馈刺激仪、肌电生物反馈仪等	Ⅱ
		05肠道水疗机	肠道水疗机、灌肠机	Ⅱ
19医用康复器械	01认知言语视听障碍康复设备	01认知障碍康复设备	认知康复训练平台、认知能力测试与训练仪等	Ⅱ
		02视觉康复设备	视力训练仪、视觉训练仪、视力康复仪等	
		03听觉康复设备	听觉功能检测处理系统、听觉康复训练仪等	
		04言语障碍康复设备	语音障碍康复训练仪等	
		05真耳测试仪	真耳测试仪	
		06助讲器	助讲器	
		07助听器	耳背式助听器、耳内式助听器等	
	02运动康复训练器械	01步态训练设备	下肢步行姿势训练系统、步态评估与训练系统等	Ⅰ、Ⅱ
		02康复训练床	肢反馈康复训练系统等	
		03平衡训练设备	平衡测试及训练系统等	
		04振动训练设备	振动训练系统、上下肢振动康复训练器等	
		05关节训练设备	连续性被动运动康复器、上肢关节康复器、下肢关节康复器等	
		06盆底肌肉训练设备	盆底肌康复器	
		07舌肌康复训练器	舌肌康复训练器	

续 表

大类	一级产品类别	二级产品类别	品名举例	管理类别
	03 助行器械	01 医用轮椅车	电动轮椅车、手动轮椅车	Ⅰ、Ⅱ
		02 辅助行走站立器械	腋拐、医用拐、肘拐等	
	04 矫形固定器械	01 矫形器	耳郭矫形器、上肢矫形器	Ⅰ、Ⅱ
		02 固定器	胸部固定器、髋部固定器等	

数据来源：结合民政部《中国康复辅助器具目录》和国家药监局《医疗器械分类目录》（2017）整理所得。

二、发展现状

（一）产业规模

1. 市场规模

在人口老龄化进程加快、慢病患者数量增多、国家政策红利等因素驱动下，我国康复医疗行业发展呈现较好态势，尤其是康复辅助器具产业呈现出良好的发展前景。国务院发布的《关于加快发展康复辅助器具产业的若干意见》（国发〔2016〕60号）提出，到2020年，康复辅助器具产业规模突破7000亿元。

康复装备作为重要的细分领域，近年来持续快速增长，2023年中国康复装备市场规模预计达615.7亿元，较2022年增长20.5%，过去五年复合增长率超过16%。从整个医学装备产业来看，康复装备市场占比持续上升，从2014年的2.74%升至目前的4.85%（图4-1）。

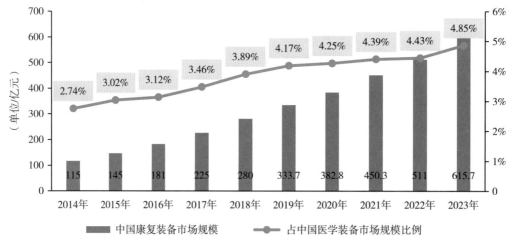

图4-1 中国康复装备市场规模及在医学装备市场占比情况

数据来源：Frost&Sullivan。

2. 企业数量

2019—2023年中国康复装备生产企业（指具备该领域产品生产许可证的企业）数量持续增长，2023年达到3608家。近五年来增速明显放缓，从2019年16.19%（最高）降至2023年的

5.07%，逐渐进入"存量优化"阶段（图4-2）。

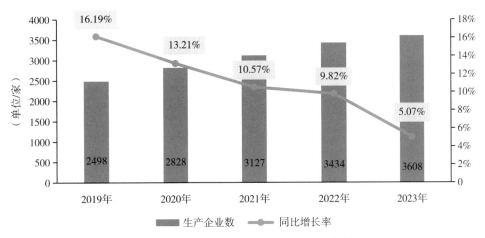

图4-2 中国康复装备生产企业数量及增长情况

数据来源：国家及省（自治区、直辖市）药监局，医装数胜整理。

3. 产品数量

2023年国内有效的康复装备产品注册及备案数量超过10 000件，近五年复合增长率达到14.2%。其中国产产品占比持续上升，2023年接近97%。从管理类别看，主要为Ⅰ类、Ⅱ类产品（图4-3和图4-4）。

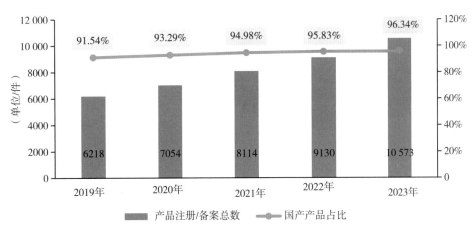

图4-3 2019—2023年国内康复装备注册及备案产品数及国产比例

数据来源：国家及省（自治区、直辖市）药监局，医装数胜整理。

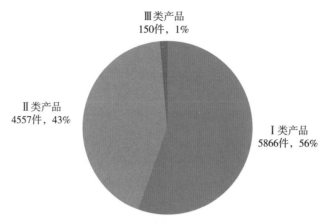

图4-4　截至2023年底国内类别康复装备产品数分布

数据来源：国家及省（自治区、直辖市）药监局，医装数胜整理。

从细分产品看，矫形固定器械、助行器械、运动康复训练器械等合计占据60%以上比例，温热（冷）治疗设备/器具、力疗设备/器具、电疗设备/器具等物理治疗器械占比均在7%以上（图4-5）。

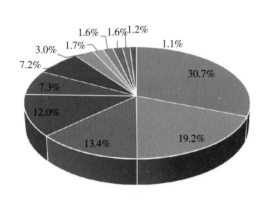

图4-5　截至2023年底国内康复装备细分产品注册数量分布

数据来源：国家及省（自治区、直辖市）药监局，医装数胜整理。

（二）产业布局

截至2023年底，国内康复装备生产企业、注册产品主要集中在广东、河北、江苏、山东以及河南等省份。其中，在Ⅲ类产品方面，上海、湖北、北京明显靠前；在Ⅱ类产品方面，广东、江苏、河南、湖南等省份优势显著（图4-6和表4-2）。

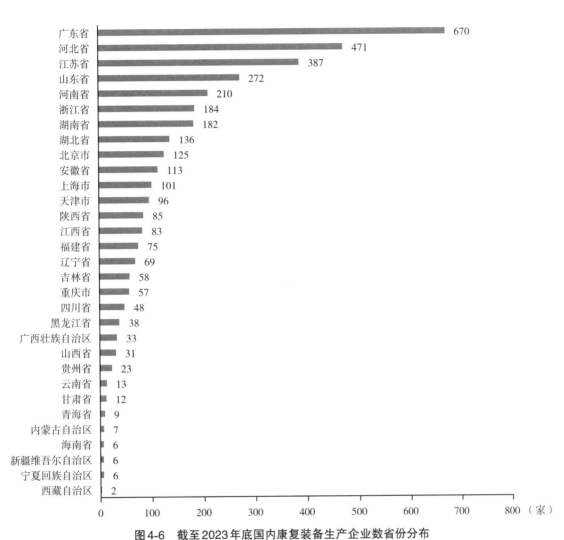

图4-6　截至2023年底国内康复装备生产企业数省份分布

数据来源：国家及省（自治区、直辖市）药监局，医装数胜整理。

表4-2　截至2023年底国内各省康复装备注册产品数分布

序号	省（自治区、直辖市）	产品总数/件	I类产品数/件	II类产品数/件	III类产品数/件
1	广东省	1697	912	775	10
2	江苏省	1486	978	503	5
3	河北省	1130	885	245	0
4	河南省	920	391	529	0
5	山东省	749	548	199	2
6	湖南省	665	217	448	0
7	浙江省	413	258	151	4
8	湖北省	368	219	134	15
9	北京市	351	163	175	13
10	福建省	335	270	65	0
11	安徽省	258	137	115	6
12	上海市	255	109	128	18
13	天津市	227	119	104	4
14	吉林省	187	43	138	6
15	江西省	165	70	94	1
16	陕西省	157	84	70	3
17	辽宁省	145	84	61	0
18	重庆市	125	34	90	1
19	四川省	115	62	50	3
20	山西省	89	23	66	0
21	广西壮族自治区	73	35	37	1
22	贵州省	72	17	55	0
23	黑龙江省	49	11	38	0
24	台湾省	44	22	22	0
25	宁夏回族自治区	39	21	18	0
26	云南省	27	14	13	0
27	甘肃省	23	7	16	0
28	青海省	19	8	11	0
29	海南省	19	4	15	0
30	内蒙古自治区	13	9	4	0
31	新疆维吾尔自治区	13	9	4	0
32	西藏自治区	2	0	2	0

数据来源：国家及省（自治区、直辖市）药监局，医装数胜整理。

（三）产业创新

1．创新审批产品

截至2023年底，进入国家级创新通道的康复装备产品达到5件，通过国家级创新通道获批上市的康复装备产品达到2件，且均为2023年获批（表4-3和表4-4）。

表4-3　截至2023年底国内康复装备领域进入国家级创新通道产品情况

企业名称	产品名称	进入创新审批通道日期
浙江莱恩海思医疗科技有限公司	近红外光治疗仪	2021年3月9日
北京万孛力医疗器械有限公司	低能量脉冲式超声波治疗仪	2017年1月16日
吉林省科英医疗激光有限责任公司	Nd：YAG激光治疗机	2022年3月30日
丹阳慧创医疗设备有限公司	近红外光脑功能治疗仪	2023年8月23日
杭州佳量医疗科技有限公司	磁共振监测激光治疗设备	2023年12月22日

数据来源：国家药监局，医装数胜整理。

表4-4　截至2023年底国内康复装备领域国家级创新产品上市情况

企业名称	产品名称	上市日期
深圳市慧康精密仪器有限公司	冲击波治疗仪	2023年6月20日
华科精准（北京）医疗科技有限公司	磁共振引导激光消融治疗系统	2023年4月4日

数据来源：国家药监局，医装数胜整理。

2. 优秀国产设备

截至2023年底，入选优秀国产设备的康复装备产品共33件。从区域分布看，主要集中在河南（10件）、广东（10件）、山东（7件）等省份（表4-5）。

表4-5　截至2023年底入选优秀国产设备的康复装备产品及企业情况

入选时间	产品名称	企业名称	省（自治区、直辖市）
2023年10月31日	振动排痰系统	常州思雅医疗器械有限公司	江苏省
2023年10月31日	步态训练与评估系统	广州一康医疗设备实业有限公司	广东省
2023年10月31日	脊柱定位减压系统	河南翔宇医疗设备股份有限公司	河南省
2023年10月31日	吞咽神经和电刺激仪	河南翔宇医疗设备股份有限公司	河南省
2023年10月31日	步态训练与评估系统	山东泽普医疗科技有限公司	山东省
2023年10月31日	定位牵引系统	山东泽普医疗科技有限公司	山东省
2023年10月31日	空气波压力治疗仪	山东泽普医疗科技有限公司	山东省
2023年10月31日	振动排痰系统	山东泽普医疗科技有限公司	山东省
2023年10月31日	空气波压力治疗仪	深圳普门科技股份有限公司	广东省
2023年10月31日	振动排痰系统	深圳普门科技股份有限公司	广东省
2023年10月31日	空气波压力治疗仪	深圳市科曼医疗设备有限公司	广东省
2023年10月31日	空气波压力治疗仪	珠海黑马医学仪器有限公司	广东省
2023年10月31日	振动排痰系统	珠海黑马医学仪器有限公司	广东省
2021年4月14日	外骨骼机器人	布法罗机器人科技（成都）有限公司	四川省
2021年4月14日	体外冲击波治疗仪	广州龙之杰科技有限公司	广东省

续　表

入选时间	产品名称	企业名称	省（自治区、直辖市）
2021年4月14日	二氧化碳激光治疗机	武汉奇致激光技术股份有限公司	湖北省
2021年4月14日	体外冲击波治疗仪	河南瑞禾医疗器械有限责任公司	河南省
2021年4月14日	主被动运动康复训练装备	广州一康医疗设备实业有限公司	广东省
2021年4月14日	体外冲击波治疗仪	河南翔宇医疗设备股份有限公司	河南省
2021年4月14日	主被动运动康复训练装备	河南瑞禾医疗器械有限责任公司	河南省
2020年9月9日	空气波压力治疗仪	深圳普门科技股份有限公司	广东省
2020年9月9日	脊柱定位减压系统	郑州飞龙医疗设备有限公司	河南省
2020年9月9日	吞咽神经和电刺激仪	河南翔宇医疗设备股份有限公司	河南省
2020年9月9日	空气波压力治疗仪	山东泽普医疗科技有限公司	山东省
2020年9月9日	振动排痰系统	山东泽普医疗科技有限公司	山东省
2020年9月9日	振动排痰系统	深圳普门科技股份有限公司	广东省
2020年9月9日	空气波压力治疗仪	河南翔宇医疗设备股份有限公司	河南省
2019年5月10日	四肢联动康复器	河南翔宇医疗设备股份有限公司	河南省
2019年5月10日	四肢联动康复器	山东泽普医疗科技有限公司	山东省
2018年3月31日	钬激光治疗机	爱科凯能科技（北京）股份有限公司	北京市
2018年3月31日	二氧化碳激光治疗机	武汉奇致激光技术股份有限公司	湖北省
2018年3月31日	铥激光治疗机	上海瑞柯恩激光技术有限公司	上海市
2018年3月31日	体外冲击波治疗仪	河南翔宇医疗设备股份有限公司	河南省

数据来源：中国医学装备协会。

3. 主要创新企业

截至2023年底，国内康复装备领域的高新技术企业数量达到1112家，占康复装备生产企业数量比例近年来呈上升趋势，2023年为30.82%。在医学装备高新技术企业中，康复装备高新技术企业数量比例稳定在12%左右（图4-7）。

从入选专精特新情况看，截至2023年底康复装备领域专精特新小巨人企业达到44家，其中2020—2023年分别有9家、20家、7家以及8家入选，从区域分布看，主要集中在广东（13件）、江苏（4件）等省。入选专精特新中小企业达到346家，其中2020—2023年分别有24家、65家、140家、117家，主要集中在广东、湖北、江苏等省（表4-6）。

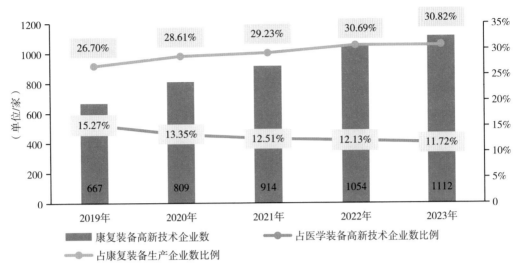

图4-7 2019—2023年国内康复装备领域高新技术企业数量及比例

数据来源：火炬中心，医装数胜整理。

表4-6 2023年底入选专精特新小巨人的康复装备企业

序号	企业名称	入选年份	省（自治区、直辖市）
1	广州黑格智造信息科技有限公司	2023	广东省
2	广州一康医疗设备实业有限公司	2023	广东省
3	广州科莱瑞迪医疗器材股份有限公司	2023	广东省
4	烯旺新材料科技股份有限公司	2023	广东省
5	深圳市安保医疗科技股份有限公司	2023	广东省
6	惠州三华工业有限公司	2023	广东省
7	博睿康科技（常州）股份有限公司	2023	江苏省
8	中聚科技股份有限公司	2023	湖南省
9	河南省超亚医药器械有限公司	2022	河南省
10	山东海天智能工程有限公司	2022	山东省
11	南京伟思医疗科技股份有限公司	2022	江苏省
12	武汉奇致激光技术股份有限公司	2022	湖北省
13	华科精准（北京）医疗科技有限公司	2022	北京市
14	青岛海诺生物工程有限公司	2022	山东省
15	安徽宇航派蒙健康科技股份有限公司	2022	安徽省
16	吉林省迈达医疗器械股份有限公司	2021	吉林省
17	青岛海泰新光科技股份有限公司	2021	山东省
18	吉林省科英激光股份有限公司	2021	吉林省
19	北京软体机器人科技有限公司	2021	北京市

续　表

序号	企业名称	入选年份	省（自治区、直辖市）
20	深圳半岛医疗有限公司	2021	广东省
21	湖南明康中锦医疗科技发展有限公司	2021	湖南省
22	上海傅利叶智能科技有限公司	2021	上海市
23	上海瑞柯恩激光技术有限公司	2021	上海市
24	江西德泰科技有限公司	2021	江西省
25	中山市罗顿智能科技有限公司	2021	广东省
26	厦门新声科技有限公司	2021	福建省
27	上海力声特医学科技有限公司	2021	上海市
28	深圳圣诺医疗设备股份有限公司	2021	广东省
29	深圳市兆兴博拓科技股份有限公司	2021	广东省
30	河南汇博医疗股份有限公司	2021	河南省
31	惠州市锦好医疗科技股份有限公司	2021	广东省
32	武汉兰丁智能医学股份有限公司	2021	湖北省
33	重庆半岛医疗科技有限公司	2021	重庆市
34	北京市富乐科技开发有限公司	2021	北京市
35	重庆航天火箭电子技术有限公司	2021	重庆市
36	江苏苏云医疗器材有限公司	2020	江苏省
37	深圳麦科田生物医疗技术有限公司	2020	广东省
38	天津正天医疗器械有限公司	2020	天津市
39	可孚医疗科技股份有限公司	2020	湖南省
40	浙江伏尔特医疗器械股份有限公司	2020	浙江省
41	南京麦澜德医疗科技有限公司	2020	江苏省
42	河南优德医疗设备股份有限公司	2020	河南省
43	深圳市韶音科技有限公司	2020	广东省
44	桂林市啄木鸟医疗器械有限公司	2020	广西壮族自治区

数据来源：工信部，医装数胜整理。

（四）产业资本

1. 创投融资

从创投市场融资看，在2023年投融资热度下降的背景下，康复器械融资呈现逆势而上的态势。2023年国内康复器械融资事件数超12件（为去年的2倍），亿元以上融资事件有5件（去年为3件）。值得关注的是，在12件融资事件中，8件为康复机器人领域（表4-7）。

表 4-7　2019—2023 年国内康复装备企业融资事件

序号	融资企业	融资金额	融资时间	融资阶段
1	中航创世机器人（西安）有限公司	约亿元人民币	2023 年 11 月 23 日	B 轮
2	杭州程天科技发展有限公司	未披露	2023 年 10 月 7 日	股权融资
3	浙江迈德斯特医疗器械科技有限公司	约亿元人民币	2023 年 8 月 28 日	天使轮
4	博音听力设备（苏州）有限公司	约亿元人民币	2023 年 8 月 18 日	A 轮
5	深圳市罗伯医疗科技有限公司	数千万元人民币	2023 年 6 月 5 日	A 轮
6	迈宝智能科技（苏州）有限公司	数千万元人民币	2023 年 5 月 31 日	A 轮
7	上海司羿智能科技有限公司	约亿元人民币	2023 年 3 月 6 日	A 轮
8	上海卓道医疗科技有限公司	超亿元人民币	2023 年 2 月 15 日	B 轮
9	玖益（深圳）医疗科技有限公司	3000 万元人民币	2023 年 2 月 8 日	天使轮
10	深圳华鹊景医疗科技有限公司	数千万元人民币	2023 年 1 月 30 日	A 轮
11	深圳脑吾脑网络科技有限公司	约千万元人民币	2023 年 1 月 20 日	天使轮
12	深圳市英汉思动力科技有限公司	未披露	2023 年 1 月 9 日	战略融资
13	深圳市博为医疗机器人有限公司	5000 万元人民币	2022 年 8 月 24 日	B 轮
14	中航创世机器人（西安）有限公司	数千万元人民币	2022 年 6 月 1 日	A+ 轮
15	南京亿高医疗科技股份有限公司	数亿元人民币	2022 年 3 月 24 日	A 轮
16	深圳市迈步机器人科技有限公司	数千万元人民币	2022 年 2 月 23 日	战略融资
17	杭州程天科技发展有限公司	过亿元人民币	2022 年 2 月 10 日	A+ 轮
18	上海傅利叶智能科技有限公司	4 亿元人民币	2022 年 1 月 26 日	D 轮
19	深圳市博为医疗机器人有限公司	数千万元人民币	2021 年 11 月 26 日	A+ 轮
20	上海电气智能康复医疗科技有限公司	千万级人民币	2021 年 10 月 8 日	A 轮
21	上海念通智能科技有限公司	千万级人民币	2021 年 9 月 29 日	Pre-A 轮
22	上海傅利叶智能科技有限公司	数千万美元	2021 年 7 月 9 日	C++ 轮
23	杭州程天科技发展有限公司	数千万元人民币	2021 年 3 月 30 日	A 轮
24	上海傅利叶智能科技有限公司	数千万元人民币	2021 年 3 月 8 日	C+ 轮
25	苏州瑞步康医疗科技有限公司	未披露	2021 年 3 月 8 日	股权融资
26	苏州好博医疗器械股份有限公司	数千万元人民币	2021 年 2 月 5 日	战略融资
27	深圳市迈步机器人科技有限公司	数千万元人民币	2021 年 2 月 2 日	A++ 轮
28	上海念通智能科技有限公司	1000 万元人民币	2021 年 1 月 20 日	战略融资
29	浙江瑞华康源科技有限公司	数亿元人民币	2021 年 1 月 20 日	B 轮
30	上海卓道医疗科技有限公司	数千万元人民币	2021 年 1 月 4 日	A 轮
31	惠州市锦好医疗科技股份有限公司	未披露	2020 年 12 月 31 日	股权融资
32	中航创世机器人（西安）有限公司	数千万元人民币	2020 年 12 月 24 日	A 轮
33	上海傅利叶智能科技有限公司	1 亿元人民币	2020 年 10 月 26 日	C 轮
34	苏州瑞步康医疗科技有限公司	未披露	2020 年 10 月 23 日	股权融资

续　表

序号	融资企业	融资金额	融资时间	融资阶段
35	北京德美联合医疗科技有限公司	过亿元人民币	2020年9月22日	D轮
36	深圳市迈步机器人科技有限公司	数千万元人民币	2020年8月26日	A+轮
37	杭州程天科技发展有限公司	未披露	2020年5月14日	Pre-A+轮
38	上海傅利叶智能科技有限公司	数千万元人民币	2020年5月6日	B+轮
39	北京三角洲机器人科技有限公司	数千万元人民币	2020年1月21日	A轮
40	北京大艾机器人科技有限公司	未披露	2020年1月9日	股权融资
41	深圳市迈步机器人科技有限公司	未披露	2019年12月25日	A轮
42	南京麦澜德医疗科技股份有限公司	未披露	2019年12月2日	A+轮
43	东莞英汉思机器人科技有限公司	100万元	2019年9月29日	天使轮
44	东莞英汉思机器人科技有限公司	金额未知	2019年9月15日	Pre-A轮
45	深圳市博为医疗机器人有限公司	未披露	2019年9月2日	股权融资
46	上海卓道医疗科技有限公司	未披露	2019年7月23日	股权融资
47	上海傅利叶智能科技有限公司	数千万元人民币	2019年7月11日	B轮
48	南京麦澜德医疗科技股份有限公司	未披露	2019年6月5日	A轮
49	中航创世机器人（西安）有限公司	未披露	2019年3月15日	天使轮
50	上海卓道医疗科技有限公司	数千万元人民币	2019年3月14日	Pre-A轮
51	爱科索智能机器人有限公司	未披露	2019年1月30日	战略融资
52	深圳普门科技股份有限公司	未披露	2019年1月1日	股权融资

数据来源：医装数胜整理。

2．IPO情况

截至2023年底，国内主要的康复装备上市企业有7家，江苏占3家，广东占2家，7家企业均在2019年以后上市。其中科创板上市的4家企业营业收入相对靠前，且研发投入占比均在12.5%以上（图4-8）。在产品布局方面，翔宇医疗的康复装备产品注册及备案数量最高，布局最为全面，覆盖康复评定、训练以及理疗等领域。锦好医疗产品相对单一，主要聚焦于助听器产品的研发、生产及销售（表4-8）。

表4-8　国内康复装备上市企业对比

企业简称（证券代码）	上市板	IPO募资金额（上市年份）	相关业务布局	康复装备注册及备案有效产品数	总部所在省市
伟思医疗（688580.SH）	科创板	11.55亿元（2020年）	盆底及产后康复、神经康复、精神康复等	14件	江苏南京
麦澜德（688273.SH）	科创板	10.07亿元（2022年）	盆底及产后康复领域	9件	江苏南京

综合研究

续　表

企业简称（证券代码）	上市板	IPO募资金额（上市年份）	相关业务布局	康复装备注册及备案有效产品数	总部所在省市
翔宇医疗（688626.SH）	科创板	11.53亿元（2021年）	康复评定、训练、理疗等领域	77件	河南安阳
普门科技（688389.SH）	科创板	3.91亿元（2019年）	康复理疗领域	16件	广东深圳
倍益康（870199.BJ）	北交所	3.59亿元（2022年）	康复理疗领域	8件	四川成都
锦好医疗（872925.BJ）	北交所	1.83亿元（2021年）	助听器等	5件	广东惠州
中进医疗（ZJYL.O）	纳斯达克	0.56亿元（2023年）	康复器械	6件	江苏常州

数据来源：医装数胜整理（数据截至2023年底）。

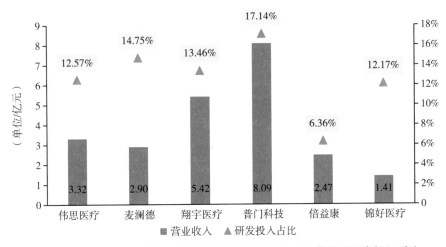

图4-8　2023年前三季度国内主要的康复装备上市企业营收及研发投入对比
数据来源：企业公开财报，医装数胜整理。

（五）境内外贸易

在对外贸易方面，中国康复装备[1]产品贸易顺差优势在2021年达到近年来峰值（超600亿元），随后贸易顺差逐渐回落，2023年为556.6亿元（图4-9）。

---

[1] 康复装备包括海关总署的编码为如下：70151010视力矫正眼镜用变色镜片坯件；70151090其他视力矫正眼镜用玻璃；84231000体重计，包括婴儿秤、家用秤；87131000非机械驱动残疾人用车；87139000其他残疾人用车；90013000隐形眼镜片；90049090未列名矫正视力、护目等用途的眼镜等物品；90191010按摩器具；90191090机械疗法器具及心理功能测验装置；90211000矫形或骨折用器具；90219090其他为弥补生理缺陷或残疾而穿戴、携带或植入人体内的其他器具。

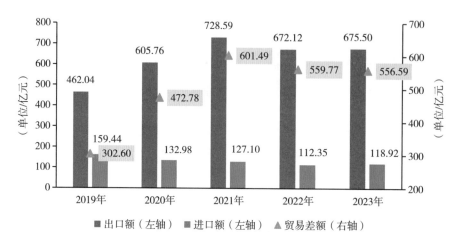

图4-9　2019—2023年中国康复装备进出口贸易情况
数据来源：中国海关总署，中国医学装备协会数据归类统计。

在出口贸易伙伴方面，美国是主要出口对象国。瑞士（索诺瓦的助听器等）、美国（Ekso的康复机器人等）、澳大利亚（科利耳的人工耳蜗等）、德国（奥托博克的助行器械等）、丹麦（瑞声达的助听器等）等国家和地区不断向中国输送优质产品（表4-9）。

表4-9　2023年中国康复装备进出口贸易国家（地区）TOP10（按贸易额）

	出口			进口	
序号	国家（地区）	出口额/亿元	序号	国家（地区）	进口额/亿元
1	美国	194.59	1	美国	20.61
2	日本	35.21	2	中国台湾	16.65
3	韩国	32.43	3	瑞士	14.48
4	德国	30.52	4	爱尔兰	8.00
5	中国香港	26.99	5	奥地利	7.77
6	英国	24.80	6	日本	7.31
7	澳大利亚	23.13	7	德国	6.29
8	俄罗斯	21.58	8	澳大利亚	5.12
9	马来西亚	19.75	9	新加坡	4.07
10	越南	19.44	10	丹麦	3.61

数据来源：中国海关总署，中国医学装备协会数据归类统计。

三、发展趋势

（一）康复器械市场不断渗透

国内康复器械在医疗器械市场中仅占5%左右的比例，相比于国内庞大的各类康复需求人群而言，仍有巨大市场空间待挖潜。2023年4月，国家卫健委发布了《国家卫生健康委办公厅关于进一步推进加速康复外科有关工作的通知》，其中提到强化康复早期介入，将康复贯穿于疾病诊疗全过程。5月，国家中医药管理局、国家卫健委联合印发《关于开展全面提升医疗质量行动（2023—2025年）的通知》，其中在2023—2025年各省份行动效果监测指标体系中，将提高"早期康复介入率"纳入医疗行为质量的考核范围。

（二）产品及品牌走向高端化

国内康复器械产品普遍存在低端领域同质化竞争现象。从产品注册来看，截至2023年底，国内康复器械Ⅲ类产品数量占比仅为1%左右。近年来，以康复机器人为例，2020年开始本土产品陆续注册上市并向康复医疗机构销售，相较于国外品牌具有明显价格优势，但医生普遍对本土初创企业品牌认知度不高、在产品安全性上有更多顾虑，从而更多选择美国、瑞士、德国等国外品牌。在智能化、家庭化趋势下，国产产品及品牌走向高端化是必然的方向。

（三）本土龙头企业逐渐崛起

2023年国内康复器械生产企业数量目前超过3600家，其中上市企业有7家，在国内上市企业中数量占比小于5%，企业规模普遍偏小，呈现明显的"大市场、小企业"竞争格局与发展特征。不过从最新数据看，翔宇医疗、伟思医疗两家上市企业2023年前三季度营收额同比增长率均超过50%，远高于行业整体增速。国内康复器械市场有望出现绝对引领的本土龙头企业。

第二节　2023年中国护理装备产业发展现状及总结

一、分类界定

（一）概念界定

护理装备通常是指在医疗、护理、救护等领域中使用的各种设备、工具和材料，以协助护理工作者所从事的以照料病人为主的医疗、护理技术工作，如对老幼病残者的照顾，维护患者的身心健康，满足人类生、老、病、死的护理需求等。常见的护理装备包括医用电子仪器、急救设备、敷料等。这些装备可以帮助护理人员诊断疾病、监测病情、实施治疗、预防感染等，从而提高患者的治疗效果和安全性。

本报告所指"护理装备"仅指护理器具中隶属于国家药监局管理的医疗器械部分产品。

（二）产品分类

根据2017年国家食品药品监督管理总局发布的《医疗器械分类目录》所示，护理装备主要分布在"07医用诊察和监护器械""08呼吸、麻醉和急救器械""11医疗器械消毒灭菌器械""12有源植入器械""14注输、护理和防护器械""15患者承载器械""18妇产科、辅助生殖和避孕器械""19医用康复器械"和"22临床检验器械"等子目录中（表4-10）。

表4-10　国内护理装备产品分类及管理类别

大类	一级产品类别	二级产品类别	管理类别
07医用诊察和监护器械	02呼吸功能及气体分析测定装置	01气体测定设备	II
	03生理参数分析测量设备	03无创血压测量设备	II
	04监护设备	01病人监护设备	II、III
		02神经监护设备	III
		03动态血糖/葡萄糖监测设备	III
	08遥测和中央监护设备	01遥测监护设备	II
		02远程监护设备	II
		03中央监护系统	II
08呼吸、麻醉和急救器械	01呼吸设备	01治疗呼吸机（生命支持）	III
		02急救和转运用呼吸机	III
		03高频呼吸机	III
		04家用呼吸机（生命支持）	III
		05家用呼吸支持设备（非生命支持）	II
		06睡眠呼吸暂停治疗设备	II
	03急救设备	01体外除颤设备	III
		05人工复苏器（简易呼吸器）	II
	05呼吸、麻醉、急救设备辅助装置	15氧气吸入器	I
	06呼吸、麻醉用管路、面罩	14输氧面罩	II
	04医用制氧设备	02医用分子筛制氧机	II
		04医用膜分离制氧机	II
		05氧气发生器	II
11医疗器械消毒灭菌器械	02干热消毒灭菌设备	01热空气消毒器	II
		02热空气灭菌器	II
		03热辐射灭菌器	II

大类	一级产品类别	二级产品类别	管理类别
12有源植入器械	01心脏节律管理设备	01植入式心脏起搏器	Ⅲ
		02植入式心律转复除颤器	Ⅲ
		03临时起搏器	Ⅲ
14注输、护理和防护器械	01注射、穿刺器械	01注射泵	Ⅱ、Ⅲ
	07清洗、灌洗、吸引、给药器械	01冲洗器械	Ⅱ
	08可吸收外科敷料（材料）	01可吸收外科止血材料	Ⅲ
		02可吸收外科防粘连敷料	Ⅲ
	09不可吸收外科敷料	01外科织造布类敷料	Ⅱ
		02外科非织造布敷料	Ⅱ
		03外科海绵敷料	Ⅱ
	10创面敷料	01创面敷贴	Ⅱ
		02创口贴	Ⅰ、Ⅱ
		03粉末敷料	Ⅱ
		04凝胶敷料	Ⅱ、Ⅲ
		05水胶体敷料	Ⅱ、Ⅲ
		06纤维敷料	Ⅱ、Ⅲ
		07泡沫敷料	Ⅱ、Ⅲ
		08液体、膏状敷料	Ⅰ、Ⅱ、Ⅲ
		09隔离敷料	Ⅲ
		10生物敷料	Ⅲ
		11碳纤维和活性炭敷料	Ⅱ、Ⅲ
		12含壳聚糖敷料	Ⅱ、Ⅲ
		13含银敷料	Ⅲ
		14胶原贴敷料	Ⅲ
	11包扎敷料	01绷带	Ⅰ、Ⅱ
		02胶带	Ⅰ
	12造口、疤痕护理用品	01造口护理及辅助器械	Ⅰ
		02疤痕修复材料	Ⅱ
	15病人护理防护用品	03鼻部护理器械	Ⅱ
		04海水鼻腔清洗液	Ⅱ
		05垫单	Ⅰ、Ⅱ
15患者承载器械	03医用病床	01电动病床	Ⅱ
		02手动病床	Ⅰ
		03医用婴儿床	Ⅰ

续　表

大类	一级产品类别	二级产品类别	管理类别
18 妇产科、辅助生殖和避孕器械	01 妇产科手术器械	12 医用妇科护垫	Ⅰ、Ⅱ
		14 阴道填塞材料	Ⅱ
	02 妇产科测量、监护设备	01 超声多普勒胎儿监护设备	Ⅱ
19 医用康复器械	03 助行器械	01 医用轮椅车	Ⅱ
		02 辅助行走站立器械	Ⅰ
22 临床检验器械	02 生化分析设备	02 血糖及血糖相关参数分析仪器	Ⅱ

数据来源：结合《护理仪器设备管理规范》和国家药监局《医疗器械分类目录》（2017）整理所得。

二、发展现状

（一）产业规模

1. 市场规模

随着我国人口老龄化程度的不断加深，护理服务需求的增长进一步推动了护理设备市场的发展。而国家在推进医疗卫生事业改革中，也将护理设备市场的发展作为一个重要的发展方向。根据中研网数据，2021 年我国护理设备市场规模为 1152 亿美元，其中医疗床位、轮椅、担架等传统的护理设备占据了市场的较大份额。但是随着科技的不断进步和创新，数字化、智能化的护理设备正在逐渐占据市场份额，预计于 2023 年达 1690 亿美元。

2. 企业数量

2019—2023 年中国护理装备生产企业（指具备该领域产品生产许可证的企业）数量持续增长，截至 2023 年底达到 9493 家。近五年来增速呈现先上升后放缓的趋势，从 2019 年的 17.89% 升至 2020 年的 24.63% 再降至 2023 年的 4.57%（图 4-10）。

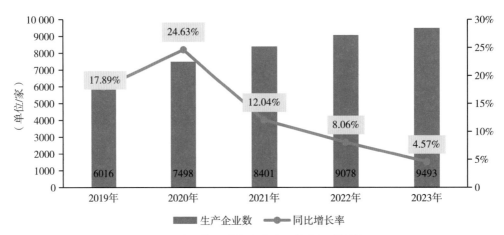

图 4-10　中国护理装备生产企业数量及增长情况

数据来源：国家及省（自治区、直辖市）药监局，医装数胜整理。

3．产品数量

2023年国内有效的护理装备产品注册及备案数量超过30 000件，近五年复合增长率达到13%。其中国产产品占比持续上升，2023年为96.70%。从管理类别看，主要为Ⅰ类、Ⅱ类产品（图4-11和图4-12）。

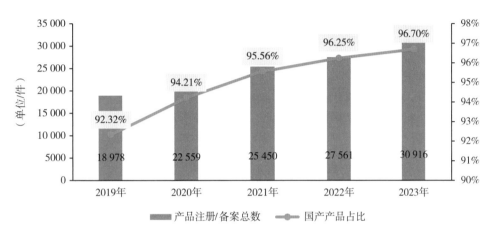

图4-11 2019—2023年国内护理装备注册及备案产品数及国产比例
数据来源：国家及省（自治区、直辖市）药监局，医装数胜整理。

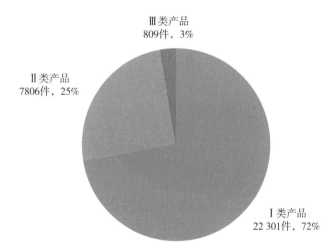

图4-12 截至2022年底国内护理装备产品数管理类别分布
数据来源：国家及省（自治区、直辖市）药监局，医装数胜整理。

从细分产品看，从产品大类看，注输、护理和防护器械自身占据70%以上的比例，除此之外，患者承载器械占比10.9%，医用康复器械、呼吸、麻醉和急救器械、医用诊察和监护器械分别占比6.6%、4.4%和3.3%（图4-13）。

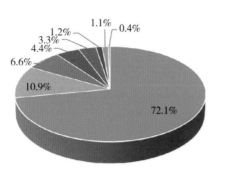

图4-13　截至2023年底国内护理装备大类产品注册数量分布

数据来源：国家及省（自治区、直辖市）药监局，医装数胜整理。

　　从一级产品类别看，创面敷料、包扎敷料、病人护理防护用品等合计占据60%以上的比例，除此之外，医用病床占比10.9%，助行器械占比6.6%，造口、瘢痕护理用品占比4.1%，清洗、灌洗、吸引、给药器械以及不可吸收外科敷料均占比3.3%（图4-14）。

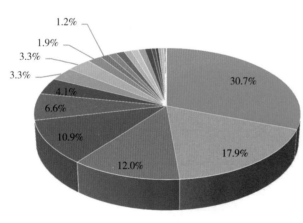

图4-14　截至2023年底国内护理装备一级类别产品注册数量分布

数据来源：国家及省（自治区、直辖市）药监局，医装数胜整理。

（二）产业布局

截至2023年底，国内护理装备生产企业、注册产品均主要集中在广东、山东、江苏、河北以及河南等省份。其中，在Ⅲ类产品方面，广东、江苏、浙江、山东、北京明显靠前；在Ⅱ类产品方面，广东、江苏、河南、湖南等省份优势显著（图4-15、表4-11）。

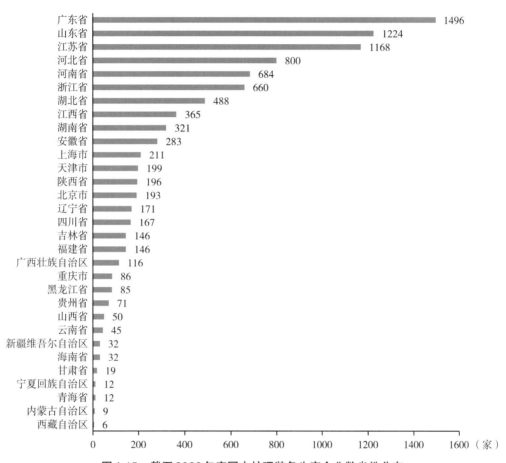

图4-15　截至2023年底国内护理装备生产企业数省份分布

数据来源：国家及省（自治区、直辖市）药监局，医装数胜整理。

表4-11　截至2023年底国内各省（自治区、直辖市）护理装备注册产品数分布

序号	省（自治区、直辖市）	产品总数/件	I类产品数/件	II类产品数/件	III类产品数/件
1	山东省	4182	3753	390	39
2	广东省	3671	2492	1025	154
3	江苏省	3289	2241	987	61
4	河南省	2650	1745	885	20
5	河北省	2338	2097	232	9
6	浙江省	2049	1597	411	41
7	湖北省	1823	1546	274	3
8	湖南省	1596	761	830	5
9	江西省	1226	949	270	7
10	吉林省	756	303	453	0
11	安徽省	741	646	93	2
12	上海市	589	429	137	23
13	陕西省	572	420	147	5
14	北京市	544	309	197	38
15	天津市	526	361	160	5
16	四川省	523	396	124	3
17	辽宁省	429	342	87	0
18	广西壮族自治区	423	305	118	0
19	福建省	348	263	82	3
20	黑龙江省	279	175	102	2
21	山西省	225	132	93	0
22	重庆市	217	131	78	8
23	海南省	207	108	99	0
24	云南省	201	112	88	1
25	贵州省	195	163	30	2
26	新疆维吾尔自治区	105	86	19	0
27	中国台湾	82	26	53	3
28	青海省	61	32	29	0
29	甘肃省	56	40	16	0
30	宁夏回族自治区	47	16	31	0
31	内蒙古自治区	22	18	4	0
32	西藏自治区	5	4	1	0
33	香港特别行政区	1	0	1	0

数据来源：国家及省（自治区、直辖市）药监局，医装数胜整理。

（三）产业创新

1. 创新产品情况

截至2023年底，护理装备领域获批的国家级创新产品达到8件（表4-12）。

表4-12　截至2023年底国内护理装备领域国家级创新产品上市情况

企业名称	产品名称	上市时间
深圳市科曼医疗设备有限公司	病人监护仪	2023年1月5日
Ethicon LLC爱惜康有限责任公司	再生氧化纤维素可吸收止血粉	2022年8月2日
深圳硅基传感科技有限公司	持续葡萄糖监测系统	2021年11月3日
微泰医疗器械（杭州）有限公司	持续葡萄糖监测系统	2021年11月3日
深圳市先健心康医疗电子有限公司	临时起搏器	2021年4月28日
博邦芳舟医疗科技（北京）有限公司	无创血糖仪	2019年8月26日
深圳迈瑞生物医疗电子股份有限公司	具有心肺复苏质量监测功能的病人监护系统	2019年3月12日
先健科技（深圳）有限公司	植入式心脏起搏器	2017年12月11日

数据来源：国家药监局，医装数胜整理。

2. 主要创新企业

截至2023年底，国内护理装备领域的高新技术企业数量达到2576家，占护理装备生产企业数量比例近年来呈上升趋势，2023年达到27.14%（图4-16）。

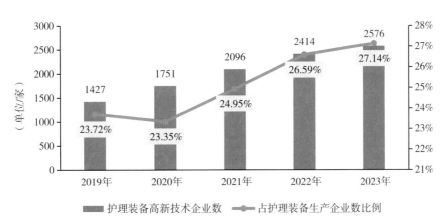

图4-16　2019—2023年国内护理装备领域高新技术企业数量及比例
数据来源：火炬中心，医装数胜整理。

从入选专精特新情况看，截至2023年底护理装备领域专精特新小巨人企业达到119家，其中2020—2023年分别有16家、40家、30家以及33家入选，广东省位居龙头（占据20家企业），北京、浙江、江苏等省份均占有10家以上。入选专精特新中小企业达到880家，其中2020—2023年分别有87家、164家、345家、284家，主要集中在广东、山东、江苏、湖北、北京等省（自治区、直辖市）。

三、发展小结

（一）护理装备将迎来高质量发展时期

2023年6月，国家卫健委、国家中医药局发布《进一步改善护理服务行动计划（2023—2025年）》，要求力争用3年时间，开展以"强基础、提质量、促发展"为主题的进一步改善护理服务行动，持续深化"以病人为中心"的理念，临床基础护理不断加强，护理质量明显提高，护理服务持续改善，护理内涵更加丰富，护理领域拓展延伸，服务模式日益创新，覆盖全人群全生命周期的护理服务更加优质、高效、便捷，护理工作更加贴近患者、贴近临床和贴近社会，人民群众获得感、幸福感、安全感进一步增强。

（二）高端护理装备仍存在进口依赖情况

当前，我国护理装备行业的困境之一在于其核心部件的进口依赖度高。尤其是在呼吸机设备的生产中，压缩机、传感器等核心部件大多数依赖进口，而国内生产的呼吸机数量有限，仅有少数企业获得欧盟强制性CE认证。国内的呼吸机制造商基本都是中游本体制造企业，涡轮压缩机、传感器、芯片等核心部件大多依靠从瑞士的micronel、美国的霍尼韦尔、日本的SMC等公司进口。这些问题都制约了国内呼吸设备的生产能力和技术水平。国内呼吸机市场由外资品牌绝对主导。根据易佰智汇数据显示，在2019年中国市场前十大呼吸机品牌（按销售数量排名）中，本土品牌只有迈瑞医疗、深圳科曼、北京谊安三家，其他均是来自德国和美国的外资品牌。

（三）中低端护理装备仍需创新升级

护理设备市场的一个问题是在面临市场转型和升级的同时，缺乏自主创新和差异化发展的能力。其中创面敷料是护理装备注册数量最多的一类产品，但其仅有一件Ⅲ类创新产品上市，说明产业升级和技术发展比较缓慢，很多企业只是在传统或低端产品上做一些复制或改良，这导致该行业处于低水平竞争阶段。随着人们对于医疗护理品质的不断提升，传统护理设备的功能已经不能满足市场需求，需要通过技术创新和差异化发展来提高产品性能和品质，满足市场的个性化需求。同时，由于市场的日趋成熟和竞争的加剧，护理设备制造企业也需要转型为制造服务型企业，提供更多定制化的服务和解决方案，提升企业的核心竞争力。

第三节　2023年中国医疗器械国际化道路稳健发展

中国医学装备协会根据中国海关进出口贸易数据整理，2023年我国医疗器械进出口贸易额1029.54亿美元，同比下降12.95%，其中出口535.50亿美元，同比下降21.35%，进口

494.03亿美元，同比下降1.55%（表4-13）。由此可见，中国的医疗器械产业和国际化步伐已经进入稳健的发展轨道，具体分析如下。

表4-13 2023年中国医疗器械进出口统计表

分类	进口额/亿美元	同比/%	出口额/亿美元	同比/%	进出口额/亿美元	同比/%
总计	494.03	−1.55	535.50	−21.35	1029.54	−12.95
医院诊断与治疗	415.24	−1.16	231.01	−30.28	646.24	−14.00
一次性耗材	40.49	−10.09	93.08	−4.15	133.57	−6.03
保健康复用品	16.89	0.53	96.07	−4.82	112.96	−4.06
口腔设备与材料	14.31	19.07	19.79	4.84	34.10	10.38
医用敷料	7.10	−9.43	95.57	−27.96	102.67	−26.92

注：由于每年美元换算人民币的平均汇率在变化，此处同比增速与第一章中国进出口情况分析存在偏差。

一、防疫产品出口水分被挤出，贸易恢复常态

2023年我国医疗器械出口中防疫产品、新冠试剂的水分已经基本被挤出，其他产品出口恢复常态。虽然整体出口额依旧下降，但与疫情前相比增长39%。美国、日本和德国仍是我国三大出口市场，但均下滑。前十大出口市场中，只有俄罗斯、印度继续保持增长，其中出口俄罗斯19.6亿美元，同比增幅高达25.7%（表4-14），俄罗斯已经从我国出口第15大市场跃居第四位。"一带一路"国家和地区近些年已经成为我医疗器械出口主要市场，占我国出口的32.2%，略高于2022年（表4-15）。出口省市主要集中在产业聚集地区，广东、江苏、浙江。出口前十大省市同比全线下降（表4-16）。

表4-14 2023年中国医疗器械出口市场排名

排名	出口市场	出口额/亿美元	同比/%
1	美国	134.15	−17.16
2	日本	33.25	−23.15
3	德国	27.14	−38.41
4	俄罗斯	19.58	25.73
5	中国香港	17.64	−43.55
6	荷兰	15.90	−15.16
7	英国	15.38	−39.46
8	韩国	15.37	−15.68
9	印度	14.84	0.96
10	澳大利亚	13.83	−44.31

注：由于每年美元换算人民币的平均汇率在变化，此处同比增速与第一章中国进出口情况分析存在偏差。

表4-15 2023年中国医疗器械出口"一带一路"前十大市场

排名	出口市场	出口额/亿美元	同比/%
1	俄罗斯	19.58	25.73
2	中国香港	17.64	−43.55
3	印度	14.84	0.96
4	越南	11.03	−13.14
5	新加坡	9.81	−9.35
6	马来西亚	9.57	−9.05
7	菲律宾	9.50	−15.66
8	泰国	9.09	−35.28
9	印度尼西亚	9.07	−14.64
10	波兰	7.01	−5.70

注：由于每年美元换算人民币的平均汇率在变化，此处同比增速与第一章中国进出口情况分析存在偏差。

表4-16 2023年中国医疗器械出口省（自治区、直辖市）排名

排名	出口省（自治区、直辖市）
1	广东省
2	江苏省
3	浙江省
4	上海市
5	福建省
6	山东省
7	北京市
8	安徽省
9	湖北省
10	江西省

进口方面，2023年中国进口医疗器械同比小幅下降1.6%，免疫制品、诊断和实验室用试剂进口涨幅较大。瑞士、韩国进口出现大幅增长（表4-17），上海仍是我医疗器械最大的进口省市，安徽进口同比增幅25.9%。

表4-17 2023年中国医疗器械进口市场排名

排名	进口市场	进口额/亿美元	同比/%
1	美国	117.26	−2.22
2	德国	92.80	0.93
3	日本	44.37	−3.35
4	瑞士	37.10	21.02
5	爱尔兰	33.01	−20.62
6	墨西哥	22.18	−4.19
7	韩国	13.82	24.90
8	法国	13.68	3.62
9	英国	11.72	3.29
10	荷兰	10.01	9.98

注：由于每年美元换算人民币的平均汇率在变化，此处同比增速与第一章中国进出口情况分析存在偏差。

二、国际市场需求逐步回暖

2023年下半年，医疗器械国际市场需求逐步回暖，11月的德国Medica展会和2024年1月28日至2月1日举办的迪拜Arab Health展会是医疗器械领域国际展中最为重要的两个，参展和参观人数屡创新高，近千家中国企业亮相世界舞台。尤其是迪拜展吸引了更多来自"一带一路"国家和地区的买家，非洲和独联体的参观商明显增多。此外，细分领域的专业展会、国际性学术会议，龙头企业的曝光度越来越高，中国的专业学术地位不断提高。

中国内地医疗器械境外注册数量也不断攀升，根据普瑞纯证GRIP大数据平台统计显示，2023年注册数量增长主要集中在第一季度，数据统计中显示越南注册数量和增长最快，其次是欧盟和澳大利亚（图4-17、图4-18）。

三、独立国家联合体成为出口热点市场

（一）中国与中亚国家医疗合作进一步加强

在独立国家联合体（简称"独联体"）的成员国家中，中亚国家与中国经贸合作发展迅速，医疗领域合作不断加强，2023年中国医疗器械出口中亚国家增速明显提升，均以两位数以上增长，其中对塔吉克斯坦出口增速高达96%（表4-18）。2023年11月我会组织企业代表团赴乌兹别克斯坦考察交流，感受到乌市场的潜力和活跃度，以及对与中国医疗企业合作的积极态度，中国产品在当地也积累了一定的口碑。

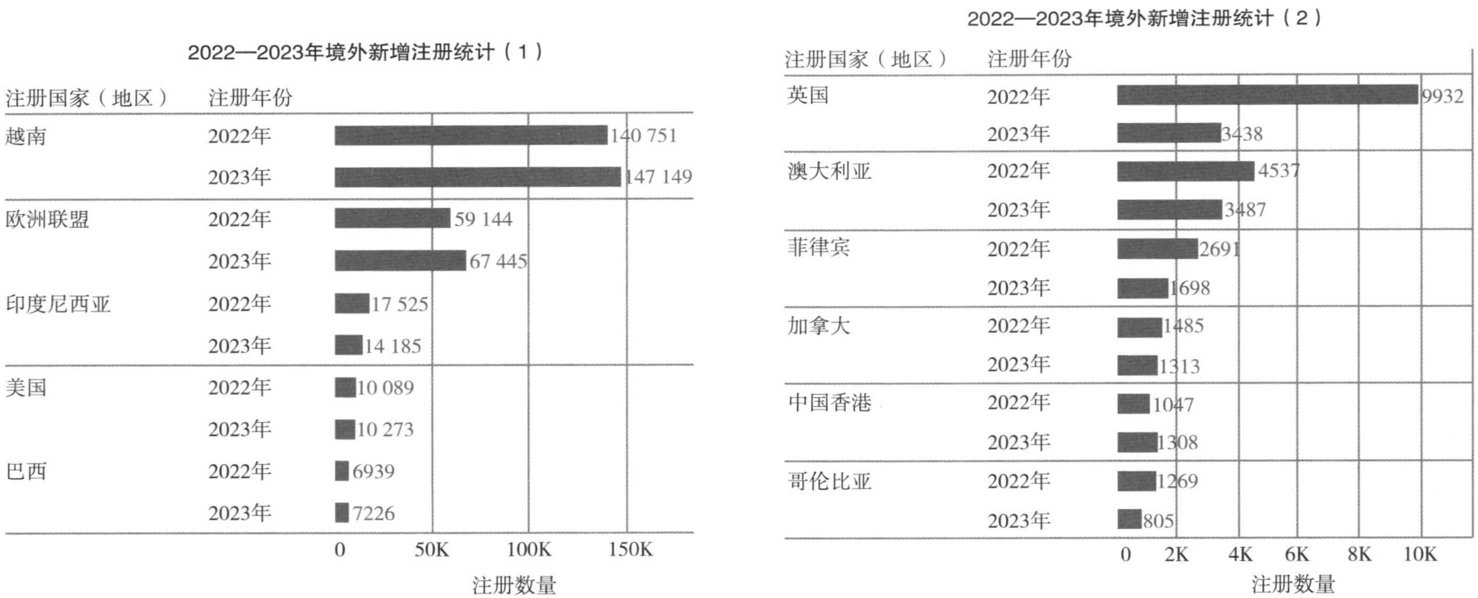

2022—2023年境外新增注册统计（1）

注册国家（地区）	注册年份	注册数量
越南	2022年	140 751
越南	2023年	147 149
欧洲联盟	2022年	59 144
欧洲联盟	2023年	67 445
印度尼西亚	2022年	17 525
印度尼西亚	2023年	14 185
美国	2022年	10 089
美国	2023年	10 273
巴西	2022年	6939
巴西	2023年	7226

2022—2023年境外新增注册统计（2）

注册国家（地区）	注册年份	注册数量
英国	2022年	9932
英国	2023年	3438
澳大利亚	2022年	4537
澳大利亚	2023年	3487
菲律宾	2022年	2691
菲律宾	2023年	1698
加拿大	2022年	1485
加拿大	2023年	1313
中国香港	2022年	1047
中国香港	2023年	1308
哥伦比亚	2022年	1269
哥伦比亚	2023年	805

图4-17 2022—2023年中国内地医疗器械境外新增注册数量统计

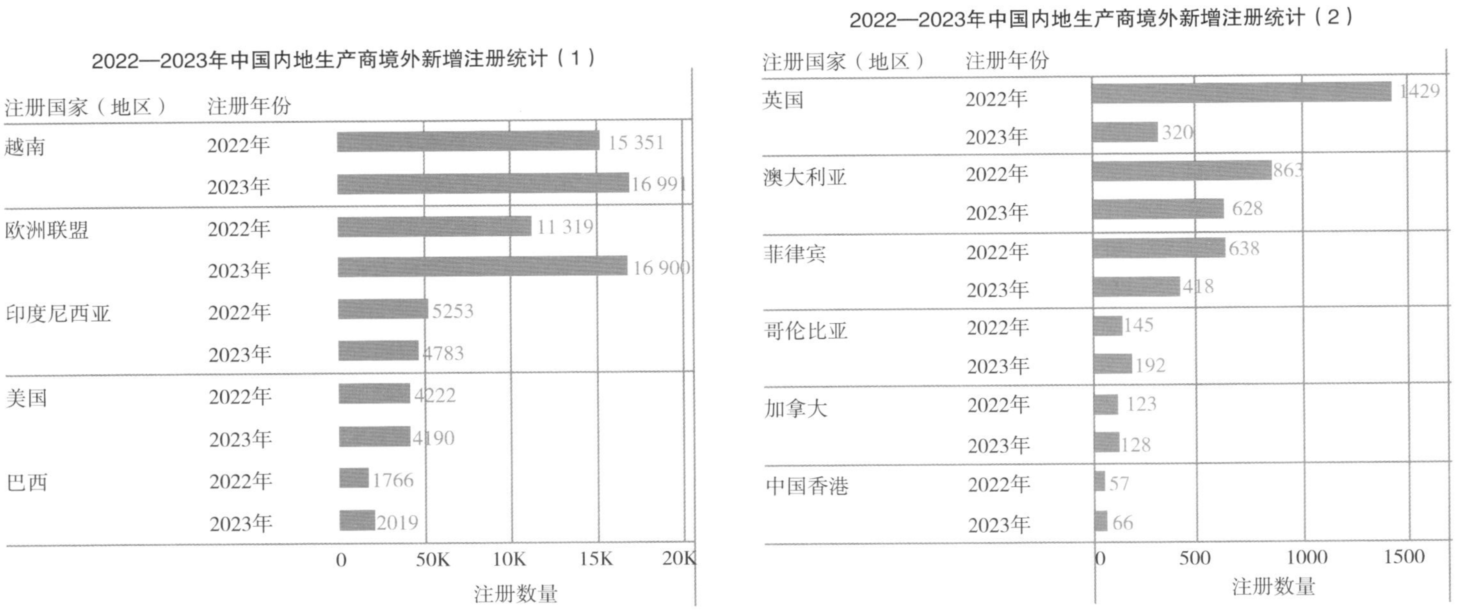

2022—2023年中国内地生产商境外新增注册统计（1）

注册国家（地区）	注册年份	注册数量
越南	2022年	15 351
	2023年	16 991
欧洲联盟	2022年	11 319
	2023年	16 900
印度尼西亚	2022年	5253
	2023年	4783
美国	2022年	4222
	2023年	4190
巴西	2022年	1766
	2023年	2019

2022—2023年中国内地生产商境外新增注册统计（2）

注册国家（地区）	注册年份	注册数量
英国	2022年	1429
	2023年	320
澳大利亚	2022年	863
	2023年	628
菲律宾	2022年	638
	2023年	418
哥伦比亚	2022年	145
	2023年	192
加拿大	2022年	123
	2023年	128
中国香港	2022年	57
	2023年	66

图4-18 2022—2023年中国内地生产商境外新增注册数量统计

表4-18　2023年中国医疗器械出口独联体国家排名

独联体国家	出口额/亿美元	同比/%
俄罗斯	19.58	25.73
白俄罗斯	0.97	4.04
摩尔多瓦	0.10	9.60
哈萨克斯坦	3.63	40.70
亚美尼亚	0.18	9.52
乌兹别克斯坦	1.41	30.40
吉尔吉斯斯坦	1.35	52.90
塔吉克斯坦	0.35	96.33
阿塞拜疆	0.25	4.99

注：由于每年美元换算人民币的平均汇率在变化，此处同比增速与第一章中国进出口情况分析存在偏差。

（二）中俄医疗器械领域合作呈现良好势头

1. 中俄贸易健康发展带动各领域出口增长

据海关总署数据显示，2023年中俄双边货物贸易额达到2401亿美元，比上年增长26.3%，历史首次突破2000亿美元。中国对俄出口1003.4亿美元，增长50.2%；中国自俄进口1178.4亿美元，增长11.8%。中国对俄罗斯出口的产品主要是以机电产品为主，包括家用电器、智能手机、电脑、汽车及零部件等产品，同时还包括化工、塑料、橡胶产品，金属制品，光学医疗产品，矿物、陶瓷、玻璃制品，以及服装、鞋帽、皮包、玩具等一些日用品，医疗产品首次成为对俄出口主要产品。中俄贸易逆势增长，体现在各个行业，其中医疗器械对俄出口成为医疗产品出口的一大亮点。近十年，中俄的医疗器械贸易一直处于高速发展态势，越来越多的中国产品被俄市场认可（图4-19）。

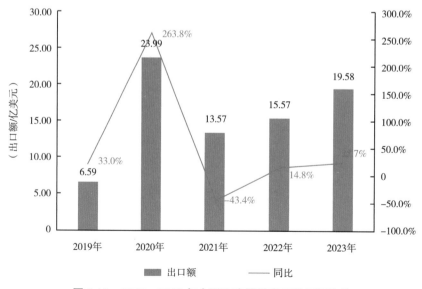

图4-19　2019—2023年中国医疗器械出口俄罗斯趋势

注：由于每年美元换算人民币的平均汇率在变化，此处同比增速与第一章中国进出口情况分析存在偏差。

从2021—2023年中国的医疗器械产品在俄罗斯市场的份额急剧增加，2022年产品注册增长最多，2023年趋于稳定（图4-20）。中国产品大量进入俄罗斯市场，并没有对俄本土产品造成太大的冲击，这也是欧美产品在俄市场上的份额下降而导致进口替代的结果。

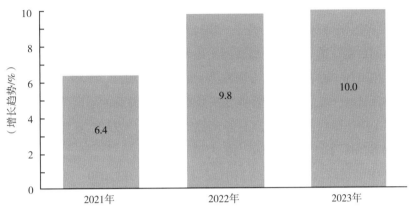

图4-20　2012—2023年中国医疗器械在俄注册增长趋势

2．中俄医疗器械领域合作全面提升

在复杂多变的国际局势背景下，中俄贸易额取得历史性突破，体现了中俄双边合作的潜力，以及中俄之间支付能力和手段的通畅，这些都将为后续的合作提供强力保障。俄罗斯医疗产品受复杂局势影响，以及鼓励本土制造政策的不断落地，俄罗斯对与中国加强医疗领域合作意愿越发强烈，尤其是医疗器械领域双边交流非常活跃。来华交流考察的俄医疗机构、专家、企业明显增多；俄罗斯展会备受中国企业欢迎，有些展会由疫情前的几十家中国企业参展，陡升至三四百家参与，双方交流与合作更加务实、精准，其中IVD、影像、医用耗材等领域企业参展最多。此外，家用、康复辅助类产品需求增长。家用、残疾人、康复辅具类产品需求量提升。家用血压计、血糖仪、按摩保健器具、假肢等。与此同时，韩国、印度等国也在积极开展与俄罗斯的合作，细分领域对中国企业产生竞争。

预计到2025年，俄罗斯医疗器械市场规模将达到约140亿美元，极具吸引力。很多依赖从欧美进口的高端医疗器械需求会逐步转向中国，很多大型的医疗集团计划直接和中国企业开展合作，中俄医疗器械领域合作将迈向新台阶。

四、高端医学装备"走出去"步伐加快

中国拥有全球最多的医疗器械生产企业，在产品种类上基本实现了医疗器械分类的全覆盖。近些年，随着中国高端医学装备高质量发展，出口产品结构正在逐步优化。医学影像、体外诊断、骨科产品、心脏介入类、生命支持、手术机器人、外科显微镜等高端医学装备不

仅在国内进口替代步伐加快，国际竞争力也不断提高，得到更多国际市场认可。如核磁共振2023年出口日本、沙特阿拉伯、俄罗斯、印度尼西亚、越南、菲律宾等国增长高达两位数以上，其中对俄罗斯同比增长257%，印度尼西亚高达69%。高端医学装备会以其产品的供应、售后服务、培训、耗材的不断供给以及一些技术上的合作建立起全流程的服务方案，成为我国医疗产品加强与客户黏合度的重要领域。

综上，2023年中国医疗器械出海提速，2024年国际市场将迎来更大的机遇和挑战，中国企业在国际市场同台竞技的局面会更加激烈，还要面对国外企业的竞争。东盟、独联体、中东地区是重点开拓市场，并在本土化方面发力；欧美日市场继续维稳，南美、非洲市场主要还在贸易和政府项目的开发。此外，行业龙头企业海外收并购的力度会进一步加大。2023年的贸易数据体现了中国医疗器械在我国医药产品对外贸易中发挥的作用，期待中国医疗器械在2024年的贸易和国际合作方面贡献更大的力量。

2023年最新编码目录为142项，含新旧编码（9项），3079090、38229000为变更后的新补充编码（上半年的统计数据不包含这两项编码数据）。新旧编码对照表见表4-19。

表4-19　编码变更说明

旧编码	商品名称	新编码	商品名	变更年份
30062000	血型试剂	38221300	血型鉴定用附于衬背上的诊断或实验用试剂	2022
90278099	品目9027所列的其他仪器及装置	90279000	检镜切片机；9027所列仪器及装置的零附件	2022
30021100	疟疾诊断试剂盒	38221100	疟疾用附于衬背上的诊断或实验用试剂	2022
40151100	硫化橡胶制外科用分指、连指及露指手套	40151200	硫化橡胶制医疗、外科、牙科或兽医用分指手套、连指手套及露指手套	2022
90192000	（臭氧、氧气、喷雾）治疗器、人工呼吸器等	90192090	其他臭氧治疗器、氧气治疗器、喷雾治疗器、人工呼吸器或其他治疗用呼吸器具	2022
90222100	医用α、β、γ射线的应用设备	90222110	医疗、外科、牙科或兽医用α、β、γ射线的应用设备	2022
38220010	附于衬背上的诊断或实验用试剂及配制试剂	38221900	其他附于衬背上的诊断或实验用试剂及不论是否附于衬背上的配制试剂	2022
63079000	6301至6307的未列名制成品，包括服装裁剪样	63079090	第一分章的未列名制成品，包括服装裁剪样	2022
38220090	其他诊断或实验用试剂及配制试剂；有证标准样品	38229000	有证标准样品	2022

数据来源：中国医学装备协会根据医装数胜数据整理、普瑞纯证GRIP数据、ＭＥＤＲＥＬＩＳ。

第四节　无源医疗器械特征类医用耗材上市后监测 监管热点与推进路径探讨

　　医疗器械上市后监测（post-market surveillance and supervise，PMSs）和监管，是对医疗器械实施全生命周期监管的重要阶段。除卫生部卫规财发〔2012〕86号文"关于印发《高值医用耗材集中采购工作规范（试行）》的通知"中涉及的属有源植入器械的"起搏器类"等有源器械外，业内广泛使用的"医用耗材"一词与国家药品监督管理局（National Medical Products Administration，NMPA）2017年版《医疗器械分类目录》（以下简称分类目录）做映射分析，其主要对应分类目录一级分类或称子类中的"13无源植入器械"，另有不同程度的包含在其他子目录及其一级产品类和二级产品类中，本研究统称为无源医疗器械（以下简称无源器械）类医用耗材。无源器械类医用耗材作为医疗器械的重要组分，伴随医疗健康需求日益增长和技术更新迭代，医疗机构配置量也在逐年增长，其上市后的安全性、有效性及经济性则备受关注，上市后监测监管成为一个重要研究专题。在研究医疗器械上市后监管的理论、方法的基础上，以基于无源医疗器械的医用耗材为样本旨在与医疗领域的惯用名词对接，在此产品范围内讨论上市后监测监管的推进路径。

一、材料与方法

　　采用数据挖掘方法对医疗器械监管相关机构网站、中国知网（中国国家知识基础设施，China National Knowledge Infrastructure，CNKI）进行相关文献、文件收集；统计医疗器械不良事件报告（adverse event report，AER）分项数据，在文献评阅基础上提取期刊文献和文件主题要素词（语），计数期刊文献主题要素词词频，截取高频词构建词篇矩阵，导入gCLUTO软件进行双聚类分析及山丘图可视化显示。

二、结果

（一）医疗器械上市后监测监管的相关文献分析

1. 医疗器械不良事件报告

　　检索NMPA官方网站，获取"国家医疗器械不良事件监测年度报告"，报告从2019年度开始列出了医疗器械不良事件报告（adverse event report，AER）结构特征分项数据，包括无源医疗器械、体外诊断（in vitro diagnosis，IVD）试剂及有源医疗器械数据（表4-20，图4-21）（但未列入NMPA年度报告中"未填报器械结构特征"的AER数据）。

表4-20　我国医疗器械AER主成分分布　（单位：份）

时间/年	AER总数	无源器械	占比/%	IVD试剂	占比/%	有源器械	占比/%	无源器械+ IVD试剂	占比/%
2019	396 345	251 465	63.45	2935	0.74	83 954	21.18	254 400	64.18
2020	536 055	345 326	64.42	3672	0.69	118 730	22.15	348 998	65.10
2021	650 695	423 018	65.01	4794	0.74	159 212	24.47	427 812	65.75
2022	694 866	448 422	64.53	5513	0.79	178 003	25.62	453 935	65.33

注：AER为不良事件报告；IVD为体外诊断。

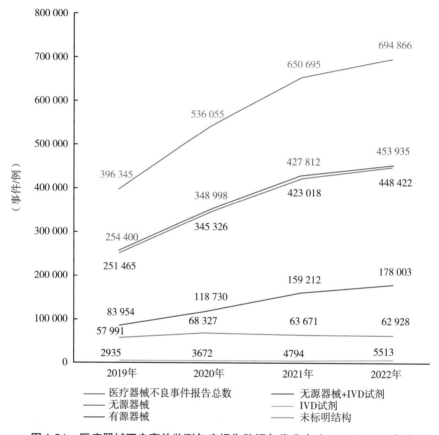

图4-21　医疗器械不良事件监测年度报告数据年代分布（2019—2022年）

2. 主题为医疗器械上市后监测监管期刊文献计量

以"医疗器械""医用耗材"和"无源医疗器械"分别组合"上市后监测""上市后监管"或"上市后监督管理"为主题检索词对CNKI进行期刊文献检索（起始日期不限至2023年12月31日），检索到期刊文献331篇。经文献复习，以文献主题涉及"上市后监测""上市后监管"为样本遴选限定，剔除与主题非主要相关期刊文献，择出81篇为样本文献。

（1）样本期刊文献的年代分布（图4-22）：

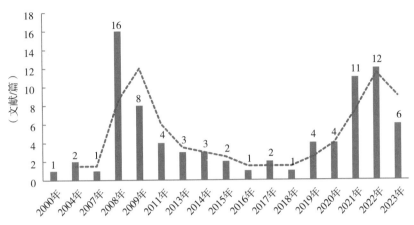

图4-22 主题为医疗器械上市后监测监管期刊文献年代分布

（2）文献收录与分布：81篇文献中，55篇发表在中国科技统计源期刊（Chinese Science and Technology Paper and Citation Database，CSTPCD），占文献总数67.90%，余为非CSTPCD期刊。分布在33部期刊中，《中国药物警戒》25篇、《中国医疗器械杂志》11篇、《中国食品药品监管》10篇、《中国医疗器械信息》8篇、《中国药事》4篇，累计58篇，占文献总数的71.60%。

（3）课题标注：16篇文献标注受到科研课题支持，为文献总数的19.75%；其中，标注国家重点研发计划9篇、国家自然科学基金1篇、省部级课题5篇、市级课题1篇，11篇发表在2020年及之后。

（4）第一作者单位：第一作者出自47个单位（二级单位及以上）；发文≥3篇的第一作者单位有7个，发文数共计35篇，占文献总数的43.21%（表4-21）。按第一作者单位所处行业统计，NMPA及所属单位贡献了22篇，省市药品监督机构24篇，两者之和为46篇，占文献总数的56.79%；高校28篇，科研院所、企业、医疗卫生机构7篇。

表4-21 样本文献≥3篇的第一作者单位

序号	第一作者单位	发文/篇
1	国家药品监督管理局药品评价中心	11
2	华中科技大学同济医学院药学院	7
3	中国食品药品检定研究院	5
4	华中科技大学同济医学院医药卫生管理学院	3
5	上海市药品监督管理局认证审评中心	3

续 表

序号	第一作者单位	发文/篇
6	沈阳药科大学工商管理学院	3
7	中国药科大学国际医药商学院	3
	总计：	35

（5）被引与下载：期刊文献的被引和下载频次是衡量文献产出的重要指标。81篇文献的总被引次数为356次，篇均4.4次，最高为39次；总下载频次19 017次，篇均235次。

3．期刊文献要素词分析

（1）文献要素词提取：结合文献标注关键词与文献阅读，经剔除广义词和合并同义词提取到文献主题要素词80个，并统计词频，以词篇≥4截取得52个（表4-22）。

表4-22　文献主题要素词与词频

序号	主题要素词	频次	序号	主题要素词	频次
1	安全性与报告	57	22	监测监管模式与方法	16
2	不良事件监测	54	23	欧盟	16
3	有效性	39	24	使用管理	15
4	信息监测与数据库	38	25	监管专业能力	15
5	风险管理	34	26	医疗器械召回	15
6	生命周期	32	27	原因分析	14
7	国际经验	31	28	医疗器械再评价	14
8	FDA	31	29	监管联动协同	14
9	纠正对策	26	30	临床研究证据	13
10	风险监控与技术	24	31	GHTF/IMDRF	13
11	风险评估研判	21	32	监管平台体系	12
12	政策法规分析	20	33	主动（预防）监测	12
13	风险分析	19	34	真实世界研究	12
14	安全风险信号信息	19	35	风险预警	11
15	风险识别遴选	19	36	临床随访	10
16	质量管理	19	37	UDI	10
17	健康影响（伤害）	19	38	无源植入器械	9
18	主体责任（企业等）	19	39	第三方评估检测	9
19	符合性性能检查	18	40	追踪研究	9
20	质量抽验考核	17	41	文献分析	9
21	质量监督	16	42	监测哨点	8

序号	主题要素词	频次	序号	主题要素词	频次
43	医疗器械警戒活动	8	48	数字健康器械与软件	6
44	电子病历	8	49	IVD试剂	5
45	健康数据	8	50	日本	6
46	医保和登记研究数据	7	51	风险清单	4
47	风险信息源	6	52	加拿大	4

注：FDA为美国食品药品管理局（Food and Drug Administration）；GHTF/IMDRF为全球协调工作组织（Global Harmonization Task Force）/国际医疗器械监管者论坛（International Medical Device Regulators Forum）；UDI为器械唯一编码（unique device identification）；IVD为体外诊断（in vitro diagnosis）。

（2）词篇共现分析：在表4-22基础上生成高频词词篇矩阵，导入gCLUTO软件进行双聚类分析及山丘图显示。双聚类结果及山丘图（图4-23和图4-24）显现出期刊研究热点聚集在5类：①以质量抽验、符合性能检测以及第三方检测为基础结合监管平台建设的质量管理；②基于不良事件监测体系、安全报告、监测监管模式讨论和国家文件解析的上市后医疗器械监测监管的风险管理；③借鉴国际经验开展医疗器械警戒活动讨论；④以无源器械、IVD试剂、医疗设备软件为样本的再评价和临床循证研究；⑤医疗器械唯一标识（unique device identification，UDI）运用、哨点建设、电子病历与健康档案等信息源、信号识别、信号判定遴选主线探讨安全评价和真实世界研究开展。

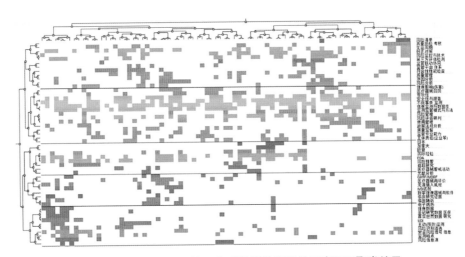

图4-23　文献－医疗器械上市后监测监管相关要素词双聚类结果

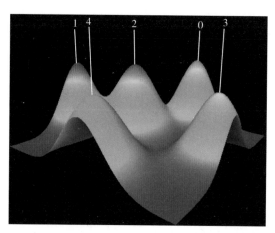

图4-24　文献－医疗器械上市后监测监管相关要素词双聚类山丘图

（二）医疗器械上市后监管有关国家文件与要素分析

检索中国政府网和国家卫生健康委、NMPA等国家政府部门网站获取涉及医疗器械上市后监测监管有关国家文件，检索到在2006年至2023年间发布的涉及医疗器械上市后监测监管文件24份，经文件复习选取18份，从中提取要素词语（表4-23）。

表4-23　医疗器械上市后监管有关国家文件与要素词

序号	发布日期	文件名	医疗器械上市后监管相关要素词语
1	2023年7月19日	国家药监局关于进一步加强和完善医疗器械分类管理工作的意见	建立医疗器械分类命名数据库；对医疗器械的风险变化进行分析、评价
2	2023年2月17日	国家药监局 国家卫生健康委 国家医保局关于做好第三批实施医疗器械唯一标识工作的公告	2024年6月1日起生产的医疗器械应当具有医疗器械唯一标识；建立健全追溯体系；做好产品召回、追踪追溯等
3	2022年5月27日	国家药监局综合司关于全面加强医疗器械质量安全风险会商工作的通知	风险隐患排查治理；梳理风险信息。风险研判，从产品质量、社会影响、法律风险等多方面评价分析，评估风险程度。挖掘根本原因
4	2021年4月9日	国家药监局综合司关于印发医疗器械注册人备案人开展不良事件监测工作检查要点的通知	上市医疗器械安全性持续研究；汇总国内外风险信息；不良事件调查分析；评价风险与受益；记录采取的风险控制措施，撰写定期风险评价报告
5	2021年3月19日	医疗器械监督管理条例	安全有效；产业发展；监督管理能力；风险管理、全程管控、科学监管、社会共治原则。上市后研究和风险管控计划；不良事件监测和再评价
6	2020年11月11日	国家药监局综合司关于加强国家集中带量采购中选冠脉支架质量监管工作的通知	质量抽检；建立不良事件监测体系；发现、调查、评价可疑不良事件；定期风险评价报告；异常风险信号、聚集性信号；部门协调和信息沟通

序号	发布日期	文件名	医疗器械上市后监管相关要素词语
7	2020 年 4 月 14 日	国家药监局综合司关于加强无菌和植入性医疗器械监督检查的通知	风险防控；质量管理；质量安全；生产经营使用环节监管；联系点。收集安全风险信息；建立覆盖质量管理全过程的使用质量管理制度
8	2020 年 11 月 27 日	国家药监局关于发布医疗器械注册人开展产品不良事件风险评价指导原则的通告	预警信号－国家医疗器械不良事件监测信息系统预警分析管理模块产生的风险信号；风险评价；监测数据和文献资料分析；分析故障或伤害发生原因；研判安全性影响；风险控制建议
9	2020 年 11 月 26 日	国家药监局关于发布真实世界数据用于医疗器械临床评价技术指导原则（试行）的通告	定义；真实世界数据质量评价；真实世界研究设计类型及统计分析方法；高风险植入物；识别罕见严重不良事件；评估产品远期安全和/或有效性；全生命周期临床评价
10	2019 年 9 月 6 日	国务院关于加强和规范事中事后监管的指导意见	建立健全以产品编码管理为手段的追溯体系；形成来源可查、去向可追、责任可究的信息链条
11	2019 年 7 月 31 日	国务院办公厅关于印发治理高值医用耗材改革方案的通知	加大对生产企业的抽检、飞行检查、生产环节检查力度；开展医疗器械不良事件监测和再评价
12	2019 年 3 月 27 日	国家药监局综合司关于进一步加强无菌和植入性医疗器械监督检查的通知	保障安全有效；深化风险管理意识；收集安全风险信息；及时收集不良事件信息。对生产企业每年开展不少于 1 次全项目检查
13	2018 年 8 月 23 日	国家卫生健康委员会关于印发 2018 年纠正医药购销领域和医疗服务中不正之风专项治理工作要点的通知	加大对医药和医用耗材类生产企业的"飞行检查"力度，严格落实高值医用耗材上市后再评价和召回管理制度。严格执行医用耗材临床使用的事前评估、事中跟踪和事后评价制度
14	2018 年 8 月 13 日	医疗器械不良事件监测和再评价管理办法	及时、有效控制上市后风险；质量管理能力；相应责任能力；建立不良事件监测体系；主动开展阶段性监测活动；安全性持续研究；收集、分析、评价不良事件监测信息；撰写定期风险评价报告；植入性医疗器械的监测记录应当永久保存；监测哨点，主动收集重点监测数据；风险控制；开展再评价、风险分析
15	2017 年 1 月 25 日	医疗器械召回管理办法	建立健全医疗器械召回管理制度；收集安全相关信息；缺陷产品调查、评估；及时召回
16	2016 年 2 月 4 日	总局办公厅关于进一步加强医疗器械抽验工作的通知	科学制定抽验计划；紧急控制措施；检验结果的横向对比与纵向分析；发现系统性、区域性监管风险，质量安全趋势；识别、分析和评价影响产品质量安全性、可靠性、有效性的风险因素
17	2015 年 10 月 21 日	医疗器械使用质量监督管理办法	使用质量监督管理；使用安全、有效；覆盖质量管理全过程的使用质量管理制度；对植入和介入类医疗器械应当建立使用记录；年自查报告；抽查检验
18	2007 年 6 月 1 日	关于开展体外循环管道类产品再评价工作的通知	上市后临床使用、质量跟踪和不良事件监测；质量体系检查；不良事件监测报告；再评价

文件中"安全""风险""有效""质量"是出现频次最高的要素词，体现政府部门高度重视医疗器械安全有效服务于医疗健康和促进产品质量提升的主题，并随时间进程政策与技术要求更为精准。

三、讨论与分析

（一）无源医疗器械在上市后监测监管中的位置凸显

包括IVD试剂在内的无源医疗器械类医用耗材不良事件报告的数据量近年呈逐年递增趋势，且在年度医疗器械AER总数中占65%。这与医疗机构使用无源医疗器械的高频次、高用量相关。另外，无源植入器械类医用耗材的以下特征更凸显在上市后监测中的位置。

（1）高市场规模：在近几年全球医疗器械市场规模的统计中，无源器械类医用耗材特别是IVD、植介入无源器械一直占据前位，且维持着较好的年复合增长率，其中神经学器械最高为7.6%。

（2）高技术：无源植介入、组织修复等医用耗材是现代科学技术中涉及学科最为广泛的多学科交叉领域，集合了现代材料学、生物学、化学、微电子学等多理工学科科学与技术，随着相关技术创新，在分子水平上深化了材料与机体间相互作用的认识，医用材料科学与产业正在发生革命性的变革。

（3）高价值：表现在高成本、高附加值、高成本效益三个方面。因此，成为"看病贵、看病难"常涉及的医疗器械品目。

（4）高风险：由于高值医用耗材多为植入或介入人体，医疗器械管理级别上多属Ⅲ类范畴，是医疗器械不良事件及医疗风险高发品目，导致的健康影响更涉及医疗安全与质量。

（5）高质量生命周期：无源植介入器械应具有长使用寿命，对其监管将体现高质量生命周期，不希望因被称为"医用耗材"，而影响人们的重视度。

（6）高度重视：梳理有关国家文件，在各类医疗器械中专题为医用耗材的文件最多。

（二）近年上市后监测监管热点研究领域

上市后监测监管是实施医疗器械全生命周期监管的重要阶段，是加强上市医疗器械在流通、使用环节管理的一项重要举措。分析文献显示研究热点专题基本上是沿着这一主线展开，显现逐步深入趋向，最终目标是保障用械安全有效、促进产业持续健康发展。

1. 不良事件监测

医疗器械AER制度是一个初始的上市后监管维度。多数上市后监测监管的研究报道大多是基于不良事件监测，是主要信息来源。体现监测和再评价两个方面。

（1）监测：从AER提取信息进行监测分析现被认为属被动监测。近年文献强调了主动监测（active surveillance）或预防性监测、重点（哨点）监测、跟踪（随访）监测、监测信息系统建设等方面。赵燕等系统阐述了医疗器械上市后安全性数据来源和信号识别方法；闫冰革等对血液透析器械不良事件主动监测模式进行了研究；美国食品药品管理局（Food and Drug Administration，FDA）的主动监测在哨点计划（sentinel initiative）的基础上开发一个新的国家系统，以更快地发现可能的安全问题，该系统将使用大数据的电子健康档案系统等为数据库，实时关注上市医疗产品的安全性。茅莺对等提出了体外诊断医疗器械不良事件全程化云监测模式。

（2）评价：国家市场监督管理总局、中华人民共和国国家卫生健康委员会令第1号《医疗器械不良事件监测和再评价管理办法》自2019年1月1日起施行，文件要求要"收集、分析、评价不良事件监测信息""撰写定期风险评价报告""开展再评价、风险分析"。文件对开展再评价研究起到重要指导作用。但期刊文献多为讨论性、建议性或综述和常规数据统计，而基于不良事件报告数据库且明确评价方法的专题研究或系统综述、Meta分析的报道较少。魏洁等对植入器械长期失效模式与临床评价做了系统讨论，归纳植入物失效原因，梳理出24份注册标准。近十年再评价期刊文献涉及的主要样本为气囊气管插管、颈动脉转流管、髓内钉、PET/MR等。

2．监测监管模式和框架

有16篇文献涉及上市后监测监管模式、框架及方法学讨论，但尚未见对我国PMSs模式、框架的系统阐述，多以介绍国际经验为主，如美国器械和放射健康中心（Center for Devices and Radiological Health，CDRH）、欧盟、日本等，Pane等比较了药物与无源植入器械安全性评价框架的差异，提出了需要置入的某些要素。有研究把我国上市后监测监管现模式与美国、日本做了比较研究，指出了尚存在的一些问题；张素敏等以心脏瓣膜典型案例为样本，剖析医疗器械上市后安全性监测过程中可能存在的问题，并提出构建上市后安全性监测框架模式的建议。

3．真实世界研究

开展真实世界研究（real world study，RWS）或（real world research，RWR）意在真实世界研究中获取真实世界数据（real world data，RWD），分析形成真实世界证据（real world evidence，RWE），寄希望于创新充实监管技术。NMPA于2020年11月关于发布《真实世界数据用于医疗器械临床评价技术指导原则（试行）》的通告，提出了基本技术框架，推动了此项工作开展。样本文献中有12篇涉及RWS主题。王丰等基于RWS概念分析了RWS在医疗器械全生命周期中的作用，介绍了RWS在加强注册与上市后监管、支持临床评价、指导用械安全、促进精准治疗与罕见病产品研发及评价医疗器械的卫生经济性等方面的应用实例。滕颖影等综述了真实世界数据在医疗器械上市后监测中的应用进展，介绍了相关技术和案例。四川大学华西医院中国循证医学中心、NMPA海南真实世界数据研究与评价重点实验室等8个单位发表了"基于真实世界数据的高风险植入类无源医疗器械上市后风险监测技术专家共识"，明确了真实世界数据来源和上市后风险监测模式以及信号识别、信号遴选、信号确认等关键技术流程与关键技术，提出基于真实世界数据开展高风险植入类无源医疗器械

PMS建议。廖茜雯等的一项文献计量研究系统综述了国际开展RWD的经验，梳理列出美国在医疗器械监管决策中成功使用RWE的案例。检索到为数不多医疗器械RDS中文期刊研究论文，但多在临床应用评价上；为数不多的医疗器械上市后监测方面的RWS专题研究论文研究对象为人工髋关节假体、人工瓣膜、导管、支架、止血材料、婴儿培养箱、连续肾替代治疗（continuous renal replacement therapy，CRRT）、输液泵、经腔镜手术机器人等器械，第一作者单位主要是医疗机构。

4. 国际经验

本研究纳入了31篇国际以上市后监测监管为主题的文献，占文献总数的38.27%，对美国、欧盟、日本、英国、加拿大、法国、瑞典等经验做了详尽介绍和分析。另需关注的是世界卫生组织（World Health Organization，WHO）于2020年发布了《医疗器械上市后监测和市场监测指南（包括IVD）》，指南强调了各利益相关者在PMS中的角色和责任（表4-24）。

表4-24　利益相关者在医疗器械上市后监督和市场监督中的角色

利益相关者	活动内容/责任
用户：医疗机构和消费者	观察、检测器械问题
	文本化反馈信息
	向国家监管机构（national regulatory authority，NRA）、生产或经营企业提出反馈信息
	遵照生产厂的安全须知进行操作
生产企业或经营企业	执行上市后监测制度，包括主动和被动收集上市后信息，及时评估并反馈信息
	对信息进行分类、归纳、信息技术管理，以便迅速反馈
	根据NRA，提交包括随访的详细调查报告
	进行必要的根本原因分析，提出并实施纠正/预防措施
国家监管机构（NRA）	确保将用户反馈信息转达到生产或经营企业，并进行风险评估
	收集报告，审核生产企业的调查报告和所采取的应对活动
	采用基于风险的方法进行或协调检验
	收集市场信息
	采取监管行动并确保实施
	监管机构之间的信息共享

5. 风险管理

风险管理是医疗器械上市后监管的主要活动，欧盟提出的医疗器械警械（vigilance）理念亦基于此。风险管理一般包括风险监测、风险分析、风险评估、风险控制等环节，34篇样本文献对风险管理做了重点讨论，但多为理念性表述，尽管概念上是通用的，但很少详细地涉猎在风险管理各环节的方法学，比如如何评估风险等级，相应制定风险控制措施的原则等。WHO对生产企业提出了风险管理流程（图4-25）。

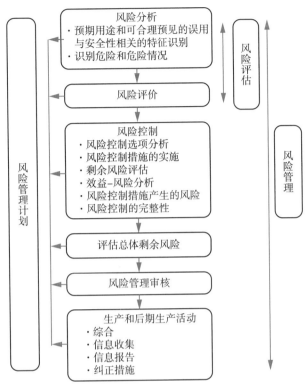

图 4-25　WHO 对生产企业反馈提出的 RM 流程

（三）推进上市后监测监管路径分析

监测为监管提供数据，而监管则为监测提出必要的监测项目和管理依据，两者间相互联动。无源医疗器械类医用耗材在临床医学发展中起到关键作用，与医疗质量和医疗服务能力密切相关，与生产企业质量体系建设和创新发展密切相关，需要在现期研究基础上理清其上市后监测监管的基本路径。

1. 多方面参与多维度监测监管

多数文献涉及生产企业应承担的主体责任的阐述，进一步加强无源器械类医用耗材的上市后监测监管，要进一步加强国家有关文件和政策法规宣贯力度，需要强化生产企业、经营企业、医疗机构乃至个体消费用户、医疗机构监管机构等利益相关方的责任和义务，在上市后风险管理的多个维度展开，高校院所、行业组织协同助力。而其中医疗机构的深度参与至关重要，因为体现医疗器械安全有效的基点是在医疗服务中。在 NMPA 2019—2022 年发布的"国家医疗器械不良事件监测年度报告"中，"14 注输、护理和防护器械"报告数均位居第一，占医疗器械不良事件报告总数的 40% 以上，2022 年达 50.02%；一方面反映了该类器械中无源器械居多，与无源器械总体报告数多相关；另一方面因目前医疗机构报告不良事件的主要人员是护士，报告本专业所用器械更为直接；因此，需要广泛调动医疗机构的医护技以及临床工程等部门全员介入。要与支持我国医疗器械企业科技创新、应用示范等结合，增进质量改进和提升。在这些工作中，加强监测监管人员的岗位胜任能力建设也应得到业内重视。

2. 加强监测技术和方法学研究

医疗器械监测监管是一个全程管理模式，当下着重要加强用于监测监管诸关键节点的监测技术和方法学研究，进而生成我国医疗器械监测监管的基础框架。赵燕等报道了常用信号识别方法的优缺点比较。Pane等认为对一项信息是否代表"安全信号"以及是否需要进一步调查的决定可能具有挑战性，提出"信号监测→信号验证→信号优先度→信号升级→监管措施"的无源植入性器械监测信号管理流程。因此，进一步加强无源器械类医用耗材的监测监管，首先就需要结合我国国情对已知的监测技术和方法学进行筛选评价研究，明确在监测监管的各个关键节点、各利益相关者可采用的适宜技术，以规范管理流程，并在此基础上开展监管手段的创新研究。同时明确风险管理、安全管理和质量管理三者关系，协同互动，全面提升医疗器械监测监管效应。

3. 建立RWS数据资源库与数据标准

多数文献和文件强调了建立健全医疗器械上市后信息监测数据资源库的重要性，近期文献中RWS在上市后监测监管的作用显现为热点。尽管部分RWD可从现有数据源中获取，但要通过RWS才能得到有价值的RWE，需一定研究周期，难以满足上千医疗器械子类的监管需求。因此，在巩固不良事件监测与报告数据库的基础上，通过数据挖掘广泛收集国内外发表的RWS文献，经整理筛选，建立起一个医疗器械特别是无源器械类医用耗材RWS文献数据资源库很有必要。另外，单纯基于现有数据源的RWS是不够的，还应设计开展包括临床随访在内的专题研究，业内已开展的医疗器械比较效果研究（comparative effectiveness research，CER）文献也可能成为重要补充。同时，建议开展技术流程规范和数据标准研究，为促进RWS提供指导。

4. 拓展不良事件监测序贯活动

无论是从主动监测还是被动监测获得的有效信息，到最终生成有效的技术纠正措施和管理决策，中间尚有许多工作要做。国际医疗器械监管者论坛（International Medical Device Regulators Forum，IMDRF）发布的AER术语体系由7个附件构成：附件A医疗器械问题术语与编码，附件B原因调研－调研类型术语与编码，附件C原因调研－调研结果术语与编码，附件D原因调研－调研结论，附件E健康影响－临床体征、症状和状态术语与编码，附件F健康影响－健康影响术语与规范，附件G医疗器械部件和元件术语与编码，反映出不良事件监测监管的系列过程。我国医疗器械不良事件监测和再评价机构已开展了卓有成效的工作，为在医疗器械和患者问题基础上进一步开展原因调研和根本原因分析、发现器械部件或原件问题等系列活动奠定了基础，进而为监管决策提供更系统有效的循证证据。

四、结论

医疗器械特别是无源器械类医用耗材上市后监测监管的研究热点，从基于不良事件报告的质量管理、风险管理、国际经验讨论逐步向主动监测、RWS等方面深入。发展路径需要在政府监管、医疗机构使用和生产经营企业三个维度同步推进，高校院所、行业组织协同助力，加强监测技术和方法学研究，建立真实世界研究数据资源库与数据标准，拓展不良事件监测序贯活动，研究制定风险控制和纠正预防措施，服务于我国医疗健康和产业发展。

（本研究得到国家药品监督管理局药品评价中心董放处长的专业指导，于此致谢）

（崔泽实　任　芳　杨　雾）

参 考 文 献

［1］赵燕，李尧，宋雅娜，等. 警戒视域下开展医疗器械上市后主动监测的实践研究与思考［J］. 中国药物警戒，2023，20（12）：1385-1390.

［2］王丰. 真实世界研究在医疗器械全生命周期中的应用［J］. 医疗装备，2023，36（3）：24-28.

［3］卫生部，国务院纠风办，国家发展改革委，等. 卫生部、国务院纠风办、国家发展改革委、监察部、工商总局、食品药品监管局关于印发《高值医用耗材集中采购工作规范（试行）》的通知：卫规财发〔2012〕86号［S］. 卫生部、国务院纠风办、国家发展改革委、监察部、工商总局、食品药品监管局，2012-12-17.

［4］麻良，黄军斌，王菲，等. CFDA2017新《医疗器械分类目录》浅析［J］. 中国医学装备，2017，14（10）：130-133.

［5］谭婧，刘春容，黄诗尧，等. 基于真实世界数据的高风险植入类无源医疗器械上市后风险监测技术专家共识［J］. 中国药物警戒，2022，19（1）：13-17，31.

［6］国家药品监督管理局. 国家医疗器械不良事件监测年度报告（2019年）［EB/OL］.（2019-04-29）［2023-10-19］. https://www.nmpa.gov.cn/xxgk/ggtg/ylqxggtg/ylqxqtggtg/20200429154301301.html.

［7］Badnjević A，Pokvić LG，Deumić A，et al. Post-market surveillance of medical devices：A review［J］. Technol Health Care. 2022；30（6）：1315-1329.

［8］毛惠琴，蒋文军，邵磊山，等. 医学用可降解材料应用研究进展［J］. 化工与医药工程，2023，44（5）：70-74.

［9］史杰中，张犇，郭敏，等. 医用植介入高分子材料研究进展［J］. 石油化工，2022，51（9）：1122-1128.

［10］尹明芳，卞云云，魏臻，等. 我国高值医用耗材集中采购问题及对策建议［J］. 药学与临床研究，2016，24（4）：350-352.

［11］Pane J，Coloma PM，Verhamme KM，et al. Evaluating the Safety Profile of Non-Active Implantable Medical Devices Compared with Medicines［J］. Drug Saf. 2017，40（1）：37-47.

［12］张淼，高关心，王学军，等. 基于医用耗材信息管理系统的带气囊气管插管安全性评价［J］. 中国医学装备，2020，17（9）：157-160.

［13］魏洁，李湘媛，施小立. 植入器械长期失效模式与临床评价［J］. 中国医疗器械信息，2022，28（1）：11-16.

［14］董放，李志勇，王刚，等. 医疗器械不良事件监管进展及其报告术语体系研究［C］. 2019中国医学

装备大会论文集，2019：263-285.

［15］张素敏，张亮. 我国医疗器械上市后安全性监测工作概述［J］. 现代仪器，2011，17（6）：4-6.

［16］赵燕，李栋，程音婕，等. 医疗器械上市后安全性数据来源和信号识别方法研究进展［J］. 中国药物警戒，2023，20（2）：236-240.

［17］闫冰革，王锦红，伍裕，等. 血液透析器械不良事件主动监测模式研究［J］. 中国医学装备，2019，16（12）：107-110.

［18］Ball R，Robb M，Anderson SA，et al. The FDA's sentinel initiative--A comprehensive approach to medical product surveillance［J］. Clin Pharmacol Ther. 2016，99（3）：265-268.

［19］茅莓对，丁静，任文霞，等. 体外诊断医疗器械不良事件全程化云监测模式研究［J］. 中国医疗器械杂志，2019，43（3）：205-208，219.

［20］刘歆，杨义强，王晓瑜. 创新医疗器械PET/MR上市后不良事件监测与再评价要点探讨［J］. 中国医疗器械信息，2019，25（15）：18-21，56.

［21］程小平，陈兴莉，魏子薇. 青海省髓内钉安全性再评价研究［J］. 中国医疗设备，2019，34（11）：49-52.

［22］孙晓磊，侯青春，何虎强，等. 颈动脉转流管在颈动脉内膜切除术中的脑保护意义再评价［J］. 泸州医学院学报，2016，39（3）：263-266.

［23］姚瑶，张素敏. 确保上市医疗器械的安全性：器械和放射健康中心（CDRH）医疗器械上市后安全性监测计划（一）［J］. 中国药物警戒，2008，5（1）：8-11，51.

［24］赵燕，赵一飞，郑立佳，等. 欧盟医疗器械警戒制度浅析与思考［J］. 中国药物警戒，2021，18（6）：566-569.

［25］郑立佳，赵燕，董放. 中日医疗器械上市后监管研究［J］. 中国药物警戒，2016，13（9）：537-539.

［26］Pane J，Francisca RDC，Verhamme KMC，et al. EU postmarket surveillance plans for medical devices［J］. Pharmacoepidemiol Drug Saf. 2019，28（9）：1155-1165.

［27］郭艳，庆凌，关怀. 中美医疗器械上市后监管模式对比［J］. 中国药业，2023，32（6）：4-7.

［28］张素敏，张亮. 医疗器械上市后安全性监测框架模式的构建实例研究［J］. 中国医疗器械杂志，2011，35（6）：456-458.

［29］滕颖影，李柴全，胥洋，等. 真实世界数据在医疗器械上市后监测中的应用进展［J］. 中国药物警戒，2022，19（3）：233-238，243.

［30］廖茜雯，晋菲斐，姚晨. 使用真实世界证据支持全球医疗器械监管决策现状［J］. 中国食品药品监管，2021（11）：93-102.

［31］Word Health Organization. Guidance for post-market surveillance and market surveillance of medical devices，including in vitro diagnostics［M］. Geneva：WHO Press，2020.

［32］任重远，陆晖，张健伟. 国内外药物警戒体系的比较研究与构建路径探讨［J］. 中国标准化，2021（13）：52-57.

［33］聂晓璐，雷毅，尉耘翠，等.《使用非结构化电子健康数据开展真实世界比较效果和安全性研究的报告规范》要点解读及思考［J］. 中国食品药品监管，2021（11）：47-55.

［34］杨春红，缪莲英，曾凯，等. IMDRF新版医疗器械不良事件原因调查研究结果术语及其在我国中文期刊文献的映射分析［J］. 中国医学装备，2023，20（6）：156-165.

后　　记

在《中国医学装备发展状况与趋势（2024）》中国医学装备绿皮书出版之际，我们衷心地感谢给予本书帮助的各界人士和中国协和医科大学出版社。感谢国家有关部门给予的大力支持，感谢协会各个分会、会员企业、行业专家和"医知桥"医学装备知识产权服务平台、北京医装数胜科技有限公司的积极参与和所倾注的大量心血。

由于本书编写时间紧张，难免存在不足之处，欢迎广大读者提出意见建议和质询，您可以通过邮件（came-information@yxzb.org.cn）与我们联系。希望业内更多的人士关心、参与到绿皮书撰写过程中，我们共同努力，打造实用的行业工具书。

编委会

2024 年 10 月

中国医学装备协会　　　　医知桥　　　　医装数胜